生命大观

王朝阳 ○ 著

中医气化结构理论——道、天地、阴阳

中国中医药出版社

· 北京 ·

图书在版编目（CIP）数据

中医气化结构理论：道、天地、阴阳 / 王朝阳著 . —北京：中国中医药
出版社，2018.2（2022.6 重印）

ISBN 978 – 7 – 5132 – 4551 – 7

Ⅰ . ①中…　Ⅱ . ①王…　Ⅲ . ①气化（中医）—研究　Ⅳ . ① R226

中国版本图书馆 CIP 数据核字（2017）第 255852 号

中国中医药出版社出版

北京经济技术开发区科创十三街 31 号院二区 8 号楼

邮政编码　100176

传真　010-64405721

山东临沂新华印刷物流集团有限责任公司印刷

各地新华书店经销

开本 787×1092　1/16　印张 23.75　字数 228 千字

2018 年 2 月第 1 版　2022 年 6 月第 4 次印刷

书号　ISBN 978 – 7 – 5132 – 4551 – 7

定价　79.00 元

网址　www.cptcm.com

服 务 热 线　010-64405510

购 书 热 线　010-89535836

维 权 打 假　010-64405753

微信服务号　zgzyycbs

微商城网址　https://kdt.im/LIdUGr

官 方 微 博　http://e.weibo.com/cptcm

天猫旗舰店网址　https://zgzyycbs.tmall.com

如有印装质量问题请与本社出版部联系（010-64405510）

徐序

生命是什么？其定义是什么？如何从不同的角度（文化、宗教、科学）去认识生命？如何改造生命或调养生命？这些生命观的命题是人类自文明以来一直求索的问题。基于现代文明和科学知识的认识，生命的内涵是指在宇宙发展变化过程中自然出现的存在一定的自我生长、繁衍、感觉、意识、意志、进化、互动等丰富可能的一类现象。其展现形式非常丰富多彩，从最简单的单细胞生物到最高等的人类。就未来的发展可能而言，人工制造或者促成的机器复杂到一定程度，具备了某种符合生命内涵的基本属性的现象也许可能纳入生命的范畴，包括人机混合体、纯自由意志人工智能机器人等。

关于人类本身生命的观点，从不同的角度（文化、宗教、科学）去认识是很不同的，有些观点甚至是互相抵触的。自从人类文明出现以来，关于生命的各种学术观点可以说是纷繁复杂的。但是，我们中华文明对于生命的认识很早就提出了自己独特的观点，例如"人生于地，悬命于天，天地合气，命之曰人"和"人以天地之气生，四时之法成"等。正是基于这些观点，我们中华文明的先贤们才创立了自己独特的医学体系：中医。如何从中医的角度理解生命？调养生命？如何干预疾病以达到呵护生命的目的？这些重大问题，自从我国有文字记载以来，就有人试图去回答。早在七八千年前的甘肃天水大地湾彩陶，到约5000年前的马家窑陶器，到约4000多年前的玉器，再到约3000多年前的青铜器，都从不同的方面描述了许多关于生命认识的观点。随着《易经》《道德经》《黄帝内经》的问世，我国关于生命的认识逐步有了一个完善的体系，并以此建立起独具东方智慧的中医。

本书正是以《道德经》《易经》为背景，以《黄帝内经》为依托，再结合《伤寒杂病论》，以生命为研究对象，探讨了中医的根脉、主线、原则及其所面临的问题。本书提出：气化是认识生命的关键，道和天地为生命的根源，阴阳为生命展开的模式，天人一气而同构为生命的实质，精气神为生命本天、应天、通天的表达。本书将现行中医基本理论的源头，由阴阳五行进一步前推到道与天地，对于认识生命、认识中医和临床疗效的提高具有重要的意义。

中医需要创新，更需要传承。中医的创新应该是源于中医核心思维的创新，即基于中医生命观的创新。中医的传承创新不仅是文化自信的表达，更是中国古人高度智慧的现代再认识，这种历史使命正好落在我们这一代为中医复兴的学者身上。同时，中华民族的复兴也需要我们传承好中医，续好中华文明、中医文化几千年的脉络，使之古为今用、历久弥新。中华文化的源头，在河图洛书，在《易经》，在《道德经》《庄子》等为代表的先秦文化经典中，如何解读这些经典，如何将中医的根脉很好地植根、延续在这片厚实的土壤中，是当代中医人光荣而艰巨的使命。

近些年来，在《自然》《科学》《细胞》等杂志上陆续发表了一些颠覆性的关于人体生命科学的研究成果，很多文章的认识都能在中医经典中找到相关的观点和痕迹。2017年诺贝尔医学或生理学奖就授予了研究生物节律分子机制领域的学者，而中医在几千年前就已经明确提出了生命与天地一体的生命观、健康观、宇宙观。正所谓：天行四时其后天地气生，天地合气实一气周流，天地更用故阴阳颠倒，阴阳两分而本为一体，四象、五行、六节，天道、地道、人道，万物与天同构而变化其中，概括起来就是"天人合一"和"天人相应"。这些生命大观一直就是指导中医理论和临床的最高灯塔，生命大周期的甲子律，以年为周期的四时四脏理论，以日为周期的子午流注学说等，在以《黄帝内经》等为代表的经典中都有论述。

文化自信不能狂妄自大，以中医为主不是排斥现代科学，而是更加需要我们以古代先贤为榜样，以求真务实的态度，去研究和发展中医，赋予中医以新时代相对应的形式。同时，从现代西方社会各方面发展所遇到的诸多问题和瓶颈看，特别是从医学上的问题看，现代科学和社会都急需从东方文明的智慧中汲取营养，以丰富其内涵和增加其源动力。此乃"为往圣继绝学，为万世开太平"。特乐为此序！

北京中医药大学　徐安龙

2017 年 11 月 12 日星期日

敬序

努力攀登"天人相应"的新境界

读王朝阳教授《中医气化结构理论》

面对博大精深的中医药学，我的确是个外行。前几年，我刚到北京中医药大学学习不久，跟随外国留学生班学习中医特色疗法的头针课。授课者是学校针灸推拿学院的王朝阳老师。王老师一节课一节课地讲经络、讲区位穴位，讲病症诊断，讲选穴和手法，很耐心；同学们都很有兴趣，听课很认真。后期是实习操作，学生两人一组，在对方头上练习。王老师逐一察看，发现了很多问题。他让大家安静下来，对需要注意的问题又做了讲解，然后说："好了，一个国家一个代表，在我头上扎，我感觉和纠正手法，你们再互相交流。"听老师这样说，我想，全班有 8 个国家的同学，都在老师头上扎，行吗？可老师镇静地坐着，同学逐个轮换，每个同学一边扎，老师一边讲评、纠正。随着老师讲评，同学们的热情越来越高。下课后，我到办公室看望老师，王老师满脸通红、出汗。他说："这样直接感受，可以给学生纠正准确些。我没关系，调调气就好了。"这件事给我留下了很深印象。

2016 年 7 月，学校按照国家"一带一路"和中医药事业发展要求，加强在俄罗斯圣彼得堡中医中心的工作，王老师欣然服从学校决定，担任了圣彼得堡中医中心的院长。一年多来，圣彼得堡中医中心不断传来令人欣喜的好消息。

先是国务院刘延东副总理出席医院的挂牌仪式，圣彼得堡中医中心受到俄方的广泛关注和欢迎。2016 年 12 月中旬，俄罗斯第二届金砖国家上合组织传统医疗大会在莫斯科举行。北京中医药大学圣彼得堡中医中心是本次会议举办单位之一。俄传统医学专家联合会主席和杜马保健委员会副主席、本次大会主席弗拉基米尔·叶戈罗夫和北京中医药大学圣彼得堡中医中心王朝阳院长、邓博主任在会上接受了新华社记者专访。他们介绍了医院开业五个月来治疗 300 余患者、2000 余人次，包括各种颈肩腰腿痛、IgA 肾病、特异性皮炎、重症肌无力、抑郁症、焦虑症、脑瘫、甲状腺功能亢进等 30 余种病的显著疗效，为中医在俄推广做出了贡献。王朝阳院长在大会上被俄罗斯国家杜马传统医疗委员会主席授予荣誉勋章，以表彰其在俄罗斯推广传统医学的贡献。消息说：这一勋章被授予非俄罗斯人，在历史上是第一次，这不仅是王朝阳院长的个人荣誉，更代表俄罗斯医学界对中医的认可，对"一带一路"战略的中医推广具有重要意义。2017 年 6 月 27 日，新华社圣彼得堡消息，俄罗斯圣彼得堡国立儿科医科大学当日授予圣彼得堡中医中心王朝阳院长荣誉教授证书，这是俄罗斯西医高等院校第一次为中医教授颁发此类证书。

最近，王朝阳教授回国，同时带回了他在工作之余，撰著和新修改的专著《中医气化结构理论——道·天地·阴阳》。王朝阳教授的这部专著，是国家社科基金特别委托项目《中医药与中华文明》系列丛书中的一种。

习近平总书记指出："中医药学是中国古代科学的瑰宝，也是打开中华文明宝库的钥匙。"总书记的这个科学论断，深刻揭示了中华文明和中医药学"天人相应"的深邃哲学基础。总书记在谈到中华文明、文化中，"已经成为中华民族的基因，植根在中国人内心，潜移默化影响着中国人的思想方式和行为方式"的重要观点时，列举了 20 条例子，第一条是"民为邦本"，第二条就是"天人合一"；在谈到"中国优秀传统文化中蕴藏着解决当代人类面临的难题的重要启示"时，列举了 15 条例子，第一条就是"道法自然，天人合一"。

关于"天人合一"，学术界长期做过多方面的深入探讨。钱穆先生寿高百余，历经 80 多年学术生涯，他在晚年撰文说："我以为天人合一是中国文化的最高信仰，也是中国文化最有贡献的一种主张……天人合一说是中国文化对人类最大的贡献。"季羡林先生也曾撰文说："天人合一的思想是东方思维的普遍而又基本的表达……东方思维模式的具体体现……这个思想非常值得注意，非常值得研究，而且还非常值得发扬光大，它更关系到人类发展的前途。"

在中医药学的奠基之作《黄帝内经》中，明确提出："人与天地相参也，与日月相应也。"（《灵枢·岁露》）"与天地相参，与四时相副，人参天地。"（《灵枢·刺节真邪》）《黄帝内经》中这个人与天地相参、相应的观点，以及在这个观点基础上，形成的"形与神俱""形神合一"思想，构成了中医药学"整体观念""辨证论治"的鲜明特点。这个观点、思想和特点，贯穿《黄帝内经》全书，贯穿中医药学全部学术体系，形成了中医药学鲜明的世界观、认识论、方法论，是中医药学坚实的哲学基础。

那么，天、人，形、神是怎样相应、相合的呢？在中国古典哲学中，《庄子·知北游》一言以蔽之："通天下一气耳。"王冲《论衡》则说："天地气合，万物自生。"张载的《正蒙·太和篇》有话："太虚不能无气，气不能不聚而为万物，万物不能不散而为太虚。"《黄帝内经》同样做了概括："气始而生化，气散而有形，气布而蕃育，气终而象变，其致一也。"（《素问·五常政大论》）"百病皆生于气。"在李经纬教授等专家主编的《中医大辞典》中，对"气"的介绍是"形成宇宙万物的最根本的物质实体""气分阴阳，提示质与能的统一，以及万物由气所化的原理""反映于人，则生命的维持全赖于气，它是一切组织活动的营养所系""又是一切组织器官的功能活力"。《中医大辞典》还专列了"气"的词条，多达 240 个。据统计："全书（《黄帝内经》）162 篇，有 150 篇论及气。所载各种气的名称 2997 个，内容涵盖了天、地、阴阳、五行、脏腑经络、病因病机、诊法、治则治法、平人养生等各个方面。"（程雅君《中医哲学史》）可见，"气"是形成"天人合一""天人相应"和中医药学术体系最重要的范畴之一。

长期以来，哲学、史学、文献学、中医药学界的许多专家、学者，对"气""气化""气机""气化结构"，从不同角度做了多方面的研究。今天，王朝阳教授以习近平总书记关于中华文明和中医药学的论述为指导，在多年从事中医药学教学、研究和临床实践的基础上，撰写专著《中医气化结构理论——道·天地·阴阳》，当是其中较为系统、较为深刻、理解古人所阐述的思想内涵，为实现创造性转化、创新性发展的最新力作。

全书以"天人合一""天人相应"这个中华文明的核心思想为基点，明确提出并系统阐述了中医理论的主线——道·天地·阴阳；以《黄帝内经》《伤寒杂病论》等中医经典为依据，分析了中医就人的生命本质与大道之理、天地之气、阴阳更胜、五行变化的关系；通过对《易经》《道德经》等多部中华文明古代典籍的解读，进一步探讨和分析《黄帝内经》《伤寒杂病论》的理论架构、理论思想，揭示了中医药学关于人的肉体组织和人的"精气神"在"道·天地·阴阳"中的状态和规律。而贯穿全书的，则是中医药学的"气""气化"和"气化模式"。

"天人合一""天人相应"的核心思想与中医药学基本理论的密切结合，对于开辟中医基础理论的新境界，无疑是有重要意义的。

例如：关于中华文明，书中写道："几千年前，中国古人通过农耕劳作、建立天文历法，进而升华体悟到了万物为一、天人同构的宇宙和生命本然，并以之为基石建立了本于天地的辉煌的中华文明，并一直延续至今。"

"中华文明根植于本自然天地万物为核心的思想之中，并在创建之初就坚决摒弃各种鬼神异论，客观实际、实事求是，虽历经波折，然根基坚如磐石，故能再现辉煌。"

例如，关于中华文明、文化与中医药学，书中写道："中华文明源起于河洛与《易经》，其理一以贯之。以生命为研究对象的中医学作为中华文明的一个分支和延续，其理论的核心也是起源于其中、根植于其中。""中华文明乃天地之学，中医一以贯之。先天而后天地，然后阴阳二气周流，再于天地阴阳之中论理人形，然天统地、天统人，始终如一。"

"中国文化是天地文化，中医学是天地之学。中医的研究对象为生命，生命本于天，生命之终始、过程和变化皆根于天，中医理论是解释和说明人体生命状态下，功能气化的根源、动力、变化特点以及生理、病理规律和治则、治法的理论体系。"

"因天之序，合道而行。脱离天人相应、天人合一的认知，就是脱离生命的本质；脱离道·天地·阴阳主线的中医理论与临床，就是流散无穷。'知其要者，一言而终，不知其要，流散无穷'。"

关于中医与西医，书中写道："于病、于人、于己，客观实际、实事求是是唯一标准。中西医不过是人类认识疾病和健康过程中思维角度不同的产物，二者应统一在客观实际上而不是统一在各自的理论和技术手段上。客观实际是至高无上的，理论只是用来解释和认知客观实际的手段。理论是阶段性的，客观实际是永恒的。真理是人类永恒的追求，不论东方西方，不论中医西医，真理属于整个人类。"

关于人体的气化结构，书中说："从中医功能气化角度看，人体内存在着两类不同的气化结构：一类有形质有功能，有名有形；一类无形质而有功能，有名无形。前者以我们熟知的五脏六腑为代表（三焦等除外），后者为中医视角下独有的体系，包括如肾间动气、命门、三焦、经络、气街、相火等皆为有名而无形，为人生命状态下独有的功能气化结构，皆随生命的出现而有，随生命终结而消失。前一类构成以心（'君主之官''五脏六腑之大主'）为统的大心系统，后者构成以肾间动气为根、命门为脏、三焦为腑、气街为通道、经络为布散、标在胸中的小心系统，小心系统最后也并入大心系统，合入六节之太阳……两种气化结构皆本于天，应天之变动而流转，寰道而依乎天行。"

关于天地气化模式在人体气化结构中的体现，书中说："天而地，天地而人，人乃天地合气阴阳交错所生，人体气化结构和模式就是天地气化结构和模式的同构表达，是天地与人一气、同源、互感的反映。在人体气化结构中，有天地之位、天地之气和天地之性。""中医是以生命为研究对象、以功能气化为入手、以天地之位之性、阴阳气之性质和多少的不同进行命病、命位，中医视角下的人体是不同天地阴阳符号组成的本天、通天、应天的天地同构体，中医学就是天地阴阳符号之学，这才是真正的中医生理、病理学。"

王朝阳教授在书中，对中医学的许多概念、范畴，从气化结构的角度作了阐释；对《黄帝内经》《伤寒杂病论》《神农本草经》等中医经典的主线及其相互关系，对涉及中医基础理论的若干问题都谈了自己的理解和认识。这对探求真理、研究学问、繁荣学术无疑是有积极意义的。

王朝阳教授是北京中医药大学（原北京针灸骨伤学院）89级毕业生。从医从教20多年以来，专注于专业，倾心于学问，钟情于临床。正如王教授在"自序"中所说：在做好教学、临床工作中，"白云先生""刘老渡舟、赵老绍琴、胡老希恕诸前辈""皆为楷模"；王教授的父亲王端义，师从著名中医学家程门雪先生，为上海中医药大学第二届毕业生，原北京针灸骨伤学院教授，中国中医科学院望京医院主任医师，神经内科、针灸科主任，中国中医药学会第二届理事会理事。王端义教授从事头皮针临床与教学多年，积累了丰富的临床经验。《头皮针治疗学》《头针运动疗法》在原来的国际标准基础上又有所改进和增益，特别是把头皮针疗法与运动针法相结合，形成了一套头皮针运动疗法，将头皮针治疗技术提高到了新水平。王教授说："父亲虽为国内著名头针专家，但一生淡泊名利，勤恳工作，为自己做人做事做学问树立了榜样。"

祝贺王朝阳教授专著出版，感谢王教授的尽心奉献。

北京中医药大学访问学者　敬天林

2017 年 11 月 10 日

自序一

中医之道，天地之大道。中华文明，法乎自然，客观实际，天人合一，一以贯之。

有志为中医者，当知境界有四：

一、独执于经络或脏腑，流连于生克五行、卫气营血、温病伤寒之类，为陷于局部而不得全局，执一隅而御全体，看似头头是道，实则处处受限，看似处处清楚，实则处处割裂，此为外道。

二、通四时阴阳者，方可得其门而入。未明阴阳，不能登堂入室而体悟中医之美，"夫子之墙数仞，不得其门而入，不见宗庙之美，百官之富。"然仅以阴阳观天下、观生命，仍有未贯通之嫌。

三、天地立极，人化其中。彻天地而归一合道者，谓得天真。修真于身，而后才能与天地同呼吸自然之精气而为人伦之事能，共万类沉浮于四时阴阳之门而为自然之橐籥，"天尊地卑，乾坤定矣""人法地，地法天，天法道，道法自然""天地位焉，万物育焉"。中华文明一以贯之，皆天地之学也，于中医而言，外依乎河图洛书、《易经》《道德经》，内寻于《内经》《难经》《伤寒论》《神农本草经》而有所得，是之谓也。

四、以一观天下，退之。一之上皆不可论，无思无为，非不能言，实不可言，可言皆非道也。"道可道，非常道；名可名，非常名"。

后二者皆非人力所能为。

2014 年底　初稿于北京

自序二

虽幼承庭训，混混沌沌而入中医之门，然其间逆反颠倒，至二十有七，始自觉应从事岐黄之学，年三十有二，立志完成一部中医生理病理之书，但苦于无门可入，无路可循，一直辗转反侧。之后磕磕绊绊，拜师求艺，临证苦思，反复经典，读《内经》中"以名命气，以气命处，而言其病"，始知生命乃天道之流行，气化乃生命之本质，如醍醐灌顶，思维始开。后续续断断，四十又一，值暮冬时节，身体、悟道困顿，几陷绝境之际，忽悟有形质则有成系统之解剖结构，有气化也必有成体系之气化结构。一切皆从一出：天地阴阳，历历在目，经络脏腑，井井有条，大德敦化，小德川流，道并行而不悖。顿觉茅塞顿开，前后六载，八易其稿，于世上第四十七年，完成此书。

中华文明，天地立极，客观开放，敦化有容，务实求真，克己自省。治国以内圣外王，治身以修心达命。心为天心，命为天命，诚者自成而道自道，处无为之事，行不言之教，精一厥中，慎独身行，天命人运，自强不息。

中医，一脉而来，易学老庄，贯穿岐黄，法天则地，而为衡准。"易与天地准"，中医所言，生与命也，生气通天，命为天命，生之与命，皆悬于天。天行四时其后天地气生，天地合气实一气周流，天地更用故阴阳颠倒，阴阳两分而本为一体，四象、五行、六节，天道、地道、人道，万物与天同构而变化其中。河图洛书言天命之大数，指明天与人一气而同构。天与人一统、气化结构与解剖结构一统、精气神与形一统。天地之内，阴阳一体，三道共存，一气周流，经络脏腑，升降浮沉，表里内外。生命之学，道家（老庄）言体、易家言变、医家言用，相互印证，三家一家。中医学乃至中华文明，本质上皆是以道为宗、以天地为恒准、以人为本，天人一气而同源、同构、互感。

　　《中医气化结构理论》，分主篇和附篇两大部分。主篇为源，附篇为流；主篇为体，附篇为用；主篇问天，附篇验人。本书则为主篇，附篇再论。道为源始，天地阴阳，流则为散，一化万有，万有归一。"大道甚夷，而人好径"，医家如能不离其根而各有发挥，彼此可相得益彰以益百姓。学问之要在于散之能收，于万千变化中不离根本和主线。主篇以天道统地道、天道统人道，天统地、天统人，大道至简至易，始于一而终于九。《素问》《灵枢》前九篇各为《内经》上、下半部的灵魂和主线，《素问》问天，《灵枢》言人，上根器者，止于此即可识生命之全貌。主篇以道、天地、阴阳为主线，以天地为经络脏腑之纲纪，以两仪、四象、五行、六节探一气流通而阴阳离合之究竟，以气位一体析气化结构之特质，天地上下、四时阴阳、人体内外皆以脏气流转为表达，共究生命之本源而与万物同化于天地之门。附篇以经络、脏腑为框架，探求二者之间的不同与联系，以天地人三部、精气神三宝、四象五行六节为主线，以气位一体、脏气流转为法眼，求真于《伤寒论》三阴三阳与《金匮要略》河洛之体系。九为天之大数，从一至九，《素问》第九篇《六节藏象论》中中医脏腑理论的核心内容备矣；从一至九，《灵枢》第九篇《终始》中针刺之道毕矣。

　　本书撰写过程希望努力做到：如实记录，主线清晰，概念准确，结构合理，客观实际。然著书立言，必有疏漏，更惶如经典之解读、生命之直探。本人生性愚钝，书中所论必有纰漏，然相信天地阴阳为中医之灯塔，追求真理为一生之信仰。写书六年，扪心自问，已尽心血之力。读本书，尤其是主篇内容，需心领神会，而不是艰难求索，一见如故、生而知之始为真。求之必不得，觉悟刹那间，"尽其心者知其性也，知其性则知天矣，存其心养其性所以事天也。"

　　网络时代英雄辈出，谋面与否已不重要，重要的是通过文字，以神之交，通彻天地，志同道合，神意感触，心心相印。凡谈天论道，于医道之理、法、方、术有所裨益者，皆为吾师。网上高人如"白云先生"等的相关文章，对主篇部分章节的撰写启发甚大，虽未谋面，心存感念，在此恭揖。感谢好友江西世医龙帅江医生，就医道彼此多次交流，受益匪浅。更感谢李可老先生撰写的《李可老中医急危重症疑难病经验专辑》，以及推荐的《圆运动的古中医学》等书，与过往中医理念迥然不同，别开生面，另有洞天，对中医理论的拨乱反正起到了巨大的推动作用。北中医向来重视经典，贤人辈出，刘老渡舟、赵老绍琴、胡老希恕等诸前辈治学严谨，道德文章，堪为师表，皆吾辈之楷模。余读《内经》常常有时空穿越之错觉，书开言尽，仿佛时时在与古人谈医论道，常常书至痴狂处，已分不清是我注天地，还是天地注我，"圣人抟精神，服天气，而通神明"，始信之。

中华文化之继承与觉悟，有师不一定可成，无师万万不能。此师可为书、可为言、可为人。于我一生感恩最大，信仰之建立、灵魂之重塑影响最为深刻的，是我太极心法恩师白广远先生。先生无门无派，一介白丁，天纵奇才，于太极而能自觉自悟，对传统文化融会贯通，常以道、儒、释及现代自然科学知识解读太极、无极之理，以神会神，以心印心，运手而为用，其境界深不可知其极，行则严戒自省律己，面对人生绝境谈笑风生，若无其事。其心合道，知行合一，如如不动，坚如磐石，余阅世以来，未见出其右者。凡二十载能得人师耳提面命，人生幸矣、足矣。

"为天地立心，为生民立命，为往圣继绝学，为万世开太平。"以横渠先生所言为自己人生之信仰，医道途中，时惕惕然，不为物役。由医入道，幸得其正，惟愿中华文明之医脉，薪火相传，道统不灭。

于经解读，见仁见智，作者本意是从经典中理出中医主线，以全新角度再证生命，而此主线自《内经》后已隐晦两千余年。本书但开风气，重在思维重构与合道而行，诸医家临证，各有适用，解读本义，必有发挥。君子临医道之学，如切如磋，如琢如磨，不离经典，方为根本，假以时日，互相借鉴，于苍生有益而成医者之责。

通观《伤寒论》91味药，112方，4万余字，活人之书，流传千年，《难经》解《内经》之疑共八十一难，仅1.5万余字，而余释一主线絮繁近30余万字，浪费笔墨，徒耗读者精神，深有愧意，始知"焚书书在，注经经亡"之为真。书不尽言，言不尽意，然无书无言，天道无法彰显，精神无以传续，故圣人立象以尽天意，设卦以尽物情，著书以言人志。然一切文字一切知识，皆应以客观实际、实事求是为唯一标准，体悟生命及大道应以神意会之，不拘形式，得意而忘形。

人类文明，曲折前行，国运如人运，代代轮回。中华民族今逢盛世，国之与人，当谨慎前行，自省自觉，迎接属于中华民族的又一段光辉岁月。

2015 年岁首于三亚

主篇

问天

目 录

绪 言

道生为始，天地两分，乾天坤地，四时四象；
天地更用，阴阳颠倒，天施地承，五运周天；
一气周流，天制六节，天人一气，同构同步；
脏气流转，气位一体，精气神形，抱元守一。

"天人合一"一直以来都是所有中华文明思想体系里，最根本的出发点、依据和恒定的准绳。它是华夏民族历史上处理各种关系，如社会、人伦、政治、经济、道德、法律等的总纲。对于以生命、健康为研究对象的中医学，更是如此。

一、《黄帝内经》中的中医理论主线

道－天地－阴阳是生命的主线，也是《黄帝内经》中中医理论的主线。对生命而言：道者，源也、始也；天地者，本也、父母也；阴阳者，气化也、模式也。

"无名天地之始，有名万物之母。"从无到有，有生万有。道与一是天地万物与生命的总源头，《黄帝内经》一书合之为道统，散之为医学。

"人生于地，悬命于天，天地合气，命之曰人。"《黄帝内经》所言，生命也，生之与命，天与地也。天地设位，阴阳相推相荡，万物生化其中。天人一气而同构，是生命的客观实际，天人合一、天人相应，是生命的根本表达。"言天者求之本，言地者求之位，言人者求之气交"，生命之精气神形，以此为根本。然天、地、人之中，天统地、天统人，天地万物壹是皆以天为本。天地立位，然后天地更用、阴阳颠倒，再天地合气、一气周流，气交之中，生命大昌。

"其知道者，法于阴阳，和于术数。"天地设位，阴阳演天地之理，并以不同的模式呈天地之精神于万物之中。《黄帝内经》论述生命之大旨以天地阴阳为主线，以术数为框架，是古人在合道的基础上，运用象数思维以观天地与生命的典范，如上古天真（天真者，一也）、生气通天（生气者，阴阳二气也）、四气调神（四气，四时之气，四象、四脏也）、金匮真言与阴阳应象（言五行、五脏也）、阴阳离合与六节藏象（言一气而分六节、六节三部也）、九宫八风等篇，以及脏腑之四脏、五脏九脏、十一脏十二脏，经脉之三阴三阳、十二经脉，皆是以象数正天之度、制气之数、合人之化。象数的基础在河图、洛书，在伏羲、文王八卦，象数的最终目的是描述宇宙与万象之间一气同源、同构同步、互感互通的本质。"在象数思维的模型中，宇宙万物是一个永恒变易的生命体，他们都是这个生命中的一部分，只是尺度不同，结构上则都是同构的。""在无尽的空间尺度上，万物都是宇宙身体延伸的一部分；在无尽的生命周期上，万物的生命都是宇宙生命的一部分；在无尽的演化中，万物都体现着宇宙精神的一部分。"（白云先生著《科学的尽头是数学，数学的尽头是象学，象学的尽头是易学》）

《内经》的研究对象是生命，功能气化是生命的具体表达，医道就是研究本于天人一气而同构的气化纠偏调平之学，"此天之生命，所以立形定气而视寿夭者也。必明于此，以立形定气，而后可以临病人，决死生也"（《灵枢·寿夭刚柔》）。天地与人的本始皆为道生，人身中的阴阳二气就是天地的阴阳二气，气化而有模式和规律，应以术数并表达为结构。所谓中医气化结构理论，就是合道之下的、本于河图洛书的、穷究天地阴阳二气变化模式和规律的术数之论。术数者，非数字之学，以应天、应地、应人、应象之不同也，"天地阴阳者，不以数推以象之谓也"。

天地之间、人身之内，虽气象万千，然其本一也。

（一）《黄帝内经》与《伤寒论》——理论与临床的互证

1. 岐黄学派与神农学派

从源头上看，中医有岐黄学派和神农学派之分。

《黄帝内经》是岐黄医学的代表，其大旨言天地之至理，论生命的缘由根本，讲治身奉生之大道，强调治病之大药就在人身、人心。《神农本草经》是神农医学的代表，讲得天地所偏之气的药物，性味各有不同，所谓治疗，是以药物性味之偏矫正病人身体阴阳之偏。仲景天纵奇才，将岐黄医学与神农医学相结合，采《黄帝内经》之理，融《神农本草经》之药物，治验于人身，"撰用《素问》《九卷》《八十一难》《阴阳大论》《胎胪药录》"。《伤寒论》中三阴三阳理论体系源于《黄帝内经》，《伤寒论》中主要方剂则源于神农派的《伊尹汤液》，如晋代皇甫谧《针灸甲乙经·序》所言："伊尹以元圣之才，撰用《神农本草》以为《汤液》。仲景论广伊尹《汤液》为数十卷，用之多验。"

2.《黄帝内经》为中医之源、之本

《黄帝内经》分上、下两卷，上卷《素问》，下卷《灵枢》。《内经》言理，罕言方治，《内经》所言之理，乃治身奉生之至理，为生命根本之道。生命本于天，起于天道而终于人道，天道、地道、人道皆备于人之一身。《内经》前九篇尤详言天人之相应、生气之通天、生理之规律、病理之变化，生命之一切皆依乎天地之理而变动。

生命的特征为功能气化，功能气化有体系、规律和表达即成结构，人诚之以有气化结构理论。人形质与功能兼备，有形质则成解剖结构，有功能气化则成气化结构，二者可分不可离，互为根本，共成一体。气化结构是生命状态下特有的结构，其不离解剖形质而又超越解剖形质，气化结构的复杂性、广泛性、根本性远远超越解剖结构。只有在生命的框架下，从功能气化的角度出发，才能明了天人合一、天人相应，才能觉悟"通天下一气耳"，也只有从功能气化的角度看人体、看生命才是中医。

中医研究的对象是生命，生命根于天，依乎天地模式而变动，一气流转而分阴阳，四象、五行、六节乃阴阳两分三分而成天道、地道、人道不同的体现。医圣张仲景借用三阴三阳以经纬疾病之分类与诊治，然《伤寒论》言方证、言治者多而言理者少，由于仲景在书中未对三阴三阳以及诸方证治法的根据、背景、由来进行解释，以至后世医家迷茫于中医之生理病理，多沦陷为"但见一证便是"

的临床工匠。

后世医家喜治而不喜明理久已,更有甚者,提出废《内经》而独尊《伤寒论》,或废医存药,岂知理之不明,用焉能准确与变通。"夫自古通天者生之本",《内经》认识到人生理之机要、病理之变化皆在于人气本天、通天、应天,如《素问·病能论》所言:"上经者,言气之通天也;下经者,言病之变化也。"言气之本天、通天、应天者,指天地与人同构,乃一气之周流,人气之升降沉浮随天运而变动;言病之变化者,人妄作,与天地不能同步而失偏。至于治病,乃纠偏之道,复与天地准而精神归于道一是也。

对医者而言,首先要明经络脏腑乃天地之气所化,经络脏腑的根本属性为天地之性,天地立,其后才可定阴阳之性,阴阳之性明,方能知气机升降沉浮之要,然后才有脏气、经气流转模式的不同,在此指导下才可讨论人生理之规律、病理之变化,才可言治而为中医。

《黄帝内经》言理不言治,然其中有大治;《伤寒杂病论》言治不言理,其中藏至理。二者一体一用,互证互信,不可分割。然从《内经》到《伤寒论》,已从源到流矣,从以天地为本,到以阴阳为统;从以天观人,到以人观天;从详言针术,以人身为大药,到假借药物,以外调身。药物治人似愈确凿,实离道本弥远矣。

(二)道—天地—阴阳为中医理论的唯一主线

1. 天地不立,阴阳不明

不论《内经》所言人生理病理的规律和原则,还是《伤寒论》所言方证之治,其规矩皆是统之以道,其要皆在于以天地立论、以阴阳为终始。天地阴阳之间依然有主次,天地为尊,阴阳为次;天地立极,阴阳演理。

(1)先天地,后阴阳

《内经》将阴阳置于至高的地位,论理人形、诊断治病首分阴阳,如"察色按脉，先别阴阳""调阴与阳，以平为期""阴阳者万物之纲纪，变化之父母，生杀之本始，神明之府也"等。阴阳虽然重要，然天地不立，阴阳无法具分，脏腑经络无法定性。只有天地确立，阴阳之两仪、四象、五行、六节，一阴一阳、二阴二阳、三阴三阳，才能渐次而出，然后脏腑经络之性才能依次而明。故《内经》前九篇叙述顺序将天地列于阴阳之前，先《上古天真论》《四气调神大论》《生气通天论》以论天，再《阴阳应象大论》《阴阳离合论》《阴阳别论》《六节藏象论》以论阴阳。书中所论中医之理也皆是先天地后阴阳，如"四时阴阳者，万物之根""提挈天地，把握阴阳""寒暑燥湿风火，天之阴阳也，三阴三阳上奉之；木火土金水火，地之阴阳也，生长化收藏下应之"等。故先天地而后阴阳，天地阴阳为中医理论的基石和脉络。

《上古天真论》中所列真人有三个必须要通透的要素：天地、阴阳与精气神形。这是自然赋予万物及生命的三要素，是我们通向生命殿堂的阶梯，同时也是功能气化之下探求人体生理病理规律的藏宝路线图。其中的先后顺序则是打开这座宝藏的一把钥匙，"余闻上古有真人者，提挈天地，把握阴阳，呼吸精气，独立守神，肌肉若一，故能寿敝天地，无有终时，此其道生"。

（2）阴阳演天地之理

道有常道与天道、地道、人道的不同。常道为一切之背景，出有无、生天地万物之一切，不可知、不可论，所论皆非，本于自然（自然，道自己也，独立不改，周行不息）而无为。

一为道生，为无。无生有，一出天地。天地设位而后阴阳相推相荡以演其理，阴阳以天道、地道、人道的模式交错其中，"阴阳者，天地之道也"。天道为天行，四时四象为其征；地道（天地之道）为天施地受，乃地收受四时之气所成，五行五脏为其表；人道为天地合气所生，乃一气之周流、天制之六节，合人体脏腑之全部也。

中医理论的源头和主线就在《素问》的前九篇中。《素问》前九篇就是沿着先天道而后地道、人道的顺序——展开，先天道之四象，再地道之五行，最后天道人化之六节。先四时阴阳，再论理人形，精气神、藏象经络、肢节九窍与四时阴阳相应并变化其中。

阴阳演天地之理，有天道、地道、人道之分也。一阴一阳、二阴二阳、三阴三阳的分类方式在《内经》中皆可见到，然《伤寒论》中独取三阴三阳为规范疾病之法规，则是本于人、以人道（天道人化）观生命也。

天地阴阳是中医理论中最重要的主线。我们现在耳熟能详的辨证体系，如五行、经络、脏腑、卫气营血、三焦、八纲等，这些辨证体系都不能称为中医的主线，这些只是从不同的角度来解释人体某些特定结构功能、分析某类特殊疾病的具体方法，属于"夷道若类"的范畴。真正的生命之道只有，也只能是道—天地—阴阳和精气神。生命是宇宙根本消息的外露，生命模式就是天地模式的再现，生命最大的任务就是表达天人合一与天人相应，而人的感知、记忆、逻辑思维以及如喜怒哀乐等诸般精神活动，仅仅是生命的副产品。

2. 中医的一些基本概念

（1）常与逆

顺应天地的阴阳二气变化规律和模式为正、为常，悖天地的阴阳二气变化规律和模式为偏、为逆。

（2）疾与病

疾者，矢也，箭头为矢，犹外邪之中人。病者，丙也，丙为心，内病本于心，心过用、妄用，尢而不悔，内病之主因也。病家之所以为病者，偏也，离天地之常为偏；医家之所以为治者，正也，复天地之常为正。得天地之正，才能有人身之正；得天地之正，才能浩然之气长存于身，才能真气从之。

（3）正与邪

正，上面一，下面止，止于一方为正。止于一，即《道德经》所言"贵其母""守其母"。

"昔之得一者，天得一以清；地得一以宁；神得一以灵；谷得一以盈，万物得一以生；侯王得一而以为正。"以天地为准，以道为宗，砥砺前行，才能有正见，然后才能正气存内。

邪，偏离一、偏离四时之序，过与不及者为邪。所言邪气者，亦本自然之气，体内正气不足受而为病，故曰邪气。

（4）辨证

能观天之道、执天之行，认识和把握阴阳相推相荡的规律，就可以总结出能验于人的、以天地为恒准的阴阳辨证法。具体而言，本天人一气、天人同构之理，依天地气化、阴阳相推之模式，将人之气化结构（脏腑经络、精气神形等）与疾病症状按阴阳、表里、内外、虚实、寒热等进行归类以应天，即为中医之辨证。

（5）治

中医之治，是执天道而顺行，是根据天地阴阳的自然规律和法则而调人，最终目的是使人体之气和天地同轨、同步、同式，而不是医生无法所依的想当然。宗道、尊天、复元、无为是医生的天职，中医之理、生命之理的源头就在河洛，就在《道德经》《易经》《黄帝内经》中，其他所论皆为流散。

临床治疗就是借用外部或生命自身之力使身体复常的过程，不管中医西医都是这个思路。中医而言，临床治疗就是以偏纠偏，以毒药之偏纠正人体之偏，以穴位经络阴阳之性，纠正阴阳失衡的气机。然此种治法，为治其末。如人能自己彻悟和体证天人一气而同源、同构之理，明了人体无时无刻不停地与天地交换着阴阳之气，就能借天地之气调整、补充自身之气，则为治本。

"上医医国。"身、家、乡、国、天下，以道临之，天下万物、各种社会结构在各个层级上都是同构，所遵循的都是同一个道，治国如治身，皆以奉天道而行为要。政，左边是正，右边是攵，攵是轻轻敲打的意思。政的意思就是，通过敲打，使天下复归于正，天下归正，不治而平。何为正，如前所言，上面一下面止，为治者止于一为政。一为道生，治国者以合天道而行为政治的最高智慧。

治身治国孰难孰易，"道之真以治身，其绪余以为天下国家者"。（《庄子·让王》）"修之于身，其德乃真"，先有真人，再有真言，然后才有国之大治。

与天地准，形气自正；虚无无为，精神自生。

（6）养生

养生实为摄生。得生之大义而从之为养，以天统人为摄。

养者，本自具足故能养；生者，天也。人之真气本自天受，天之大德曰生，故能治人以事天，才是摄生，才是养生。广泛意义上讲，道、天地、人皆为生命，同构而尺度上不同而已，其中道为超时空的、遍周一切的、最根本的、永恒不息的生命体。

人体本有自我纠偏的程序和能力，藏于先天精真之中，逆天行就会气机逆乱而生病，人体自身元气就会自动启动以纠偏复原，纠偏复原就会耗神动精，进而消耗先天元真，此损天命之数的原因也。摄生实为大治，人如能改变自己的生活方式，奉天道而行，合于天地阴阳四时之变，就是最好的养生之道。

（7）命与运

道生为始，命本于天；天人一气，同化同构。

人之命在天不在人，人之运在人不在天。命者，天也、本也；运者，时也、势也、个人之努力也。人与天地自然相应，不但表现在物质组成的同根性上，更表现在天地气化与人身气化的统一性和同构性上，整个《内经》上、下两卷表达的根本意思就是"人生于地，悬命于天，天地合气，命之曰人"。

天地气化的模式就是人气化的模式，人气化结构的特点和运行方式就是天地气化的具体表达——这就是中医的命理，能否彻悟此理则是中医人的运势。

（8）性与命

万物所各具之特质者，性也；所禀受者，命也。性从心从生，万物之性为天地合气所变，万物之命乃天所赋，故万物虽各具特性然皆无自命，万物之命皆悬于天是也。

人只有以天为身、以天为命、以天为心，才能长保。更广泛意义讲，天地也无自命，天地本为道生、道化，天地只有以道为命，才能天长地久，"天地所以能长且久者，以其不自生，故能长生。是以圣人後其身而身先，外其身而身存"。人如能提挈天地，合道而行，则就能寿敝天地，无有终时。

（9）精神内守

内和外，心之进退也。心进则外，心迷于物，为物所役；心退则内，合心于道，物我两忘。

"心生于物，死于物，机在目。"人失道则迷离于物，随之流转，谓之心生，生而不知返，为外驰；人合道则心死于物，应而不执，不亡以待尽，为内守。五官为精神外驰的枢机，人如能提挈天地、积精全神则无论枢机开合，精神都会内守而不驰骋。其要在于于诸行中退心，于万物并作中观复、归根，然后可以独与天地精神相往来，以天地为身，以有间入无间，独来独往，莫之能止。然后也就能够，合道同德，用之不勤，无为而治。

心，进则为人，退则为天！

（10）众妙之门

"有无同出而异名，同谓之玄，玄之又玄，众妙之门。"天地万物皆从道门而化出，又时时以归一为要。言众妙之门者，门里为原、为道、为一，门里之事存而不论；门外为用、为德、为化，门外之事论而不存。门里为道、为一，为万物之奥，然无为无状、无知无觉、无始无终，人不可知，不可知故不可言、不可论，论即是妄言，故存而不论；门外为天地万物，为万有，皆为道化，有迹象而皆可论，然气象万千其恒在变，方生方死、方死方生，存即为执，执变而固之则为妄，故论而不存。儒家亦有如"知者过矣，愚者不及"之论，所指近似。

3. 历久弥新

从人类的历程与未来发展来看，同样的客观认知之道，东方走的是自证合道之路，西方走的是外证科技之路。整个人类文明的终极目标是揭示宇宙的本然和探求生命的究竟，科技只是手段而不是目的，而人性伴随整个人类历史进程在其中翻滚，从而导致过程的曲折波荡和战争不断。

现代的科技手段，如同几千年前中国古人用土圭进行"立表测影"一样，根本目的除满足人类自身生存之外，都是为了揭示客观真理、接近客观事实，只不过几千年前中国古人运用高超的智慧，通过农耕劳作、建立天文历法，进而升华体悟到了万物为一、天人同构的宇宙和生命本然，并以之为基石建立了本于天地的辉煌的中华文明，一直延续至今。现代科技直面的也是宇宙万物、客观实际本身，随着科技手段的不断创新、科学真理的不断揭示，相信在不远的将来，东西方文明一定可以平等、顺畅的对话和交流。

之所以古代几大文明中至今仅中华文明还能延续，而且历久弥新、愈挫愈坚，就是因为中华文明的内核根植于这种以放弃自我妄想臆断、立本于天地之间的思想之中，并在创建之初就坚决摒弃各种鬼神、天堂地狱、来世等怪力乱神的宗教异论，客观实际、实事求是，虽历经波折，然根基坚如磐石，故能再现辉煌。中华文明在几千年的发展历程中，随东西方商旅、战争、人文的接触，其思想和科技逐渐传播到了欧洲，直接孕育出了现代自然科学的雏形。

有生有灭、有盛有衰、有始有终，人类的轨迹能不能走到终极，就看未来人类能否拥有高超的智慧对欲望进行自我克制，思想上能否达到大一统的大同境界，各国政府、各种政治体制能否有清醒的认识并达成本于天道自然的共识，并是否有能力对能量巨大的科技进行强有力的约束。如不能，人类就会如其他物种一样，在将来的某一时刻突然盛极而衰、戛然而止，像泡影一样消失在茫茫宇宙之中。

（三）人体解剖结构与气化结构

1. 人体中的两种结构

人作为有生命的个体，存在着两种结构：一种是解剖结构，一种是气化结构。这两种结构是形质和功能的不同表达。

解剖结构言形质，气化结构言功能和生命，二者一体而不可分割。解剖结构有形而可见，可分析、可具体、可量化；气化结构无形，不可以以形示人，但可以通过形质的变化来表达，可认知但不可量化与精确，其随生命存在而有，随生命消失而无。二者一体，于人而言是功能与结构的一体、精气神与肉体的一体，于天地而言是形而上与形而下的一体、道与器的一体。《内经》中重点研究的是后者。

中国古人认为世界的构成总体上可分为形而上与形而下两大类：形而上者谓之道，形而下者谓之器。于人而言，组织器官为形质结构，属形而下；精气神为功能气化的表达，属形而上。解剖结构是现代医学的根基和主要研究对象，气化结构则是中医理论的根基和主要研究对象。二者之中，气化结构的复杂性、广阔性、根本性，远远超越解剖结构。

气化结构通天，通自然的本原。气化结构是人生命状态下独有的结构，如中医中的腧穴（所言节者，神气之所游行出入也，非皮肉筋骨也）、经络、营卫、元气、三焦、藏象、精气神等概念都属于此类范畴。气化结构及变化规律源于自然本体、法乎天地、节以阴阳，《内经》前九篇中所言的"天真""四气调神""生气通天""阴阳离合""六节藏象"皆指气化，"真""四气""四象""六节"皆为天之属性。生命、功能气化皆通乎天，皆节制于天。

2. 气化结构的特点

解剖结构视角下，组织器官是独立的、分割的、可量化、可精确的；气化结构视角下，生命是根于天地、统一的、整体的、不可测量、不可精确的。生命与天地一体，气化结构与形态结构一体。

从阴阳性质上讲，人体的每一个脏腑都是阴阳的一体，人体整个又是阴阳的一体，即解剖结构上的唯一和功能气化上的阴阳。如解剖结构上人有左右两肾，现代医学上看，二者组织形态与功能都是一样，没有任何区别，摘掉一个肾人也可以正常生活，不可能分出左右肾功能上的差异。但从中医功能气化角度看，以阴阳的尺度来衡量，在功能的外在表达上的的确确有左右的不同，即右是肾阳的外在表达位置，左为肾精的外在表达位置（此左右非指实体左右之肾，而是人体功能综合信息的外在表达），如《难经·三十六难》"左肾右命门"之论。代表性的如功能气化上脉左右尺部皆为肾之表达，左应肾阴、肾精、本也，右尺应肾阳、肾气、用也，这就是气化结构和解剖结构的不同。

这种解剖上左肾右肾都是肾，而气化外在表达上又有左阴右阳、左精右气的不同，就是气化结构的特点，也是中医的特点。除此之外，还要搞清楚人体解剖结构位置和气化结构外在表达位置的不同和联系，这也是认识生命的关键一步。只有这样才能理解"肝生于左，肺藏于右"（《素问·刺禁论》），才能理解"病在肝，俞在颈项；病在心，俞在胸胁；病在肺，俞在肩背；病在肾，俞在腰股"，也才能理解"背为阳，阳中之阳，心也；背为阳，阳中之阴，肺也；腹为阴，阴中之阴，肾也；腹为阴，阴中之阳，肝也；腹为阴，阴中之至阴，脾也"（《金匮真言论》）等。中医言生命、言功能、言气化，功能气化虽不离实体，但是功能气化有自己独立的结构和对应的位置，功能气化之位绝不是解剖之位，这两种概念绝不能混淆，这是认知中医的紧要之处。同一个名称、同一个字，在中医和现代医学中表达的意思可能是完全不同的，医者应认真详察之。

"阳化气，阴成形""阳生阴长，阳杀阴藏"。解剖结构为形质，其性质属阴，是物质基本单位的聚合；气化结构为神气，其性质属阳，是控制物质基本单位分与合的原动力。气化结构无形，通过解剖结构的变化而显现；解剖结构有形，通过气化结构的运使而为变。气化结构根于自然本体而通天，所言天人相应者，即是此结构根于天地而交感天地之变的过程。自然本体通过生命的气化结构，以特定的模式将天地、人、万物有机地联系起来而成为一体，同构而互感、互通、互用。精气神即人与天地之间呼应的表达，万物形态各异而生命的运化模式一也，即天地阴阳模式，"天地与我并生，而万物与我为一"。于人而言，生命的根本模式为四时阴阳。

3. 归一

道生为一，一为本体。一动则从无到有，有生万有。太极分阴阳而万物变化其中，万物变化的同时又以阴阳合太极的形式时时归一，归一即合道。生命的气化结构，是指引我们走向归一之途的捷径和通道。

"道，通过太极分阴阳而运使万物；万物，通过阴阳合太极而近道"（恩师白广远先生言），万物以合的形式分，又以分的方式体现合。生命皆从一出，又时时以归一为本，万物从没有离开过一，但一无形无状又不可把握，只能在悟上求索，知退心则近道矣。古之圣贤毕生努力之方向就是归一，自然科学实证之路的终点也是归一，二者途虽殊，但一定会在将来同归。一之路，儒家名之曰"厥中"，老子言"众妙之门""道生"，《内经》言"揆度奇恒，道在于一"。

客观实际、实事求是和追求真理是一切学问的出发点和检验标准，不论中医还是西医、不论古代还是现代、不论自然科学还是人文科学。求真途中，神圣仙佛皆是过路的、幻化的和阶段性的，于医者而言则为各路大师。"家"与"教"又有不同，儒家言"鬼神敬而远之"以不乱其心；道家有"以道莅天下，其鬼不神；非其鬼不神，其神不伤人；非其神不伤人，圣人亦不伤人。夫两不相伤，故德交归焉"；医家言"拘于鬼神者，不可与言至德""道无鬼神，独来独往"。诸家为问学者直指通天大道，然各种教门均止步于鬼神仙圣，不论时空与国之内外皆是如此。

唯有自然可以安天下，唯有真理可以通神明，非此不为中华文化，非此不为中医。

（四）人生于地，悬命于天

"人生于地，悬命于天。"天予人以命，命者，本也；地续之以生，生者，形气之聚散也。

1. 天予人以命

"天之在我者德。"德者，道之用也。天赋人以命，万物从天所受而各领性命，"天命之谓性"。天定人命，天赋予每个人皆有定数，为天年之数。人生之定数皆藏于心肝肺肾四脏阴精之中，更直接来讲在肾，《内经》称之为"真脏"，《金匮要略》称之为"五脏元真"。"真"，本乎天者为真，"真人"，通彻天地与道合一者。五脏（实为四脏）阴精的状况决定寿命的长短，阳用过度阴精必消耗过多，人生提前消耗天数，谓之"夭折"。故知天命而能自净其心以奉天者，天真之性长存，就能"形与神俱，而尽终其天年"，此"七损"之要（损心之过用），亦《道德经》"虚其心""弱其志"所指。

《上古天真论》言真人乃道生，点破生命之根本，又为大医精诚之所在。真人者，参透证悟天地之理而得全天之本真，呼吸天地之精气而续化人形乃至生生不息。天之精真寄于肾，散于四脏，精之在人为腹、为下而贵左。四象之中，阴精之生在少阳、大用在太阳、收在太阴、藏在少阴，此金匮真言，医者应谨记于心。

2. 地续之以生

"地之在我者气。"地出气，气充形。

人之生在于水谷能被"转味而入出"成营以化血气、精气而成形，水谷生于地，故曰地续之以生。《内经》统称水谷之精微为营，"脾、胃、大肠、小肠、三焦、膀胱者，仓廪之本，营之居也，名曰器，能化糟粕，转味而入出者"（《六节藏象论》）。肝心肺肾四脏阴精乃天真所化而受于天，其生成亦不离营卫血气，但营卫血气非四脏阴精，由营血转精的关键在肝，即生精的根本在肝（肾为藏精之本），《阴阳应象大论》云："金木者，生成之始终也。"《素问·痹论》曰："淫气乏竭，痹聚在肝。"《经脉别论》："散精于肝，淫气于筋。"《生气通天论》："风客淫气，精乃亡，邪伤肝也。"

天气地气，合气生人；真气谷气，并而充身。

3. 人身自有天地之大药

人皆因病而外求于医，不知真医乃自己，人身中自有天地之大药。人人本自道化、物物皆是天成、天人本为同构，能做到"志闲而少欲，心安而不惧，形劳而不倦""恬惔虚无，真气从之"，则能得天地之正以护身而病不寻人，反之则为人寻病。真气只能从之而不能补之，天年只能尽而不能延，时医补之必不可得，常人纵欲往往夭折。

总之，中医言生命，生命为气化，气化必成体系和结构，经络、藏象为气化结构之主干。知生命气化本于道始、根在天地、统在阴阳、成体系于经络藏象，然后人体内外上下表里、肢节九窍与精气神等，规范于四时阴阳之内以成天人合一、天人相应之实，再明经络脏腑气机之升降出入实为天地之内（非仅限在人身之内）的开阖流转，人体气机流转之根在天而不在人，此后方可为中医。

（五）精气神与形

一身无处不真气。真气一处不到，一处既病，一处既病，一处之真气不足。五柱、六节乃真气之经纬，周身全部皆真气之流行。

真气者，一之在人也，含真阴、真阳而未发。真阴为坤，母之精气，真阳为乾，父之精气。真气流行于人，并天德地气，乾以正性命，坤德合无疆，然后以有河图天地之五柱、洛书一气之六节，周流一身内外上下上以应天。

天乎，人也；人乎，天也！

1. 二五合精，一气六节

"天一生水。"生命皆从肾水所出，肢节、九窍、躯干、脏腑经络之功能皆原气所化，概莫能外，故庄子有《知北游》。

"二五之精，妙合而凝。"五脏皆本于天而上应四时各有收受，五神脏皆通天，各以其天地之性而成人身五脏、五柱，皆精真之流行也，故仲景称之为"五脏元真"。

然后五脏化气，天度六节，一气之流行也。天地更用，阴阳颠倒，六节之中，乾坤已成背景而隐匿，所生六子生杀其间，主线为六龙御天。

"善言天者，必验于人。"《内经》一书，岐黄二圣皆以天制人、治人事天，天人同源、同构、同化，《内经》所示皆为本天、奉生、达命之真言。

《伤寒论》一书，太阳、阳明、少阳、太阴、厥阴、少阴六经，乾坤之六子，乃天道之行，一气之周流，合人身之度数，天验于人是也。六节伦括病因病机、治则治法、方证对应，以成医家之规矩，然只能治病不能续命。

2. 精神、气化、形一

（1）精神

精神为道生，乃天层、生命根本层。

"天之在我者德也，地之在我者气也。德流气薄而生者也。故生之来谓之精，两精相搏谓之神。"天有精，精中含神，精真寓肾，元神其中，天年天数，来去皆一。

精神需守，根深蒂固。人恒准于天地、极于一合于道，才能"恬惔虚无，真气从之"，除此之外，别无二法。

（2）气化

人身中的阴阳二气，本就是天地的阴阳二气。生命的气化出于天地，乃生命的化用层。

"天地合气，命之曰人。"天地以生天气地气，天地立而阴阳相推相荡，从天地到人，一气周流，历经三变，三道皆备于一身，天道、地道（天地之道）、人道（天道人化），四象、五行、六节。

生命气象万千，需标定于天地；生命气化无穷，唯精与神是从。心肾为生命后天之主轴，治则为人与天地同式、同步，阴阳调平之要在于一逆一从。"肾者主水，受五脏六腑之精而藏之"，肾精中之神含五脏六腑全部的信息，肾精化肾气以有五脏六腑之用。后天动，肝发陈肾精以成肾气，《难经》曰原气，为周身脏腑经络、肢节百骸之根。生命从肾根歧出，肾精化气大用在心，成五脏六腑之君，为后天识神之主；肾气化髓上聚于脑，成精明之府、元神之宅，元神本在肾精，其用在脑；肾气又为守邪之神，为诸经络之主。

《伤寒论》中，黄连阿胶汤（内）、泻心汤（外）与四逆汤（内）、真武汤（外），为心肾中轴之对应。

（3）形一

形为气之充，乃气之聚散，为生命的表面层。

"精神生于道，形体生于精，而万物以形相生。"精化而有气，气变而有形，形乃神驭气之所变，故形变实为气变，气变实乃神使，神本自天出。

人形为生命的最外层，为气化之表达，其结构与变化模式为天德地气之投射。天地万物皆是同构，是一层层嵌套起来的一体，从天地到万物，每一个更低层面的小系统，都是更高层面大系统的投射，都由更高层面的大系统所主导。如此才有了天人相应的思想，才有了天人同构的理论。

　　气化及其以上不可测量、不能精确、不能量化，然通过参天地、观诸形之变化可知；人形似乎可以测量、可以精确、可以量化，然皆为变化之末，实不可把握。医者而言，认识生命落于形，即落于末，所做的一切都是被动修补；着眼于气化，是把握变化的根本，如更能合道而守真，则与天地同化，医不化人而人将自化。

　　即便在人形层次，中医的基本认识也是"肌肉若一"，即结构一体也，如五脏与外五官、外五体等的相应。现代医学在这一层面越分越细，分割越来越精确，其实是与生命的本质背道而驰。从历史发展的角度来看，其理念已经走入了一个死胡同，必将要回头，而中华文明的内核就是现代医学未来发展的方向。

　　观形以气，制气以精与神，精神之全保，在于天地与归一，生命之大观尽矣。

二、如何研读中医经典

　　经典著作与客观实际，是通往中医殿堂的唯一阶梯。

（一）回归经典

　　回归经典是中医乃至传统文化学习与觉悟过程中的唯一正道。中国文化发展史上，春秋战国是一个重要时期。期间以天道为体系的官学崩溃，道裂而百家出，内圣外王的天下秩序彻底终结，标志着以天道治天下时期的结束，华夏文明进入了以儒家法家治世的阶段。中医发展史亦步亦趋，集先秦文明于一身的《黄帝内经》是以天道治天下思想的产物，其书中无处不闪烁着以天道治身治心治生的光辉。后世随着儒家之学的盛行，道学渐隐，在以人为天的世界里，人们不能理解天道为何物，后世各家之学渐出，经典废而各演其技，"悲夫，百家往而不反，必不合矣。后世之学者，不幸不见天地之纯，古人之大体，道术将为天下裂"。

在研读经典和后世注家注解过程中，有两点需要注意：①强调阅读原著，少读注解，或不读注解。"焚书书在，注经经亡。"历代《内经》《伤寒论》注家皆从各自临床体验和理解出发来注经和解经，观点各不相同，莫衷一是。学者与其陷入各家之解，不如静下心来以河图洛书、《道德经》《易经》为背景，多读原著，同时结合自己临床实际，认真反复体会经典中的立论、主线、开合、脉络和体系，而后必有所悟。纵观仲景之后千余年，中医经典的本义已经迷失在历代的注家中，中医要想涅槃重生，学者必须有独立思考之精神，有直探本源向一千多年各家注解提出质疑的勇气和决心。②向客观实际要答案。"尽信书不如无书"，人类的任何知识都来源于实践，都是对客观现象的观察、分析和总结。在理论和客观事物之间，要明白孰重孰轻，客观事物与现象永远处于至高无上的地位。客观存在是永恒的，理论存在的目的只有一个：被修改和被超越。经典是对自然、客观实际的解证，重经典而不迷经典，一切以忠实于自然、客观实际为准。

在学习中医的过程中，如果执着某一知识点或局部，从而忽视生命的全部和根源，就会犯削足适履、本末倒置的错误。如果医者不仅能够用中医知识在临床中诊治疾病，并且能够在生活中解释生命的各种现象，并指导和理性规范自己的思维和行为，则就离道不远矣。

（二）本于天地，参透阴阳

中国文化是天地文化，中医学是天地之学。

中医的研究对象为生命，生命本于天，生命之终始、过程和变化皆根于天，中医理论是解释和说明人体生命状态下，功能气化的根源、动力、变化模式以及生理病理规律和治则治法的理论体系。

1. 四象、五行、六节皆阴阳之变

天地立，阴阳明。四象、五行、六节皆阴阳之变，分应天道、地道、人道之

不同。天布四时以生天气地气，天地合气一气周流而性分阴阳，阴阳升降浮沉离合出入而万物气化万千。天道成四象，天施地受以有五行，天道人化为六节。四脏本天应四时之变，以有四气调神；五脏收受四时，以成金匮真言、阴阳应象；一气之流行、脏腑之全部，谓之六节藏象。四象乃乾坤之健行，五行本乎天地之设位，六节以坎离为根而归为三部一体。四象而有五行，五行而有六节。

天地立，阴阳明。《内经》中，阴阳用于对生命的理解和描述，一分为二为两仪、四象，天行健，四气调神，以天观万物；一分为三乃三部六节，人生气通天，以人观天地。五行为从四象演化到六节的关键，五行为天地之合气、阴阳之不同状态，《金匮真言论》中以五脏为例说明了五行分属天地的根本之性。五脏中肝心肺肾属天，象木火金水，为天之阴阳，"平旦至日中，天之阳，阳中之阳也；日中至黄昏，天之阳，阳中之阴也；合夜至鸡鸣，天之阴，阴中之阴也；鸡鸣至平旦，天之阴，阴中之阳也"、"阳中之阳，心也；阳中之阴，肺也；阴中之阴，肾也；阴中之阳，肝也"。脾通土气属地，为地之阴阳，"阴中之至阴，脾也"。

阴阳理论贯穿中医经典之终始，是打开中医经典之门的一把钥匙。以《内经》为例，中医理论的源头和主线集中出现在《素问》前九篇中，其中代表性的阴阳体系有一阴一阳、二阴二阳和三阴三阳。"一阴一阳之谓道"，如"阴者，藏精而起亟；阳者卫外而为固""察色按脉，先别阴阳"。二阴二阳为四象，天行四时之藏象，简称四象，四象为天道，从天及人、自上而下，如"春，少阳，肝；夏，太阳，心；秋，太阴，肺；冬，少阴，肾"等。三阴三阳成六节，六节为人道，是天道人化，从人观天地，六节中有天地人三部，统在天，简称六节。阴阳分则为二、为三，合则为一。

经络三阴三阳体系出现在《阴阳离合论》中，脏腑三阴三阳体系出现在《六节藏象论》中，中医脏腑理论的核心内容就完备在《六节藏象论》内，由于其文简、其意赅，深奥难懂，自仲景以后（包括现行中医基础理论）皆弃之避而不谈。

不客气地说，不明《六节藏象论》之大旨，中医脏腑理论必将还会在黑暗中摸索，各家所论亦如瞎子摸象。

2. 中医用力之处

从功能气化上入手，在天人相应上着力，通过后天而通明先天，以天道规矩人道，以人道体现天道，这就是《黄帝内经》的理论核心和展开方式。

从《内经》的开始到终结，从人体气化结构的认知、划分到精气神形体系的构建，从生理病理到诊断与治疗，一以贯之的就是天地阴阳。天地阴阳理论相对于现在中医院校所教授的以五行脏腑学说为核心的理论体系，要广泛深入和重要得多。同时，三阴三阳也是《伤寒论》中唯一的理论体系，《伤寒论》被后人称为"临证第一书"，与其理论体系的构架直接相关。《伤寒论》与《内经》具有明显的承前启后、承上启下的关系，《伤寒论》是医者从理论到临床实践的桥梁，是打通中医临床环节的关键，其要就在于三阴三阳的理论体系。然三阴三阳（六节）本于五行，五行又出于四象，故中医之大旨在《黄帝内经》前九篇中就已经完备。可以这样说，不懂《内经》绝不可能理解《伤寒论》。

《内经》之源在河图洛书、在《道德经》《易经》，《内经》中的阴阳理论和《易经》及后世道家的阴阳术数理论密切关联，但又有所不同，《内经》的研究对象是人体、生命和疾病，故不能用《易经》中的卦象术数直接对等嫁接在医道中，这是研究医易相关中的关键。

阴阳之要，在于天地；天地不彰，阴阳不明。

（三）避免流散无穷

《伤寒论》的理论体系摒弃了生克五行、脏腑经络等，而独尊三阴三阳。

由于后世医家对《内经》中阴阳理论的理解不同，尤其是对四象、五行和六节模式的内涵、演变、关联不清，导致在认识生命、认识功能气化上高度不够，绝大多数无法从天地阴阳上直接得其门而入，只能朝不同方向"深入"探究取而代之，如把卫气营血、三焦、五行、经络脏腑等作为主线进行"深耕"，结果离道愈远。由于对《伤寒论》经文的理解，不能根由《内经》从上而下一以贯通，后世医家多各执一词，结果最后仅仅落得"见其证用其方"的医学工匠地步。道统的不传、天地阴阳主线的不明、四象五行六节模式的不清、脏气流转规律的隐晦，是对后世中医理论和临证运用的致命打击。

自仲景之后，基本上后世医家各立门派、各抒己见、各成体系、各发感言，但最后发现还是脱离不开《黄帝内经》《伤寒论》，发现临床上依然还是要以《伤寒论》《金匮要略》的方药为根据，各家所创的经验之方，往往只能解决一部分问题，就全局整体上而言，依然要回归经典。至于现代江湖中所崇尚的祖传、秘方之类，一直为仲景所诟病，"观今之医，不念思求经旨，以演其所知，各承家技，终始顺旧……所谓窥管而已。夫欲视死别生，实为难矣。"坦率地说，《伤寒论》后各家各学派的缔造者们，正是由于对《内》《难》《伤寒论》等经典著作学而未能通透，皆按各自的理解自由发挥，才衍生出众多似是而非的体系，就如同春秋战国时期，道裂百家、各张一帜一样，看似热闹，不过是"大道甚夷，而人好径"而已。尤其是现代中医学者，受西方医学思维模式影响深重，临床言必以西医生理病理，释必以各种检测报告，言天地阴阳唯恐被戴上传统落后的帽子，以为这样就可以被贴上科学的标签而跻身科学的队伍，并成为自己疗效不佳的护身符。这些弊病不祛，没有壮士断腕的决心回归经典，中医这条路是没有办法走下去的。

（四）认识到中医的局限性

医者，技也。中医、西医认知生命与健康的角度和方式不同，从手段上看，各有所长，也各有局限。

中医是中华文明的一支，中华文明首要特点就是天地人生、客观实际、开放有容，中医的精神也应该如此，中医的学者更应该有如此胸怀。中医乃至中华文明对人类有着独特而宝贵的贡献，对现代自然科学是宝贵的补充，这是先人留给我们的珍贵遗产，随着东西方文化、科技、人文的交流，以后会越来越显示出这种思维模式的珍贵性和重要性。

单纯从治疗手段上讲，中医也有其局限性。另外，由于中医形而上的思维很难实证，容易使人走入唯心而不自知。中医学者面对自然科学的冲击既不能妄自菲薄，也不能无限扩大中医的作用，更不能过分强调中医的特色而故步自封，隔绝于世界进步之外。客观实际只有一个，兼收并蓄、融会贯通，为医、为国者都应该如此。仲景之书被尊为经典，但书中死不治的条文不胜枚举，这才是真正的学者。"知之为知之，不知为不知"，能治为能治，不能治为不能治，而我们现在所谓大家的疑难杂病的医案，都是几剂而愈的神案，为人为学的差距有多大，一目了然。

于病、于人、于己，客观实际、实事求是是唯一的标准。中西医不过是人类认识疾病和健康过程中思维角度不同的产物，二者应统一在客观实际上而不是统一在各自的理论和技术手段上。客观实际是至高无上的，理论只是用来解释和认知客观实际的手段。理论是阶段性的，客观实际是永恒的。真理是人类永恒的追求，不论东方西方，不论中医西医，真理属于整个人类。

中医不属于自然科学的范畴，但是研究中医同样需要科学、客观的精神。中医对世界的贡献在于它宝贵独特的认知生命的角度，这种思维方式必将在不远的将来，随着自然科学的突飞猛进而得到印证和发扬，量子理论的出现和进一步发展预示着这种汇通已经为时不远。

三、中医成才之要

中医论理人形，根在于天地阴阳，而不在于经络脏腑本身。功能气化是打开这扇门的关键所在，根本上讲，八纲辨证没有问题、脏腑辨证没问题、卫气营血辨证没有问题、三焦辨证没有问题、表里半表半里辨证没有问题、五行脏腑体系也没有问题，但这些辨证体系都是从人体的某一局部、某一侧面、某一系统对人及疾病进行论述，由于这些体系本身先天不足，缺乏能够将天地与人贯穿在一起的要素，基本上就是就人体而论人体、就疾病而论疾病、就结构而论结构，无法体现"人以天地之气生，四时之法成"的天人一气而同构的本质，故无法成为生命的主线，无法成为中医的主线。

中医论理人形，根在于天地阴阳，而不在于经络脏腑本身。这是知其然并知其所以然的关键所在，是中医理论中大是大非的问题，其他的辨证体系脱离了天地阴阳都不可能完成对人体功能气化在天人合一层面上的认识，无法对人体气化结构的整体性、系统性和全面性进行解释和描述。离了天地阴阳，"天下唯一气耳"就是空洞和缥缈，其他的辨证体系只有放在天地阴阳的框架下，才能发挥各自的特点。"夷道若类"没有任何问题，但是"明道若昧""进道若退"的大道是前提，"小德川流"只有在"大德敦化"的背景下才能畅通无阻，才能"道并行而不悖"。

中医论理人形，根在于天地阴阳，而不在于经络脏腑本身。"天地位焉，万物育焉""阴阳者，天地之道也"，天地不立，阴阳不明，只有阴阳，才能真正体现天地之道，才能体现天人同源、同构、互感这一生命的最大消息。如果中医的辨证体系不能够上升到天地阴阳的层面，医者就会限于局部而不能窥见整体，限于人体而不知天地为其本源，就不会明白天地气化的模式就是人体气化的模式，不会明了人体解剖结构的排列和和气化结构的形成就是天地阴阳的表达，也就不会明白人体气机升降出入的根本和脏气流转的缘由就是天地。

（一）认知角度之要在于察同

学问之要在于察同，在于异中察同。"智者察同，愚者察异"。

正如中医，历史上各种辨证方法和体系风起云涌、各领风骚，新的学说、体系也会在将来不断产生，但是道—天地—阴阳的主线、天地人三位一体的模式，必将会更古弥新，超越时空。可以说只要人类存在、只要生命存在、只要天地不毁，功能气化就是必然，气化结构就是客观事实，天人相应、天人合一就会是核心，天地阴阳理论就必然会在生命探索领域占有其应有的地位。

总之，从《内经》的编排体例和论述次第来看，天而后人、天地而后阴阳、天道而后人道，一以贯之。中医气化结构理论核心是生命及其变化以天（地）为根、以四时阴阳为主线、精气神与之相应，并以之为主导来说明经络、脏腑、皮肉筋骨脉与九窍、卫气营血、肢节等的性质、分类及气化特点，说明天地一气周流而同构在人体中的气机升降出入、脏气流转的规律、方向、特征及相互的关系。

下面举例说明《内经》观察天地人的角度：

天以六节，地以九会。

在天曰阴曰阳，在地曰柔曰刚。

人生于地，悬命于天，天地合气，命之曰人。

阴阳四时者，万物之终始也，死生之本也。

时立气布，如环无端。

故春秋冬夏，四时阴阳，生病起于过用，此为常也。

（二）遵道而归宗

中医乃至中华文化中有着非常强烈崇古的传统，这也是西医和西方文明所质疑和不能理解的。毫无疑问，从科学技术发展的角度，的确是今要超古，且以后也会一直是这样。但是从对自然、对天地、对生命本源认识的角度，却未必是如此。中国先哲们在几千年前凭着高超的智慧已经不可思议地完成了对整个宇宙和生命自身的基本探索，其相应的文化、文明在先秦以前的成熟度已经达到非常高的水平，其所涉及和达到的广度、深度远非现代科技所能涵盖和企及。

中国传统的世界观认为，天下一气而天地万物同构，从无到有，有生万有。从源到流的演化过程中都是从上到下，一层层同构模式的再现。更低层面的小系统，都是更高层面大系统里信息的投射和反映，并由之所主导。这就是人法地、地法天、天法道、道法自然所要表达的内容，也是天人相应、天人同构理论的基础。以中医为例，自然中分天地，人身中也分天地；天地中有阴阳二气，人体中也有阴阳二气；天地间地气上升、天气下降，人身中阴气上升、阳气下降；一天中日升日落，一日中卫气有出有入；一年中春夏秋冬主万物的生长收藏，人身中肝心肺肾主气机的升降浮沉。有人常拿科技的发展规律质疑中医的穷究经典，并认为是中国文化保守、不科学的象征，其实中医不是不需要发展，而是要在坚实的背景下发展，中医的基石是本于大道的天地观，中医的发展只能本于此而古为今用。立足于中华文明的中医，其背后的理论、思想在两千年前就已经自成体系和非常完备了，"道之大原出于天，天不变，道亦不变"（董仲舒《举贤良对策》），中国文化的根基是建立在天文历法之上的道统之学、天地之学，只要天地不崩、日月如常、四时不变、阴阳不改，人体这个小系统也只能遵循这样的法则。这就是中医乃至中华文化崇古的原因。

然后世医家往往热衷于演技显能、追名逐利，大多背离经旨、流于世俗，以至大道湮灭、流散无穷，如仲景序中所言，"上古有神农、黄帝、岐伯、伯高、雷公、少俞、少师、仲文，中世有长桑、扁鹊，汉有公乘阳庆及仓公，下此以往，未之闻也"，究其原因就是"观今之医，不念思求经旨，以演其所知，各承家技，始终顺旧。"

大道如失，中医必亡。当下紧要之事不是匆忙让中医现代化，而是要再找回那条迷失的主线，重续华夏民族之魂，然后才能再现光辉的未来。

（三）立志而守真

合道而行，逢时乃用；功成身退，守真勿辍。

中医是天地之学，真正的中医人也应是以道为宗、以天地为归依、客观实际的研究生命之人。

"夫大人者，与天地合其德，与日月合其明，与四时合其序，与鬼神合其吉凶，先天而天弗违，后天而奉天时。天且弗违，而况于人乎！"《易传文言传》中的这一段话讲的是九五，九五是乾卦之主，乾之德就集中表现在九五之中。九五所指大人是德位相配之人，大人以知天命、具有天德而居正位为准，其思想行为可与天地、日月、四时、鬼神相合。立大志而守真不失者，大人也。

以天为人曰大，以人为人曰小；治人事天为大，治天事人为小。大小者，天人之别，天之道、人之道之别也，"天之道，损有余而补不足。人之道，则不然，损不足以奉有余"。大人的特征，皆为合道而行，非证道、悟道、为道、示道，天行而非人巧、无为而非有为、天道而非人道。

"天地之大德曰生。"人之生乃天之命，人无我、无身仅以天行，利万物、生而不有、为而不执，就是合天德而行。天地而有日月，日月行以生天地之气，天地合气以生万物，万物生灭皆依日月之周行而法阴阳合术数，即为合日月之明。日月行而有四时，四时而有万物之生长收藏，乃后生命大昌，万物皆以四时为本，即为合四时之序。鬼神者，造化之莫测也，非鬼鬼神神之谓，天观万物如刍狗，人观万事而分吉凶祸福，故吉凶者皆人事也，和光同尘、坦承天命乃能合鬼神吉凶。先于天者，常道也，常道连天也不能违背，何况人乎！后于天者，皆以天时为本，天统地、天统人！

人生一世，弥足珍贵，白驹过隙，转瞬即逝，志一刻不立，功一日不成。人生境遇有不同，智力有高低，然志向不可为低，砥砺前行，终将近道，所立志向要以明理合道为准，以为国、为天下而忘身。"为天地立心，为生民立命，为往圣继绝学，为万世开太平"，以横渠先生所言为恒准。

结　语

因天之序，合道而行。

脱离天人相应、天人合一的认知，就是脱离生命的本质；脱离道、天地、阴阳主线的中医理论与临床，就是流散无穷。

第一章　天地

《易经》："易与天地准……大哉乾元，乃统天，至哉坤元，乃顺承天。"

《道德经》："人法地，地法天，天法道，道法自然。"

《庄子》："独与天地精神往来，而不敖倪于万物，不谴是非，以与世俗处。"

《中庸》："致中和，天地位焉，万物育焉。"

《本经阴符七术》："生受于天，谓之真人，真人者，与天为一。内修练而知之，谓之圣人，圣人者，以类知之。"

《黄帝内经》："上古有真人者，提挈天地，把握阴阳，呼吸精气，独立守神，肌肉若一。"

中医学乃至中华文化，一脉相承，皆以天地立极，皆是天地之学。

太虚寥廓，肇基化元，天地乾坤，阴阳坎离。《上古天真论》将"提挈天地"列于"把握阴阳"之前，明示天地不立则阴阳不明。《四气调神大论》以天为本，其先论天之四时与肝心肺肾四脏相呼应，其后才引入阴阳四象，先四时而后阴阳，四时阴阳乃天道之顺序也;《六节藏象论》以人为本，其言人之藏象，皆先言阴阳之性，再言通于四时之气，先阴阳而后四时，阴阳四时乃人观天之顺序也。四时阴阳、阴阳四时者，生命逆顺之旅也。

天地设位，阴阳其中，三道并行。三道者，天道四时、地道五行、人道六节。天地设位，阴阳相推相荡，阴阳其中，四象、五行、六节皆阴阳之变;天地设位，天地更用，阴阳颠倒，万物化生。积阳为天，以成天气；积阴为地，以成地气。天气出乎下，地气降于上；阳生于阴，阴生于阳。阳外阴内，位之分也；阳内阴外，化生之基。阳升阴降，先天本性之规；阴升阳降，后天肇化之象。一气流通之中气机升降出入的根源在于，"本乎天者亲上，本乎地者亲下，则各从其类也"。阳位之阴为阴根，本乎地而亲下，降之因；阴位之阳为阳根，本乎天而亲上，升之根。物之有命，贵在于本乎上而居于下，生命的唯一模式是负阴抱阳。

"先天而天弗违，后天而奉天时。"无为有之主，天为地和人之主，先天为后天之主，天道为地道、人道之主，四象为五行、六节之主，五脏为六腑、经络之主。"天何言哉，四时行焉。"天有四时，四时行则天地之气升降浮沉，人之肝心肺肾生长收藏以应之。"后天而奉天时"，五行、六节皆以四时为本，万物之化皆以四时为准，《四气调神大论》中所言生长收藏为生命之根本、气化之总则："春三月，此谓发陈，天地俱生。逆之则伤肝；夏三月，此为蕃秀，天地气交；秋三月，此谓容平，天气以急，地气以明；冬三月，此谓闭藏，水冰地坼。"天动而地随，脏统腑，六腑得五脏之动始运，六腑为五脏之使，《素问·通评虚实论》曰"五脏不平，六腑闭塞之所生也"。如肝为六腑发陈之主，心为六腑神用之大主，肺领六腑之降，肾为六腑之关，五脏之升清为六腑降浊之前提。治六腑之要，在于五脏权衡。

"五脏应四时，各有收受。"天施地受以有五行，五行者，天地合气随四时升降沉浮之表达也。天地立位，天施地承，天地更用，寰道周天，才有河图象数之木火金水居四旁（天）土居中央（地）的模式，其后升降浮沉始动、万物气化之机始萌。天地与人身中气象万千然同源、同构，人之气化与脏气流转皆以天（地）为本。五脏而言，心肝肺肾藏精气、应四时而属天，脾营之居、不独主时而属地。脾随肝心肺肾之升降沉浮而生而变，天统地也。凡言脾胃动而四脏随，即地动而天随者，自古始以来未之有也。九脏而言，心肝脾肺肾五脏为五神脏而通天之变，胃大小肠膀胱为四形脏而通地之化；五脏藏精气而周天，胃大小肠膀胱顺承天气而化生水谷。

"夫六六之节，所以正天之度，气之数也。"五脏（六腑）化气、一气周流而分六节，六节节制在天，人形之全部也。一气六节之中，脏腑而言，有十一脏、十二脏之说，然其中皆有天地人三部之分。《六节藏象论》以人为本，为中医脏腑理论之大成，所论肝心肺肾者，天之脏，皆通四时之气，主阴精阳气生藏化用，动而不居行于人身左右上下，主天人相应并为六腑之主；脾属地，居中央，至阴之性，受承于天，统胃大小肠膀胱三焦而有转味入出之功，所化之精微为营，为转化营卫、血气和五脏阴精的物质基础；胆乃天地合气所生，有人之性，乃肝之余气，少阳所化，少阳发陈而主一身天性、地性、人性脏腑之气的生发，居人神之位。

"五脏有六腑，六腑有十二原。"脏腑化气以有经络，经络者，人气、神气也，根于肾，外统于心，内归于胃。经络者，天地合气所生，生于地而统在天，依乎形而制以六节以应人。经络者，有先后天之分，任督通于肾和脑，属先天系统，阳升阴降；十二经脉下生于肾，上统于心，属后天系统，阴升阳降；至于冲脉，和调先后天，通于冲气。经络者，神气之道，经络和穴位行血气而通营卫，经络随人之生而有，随人之亡而无。

经分手足，手经通天主外，足经通地主内，此天地，人体气化之内外也。肢节、头面官窍、皮肉筋骨脉者，人体之外，手经应之；脏腑者，人体之内，足经应之。同名之手经足经一气所化，分为内外，名曰手足，同名之手经足经一经也，内外、标本之别，手经以足经为本。

人之气皆天地之气，人体内外表里上下、经络脏腑皆有天地之性，皆依天地之性而类分。外邪侵入亦有阴阳之别，阳邪如风邪，趋上，从人身外上之天部而入；阴邪如寒湿之邪，趋下，从人身内下之地部而入。

先天地而后阴阳，一气升降沉浮于中；先天地而后人形，人身中有天地之位、脏腑经络各有天地之性。天地与人一气、同源、同构而互感，这是中医理论的基石，是生命的出发点、根本和终始，表现在生命中为天地人三才、天地人三部、天地人一气。"人生于地，悬命于天，天地合气，命之曰人"，天地的运行模式就是生命功能气化的运行模式。

故，天地不明者，不可与言中医。

第一节　天地与人

一、先秦两汉时期的哲学特点

先秦两汉时期的哲学特点是以道、气、太极、天地、阴阳、三才、五行等模式为框架，体现天地万物和人之间一气，同源、同构、互感的宇宙观，如《太玄·卷首》言："殊途而同归，百虑而一致，皆本于太极、两仪、三才、四时、五行。"

生命为三才之两用，关于天、地、人三才的肇端，较早见于《周易》，"《易》之为书也，广大悉备，有天道焉，有人道焉，有地道焉。兼三才而两之，故六。六者非它也，三材之道也。"

二、同源、同构、互感

《道德经》与《易经》中的基本原理，构成了医家经典著作《黄帝内经》的本体。

1. 同源

宇宙与万物皆生于无、始于一，本源上皆为一气所成，"天下唯一气耳"，人身中的阴阳二气就是天地阴阳二气所授，天地万物一也，此为"同源"。同源则天地与我并生，同源则万物与我为一。

2. 同构

宇宙万物皆为道生，从无到有，有生万有。天地万物皆是以道为背景，皆是从一所出，皆是阴阳二气相互作用下的聚散变化，然变化的模式在天地万物未出现之前本已完备。先天决定后天，后天为先天的投射和反映；无中生有，有为无中信息的投射和反映，"道之为物，惟恍惟惚。惚兮恍兮，其中有象；恍兮惚兮，其中有物。窈兮冥兮，其中有精，其精甚真，其中有信。自古及今，其名不去，以阅众甫"。

知无的变化模式即知有的变化模式，知天地的变化模式即知万物的变化模式。天地万物是同一个永恒变易的生命体，他们都是这个生命体中的一部分，虽然尺度不同，然气化结构和变化模式上则都是相同的。万物形态各异，但其运化模式皆为天地运化模式的再现，知天地气化模式即知人气化模式，即河图洛书之所示，此为"同构"。

同构则天下一理，同构则天人合一。

3. 互感

人禀天地之气以生、四时之法乃成，人与天地以及万物之间相互关联、互为依存，天地之四时、五行与人之脏腑、经络等呼应而互动，此为生生之气、生生之机、生气通天的表达形式。天地、万物与人，三者互盗，感通天下、天下互感、体同用别，"易，无思也，无为也，寂然不动，感而遂通天下之故"，此为"互感"。

互感则能顺天地之常以正人之偏，互感则能以药之偏调病之偏。病家之所以为病者，偏也，人背离天地之常为偏、为病；医家之所以能治者，正也，天地之常曰正，治人事天复与天地同步曰治。

三、天地立极，人化于中

（一）三生万物

"三生万物，万物负阴而抱阳，冲气以为和。"三者，天、地与一。

于人而言，"人生于地，悬命于天，天地合气，命之曰人"，天地人三才、三部、三分，悉备于人。"三"是天道人化的模式，是人与万物应天地的模式，探究人的生命必须要在"三才两用"模式的基础上进行，故仲景以阴阳三分之六经领百病。《内经》在论理人形时，天地人三部的划分为其基本模式，并贯穿《内经》终始，"三而成天，三而成地，三而成人"。天道四象、地道五行、天道人化六节，三者共存一身并以天道为宗。

然，天地与人，皆以归一为本。未发为一，发则一气而节制在一。

（二）《内经》论理人形之纲纪

《内经》论理中医之主线，是沿着天、天地、天地人的顺序，沿着先天道、再地道而后人道的顺序，沿着四象、五行、六节的顺序依次展开的。

先天地而后阴阳。言脏腑经络、躯干肢节九窍等人身之结构，必是先定其天地之性，再规矩以阴阳模式，其后依次展开。天地阴阳不明，脏腑经络的功能气化无法进行讨论。中医理论的主干和大的体系完成于《黄帝内经》的前九篇中，其顺序是先《上古天真论》《四气调神大论》《生气通天论》以论天，而后《金匮真言论》《阴阳应象大论》《阴阳离合论》以论天地，最后《阴阳别论》《灵兰秘典论》《六节藏象论》于天地中论理人形。其中，以人为本的中医脏腑理论的核心内容完备于《六节藏象论》中。

《上古天真论》中言及生命的根本，并确立了中医理论最重要的主线和原则。生命为道化，根本在天，《上古天真论》中将中医的主线假借真人表达得一清二楚:（提挈）天地,（把握）阴阳,（呼吸）精气,（独立守）神,肌肉若一（形）。其中的要素为天地、阴阳、精气神形,而他们之间的先后顺序则为打开中医宝库之门的钥匙。天地之上虽未论及,然天法道,道一生天地为自然之本然。简而言之,从上贯下,道、天地、阴阳、精气神形就是生命的主线,从下应上,人以精气神形以应天地,阴阳贯穿始终。需要特别强调的是,中医里面所论的天人相应,绝非一般认为的仅仅是外界环境对人起居生活的影响,更重要的是天地气化模式直接生成、规矩和影响人体气化模式,如天之四气可调人之四脏、人之生气本受于天、五脏应四时相互呼应、经络脏腑的根本属性是天地之性、脏气之流转和气机之升降沉浮皆本于天等。以上皆是天地与人同源、同构的必然。

医者为医,需知天地万物之一气同源、同构、相感之原理,需明"人与天地相参也,与日月相应"之规矩。明乎其源、知其规矩、法天则地、从容自然、合道而行才能做到"抟精神,服天气,而通神明",才能做到四时、阴阳、人形的高度统一,然后才可言诊与治,才可为医。于医者而言,不明天、不明天地气化模式、不明四象、五行、六节三部,不可与言生命与中医。

注:"呼吸精气"非指呼吸吐纳空气,此精气乃源于天道本原,如人能明通天地之理、合天地之根、笃行克己,就能盗天地精华为人身所用以尽天年,如此才为"呼吸精气",如《道德经》所言:"谷神不死,是谓玄牝。玄牝之门,是谓天地根。绵绵若存,用之不勤。"

第二节　天地之别,阴阳之要

《道德经》中广论道、一、有无与天地而罕言阴阳与气,求其本也;《易经》

中广论天地与阴阳，推其变也；《内经》中大论阴阳与气，言其用也。

一、天尊地卑

天地之间相互呼应，其关系为天尊而地卑、天施而地承、天动而地随。人生于天地之间，从对人影响的权重上看，天地是不对等的，在对人功能气化的影响上，天占有绝对的主导地位。

《易传·系辞上》曰："天尊地卑，乾坤定矣。卑高以陈，贵贱位矣。"古人明确以贵贱、尊卑来定位天地之间的关系，这里的"卑""贱"并不是指低下、下贱之意，而是借指天地在影响和运化万物的权重上、作用上的不同。《易经》以乾坤对待天地，明确二者之间的关系为天主而地从、天动而地随、天行健而地顺承，故才有"崇效天，卑法地"之说，如"大哉乾元，万物资始，乃统天。至哉坤元，万物资生，乃顺承天"。关于自然之中天地人三者的关系，《道德经》所言可作为恒准："域中有四大，而人居其一焉。人法地，地法天，天法道，道法自然。"

二、天地之别，阴阳之要

天地不立，阴阳不明；天地之别，阴阳之要。

（一）先天与后天

"天何言哉，四时行焉。"《四气调神大论》中春夏秋冬四季，先天之四时也；《金匮真言论》中东南西北、六七八九者，后天之气数也；先天后天一体而共用，在人为五脏应四时而各有收受（《金匮真言论》）。在任何情况下，先天与后天在任何阶段都是同时的作用与被作用的关系。先天八卦，背景为四时之阴阳，阳升而阴降；后天八卦，背景为天地合气、一气周流之阴阳，阴升而阳降。两者相合乃成自然之"春温则地气上升，秋凉则天气下降"。魏伯阳以龙虎喻阴阳：先天八卦，龙东虎西，龙升虎降，阳上行阴下奔；后天八卦，虎东龙西，虎升龙降，阴上行阳下奔。

人体与天地同构，人体内的气象万千就是天地间气象万千的再现，以模式表达就是河图与洛书。

（二）天地之别，阴阳之要

道生一，一生天地，天地立位，阴阳相推相荡，三道并行其中。三道者，阴阳之四象、五行、六节，天道、地道、人道也。人体内天道、地道、人道叠加共存，先天、后天共在。同样的一个脏腑，所含的信息多重，在天、地、人不同视角之下，其功能与阴阳的性质截然不同，"夫天地阴阳，不以数推以象之谓也"。

1.肝心肺肾在天道四时中表达为四象，分别为少阳肝、太阳心、太阴肺、少阴肾。《四气调神大论》："逆春气则少阳不生，肝气内变；逆夏气则太阳不长，心气内洞；逆秋气则太阴不收，肺气焦满；逆冬气则少阴不藏，肾气独沉。"

2.肝心肺肾在天地之道的五行中，因天地性质的不同，阴阳之性也随之不同。其中，肝心肺肾属天，为天之阴阳，脾属地，为地之阴阳，至阴也，《金匮真言论》："天之阳，阳中之阳也；天之阳，阳中之阴也；天之阴，阴中之阴也；天之阴，阴中之阳也……阳中之阳，心也；阳中之阴，肺也；阴中之阴，肾也；阴中之阳，肝也……阴中之至阴，脾也。"

3.在人道六节中，因从四象演化到五行，再异用到六节，肝心肺肾的阴阳之性也随之发生了很大的变化。分别为阴中之少阳、阳中之太阳、阳中之太阴、阴中之少阴，《六节藏象论》："心者，为阳中之太阳；肺者，为阳中之太阴；肾者，为阴中之少阴；肝者，为阴中之少阳；脾、胃、大肠、小肠、三焦、膀胱者，此至阴之类。"

　　生命之阴阳又有先天后天之别，先天阳升阴降，后天阴升阳降。先天者，四时、四象也，乃天行之健；后天者，五行、六节也，为天施地受、天地合气、天地更用、阴阳颠倒的结果。然生命演化到后天阶段，已是阳无纯阳，阴无纯阴。

　　"阴阳者，天地之道也"。天地两重，乾坤坎离，先天乾坤立位，阳升阴降，如《四气调神大论》中四时之天行；后天坎离立位，乃天地更用、阴阳颠倒的结果，表达为阴升阳降，如《金匮真言论》《六节藏象论》中五行、六节之变化，五脏六腑、十二经络、水火、血气、清浊等皆是属于后者。

　　提挈天地，以天为本；把握阴阳，一逆一从。然天地万物壹是皆以归一为要。

三、四气调神，生气通天

　　人秉天地之气生，人身之脏腑经络、肢节九窍、内外表里等皆有天地的属性，这是生命根本之性。人体功能气化、气机升降沉浮、脏气流转等皆同构于天地，并规范于天地之内，天地气化的模式就是生命的根本模式。

　　人命在天不在人。

（一）四气调神

　　"后天而奉天时。"《黄帝内经》前九篇中，论及天地对人的影响、人应天地之变化时，明确指出首重天，即尊天卑地。天有四时，四时乃天行，《四气调神大论》所论主旨是春夏秋冬四时对人体四脏的影响（五脏中独不论脾，脾通土气，属地），直接指出对万物有根本影响的是天，是天之四时、四象，"四时阴阳者，万物之根本也。以从其根，故与万物沉浮于生长之门。逆其根，则伐其本，坏其真矣。故阴阳四时者，万物之终始也，死生之本也"。

天施地承，五脏收受。五脏五季的表达，在《金匮真言论》中才出现："东风生于春，病在肝，俞在颈项；南风生于夏，病在心，俞在胸胁；西风生于秋，病在肺，俞在肩背；北风生于冬，病在肾，俞在腰股；中央为土，病在脾，俞在脊。故春善病鼽衄，仲夏善病胸胁，长夏善病洞泄寒中，秋善病风疟，冬善病痹厥。"很有意思的是，这段话中言及肝、心、肺、肾四脏时是用天之四季、四方与风来形容（春、夏、秋、冬，东、南、西、北风），而言脾时，用长夏、土和中央来形容。四时，天时也，风者，天之气也；土者，地也，中央，亦地也。隐喻脏虽有五，然性分天地，心肝肺肾属天，脾属地。这是定脏腑之性的根本论断，也是千百年来中医理论不明和被引入歧途的关键。

（二）生气通天

《生气通天论》中所论人生生之气，其受于天地，上通并节制于天："夫自古通天者生之本，本于阴阳。天地之间，六合之内，其气九州、九窍、五脏、十二节，皆通乎天气。"人是天地最大消息的透露，人的气化模式是在天之神所含信息的表达，天人相应是生命最根本的目的和任务。人精气神的主要功能就是感应天之变而产生升降沉浮、内外出入的变动，如"是故阳因而上，卫外者也。因于寒，欲如运枢，起居如惊，神气乃浮。因于暑，汗，烦则喘喝，静则多言，体若燔炭，汗出而散。因于湿，首如裹，湿热不攘，大筋缄短，小筋弛长。缄短为拘，弛长为痿。因于气，为肿，四维相代，阳气乃竭"。

《内经》延续了先秦文化的思想，由道生而有精神，立天地再论人形，阴阳贯穿其中。其中，尊天而卑地的思想，对中医理论的形成和生命气化模式的确立，产生了深远的影响。

四、重天，重精气，重心肾

天地之间，以天为本；生命之中，精气为要。后天生命的主线是精气的生藏化用，主轴则在心肾。

（一）运化重阳气，根本在阴精

生命过程中，运化则重阳气，根本则在阴精。阴精阳气一也，阳气由阴精化出，本在于阴，阴精由阳气护卫，用在于阳，"阴者藏精而起亟也，阳者卫外而为固也"。

在阴阳变动之中，首重阳气，这和天尊地卑的思想一脉相承。积阳为天，积阴为地，天尊而地卑，天运而地承，阳动而阴随，故《阴阳应象大论》曰："阴静阳躁，阳生阴长，阳杀阴藏。"天予人以变化，人应天以开合，人之精气同构于四时的变化以生藏化用而有气机的升降沉浮，人之精气外应天地以成人身之中两仪、四象、五行、六节之不同。

《内经》在论理人形、谈及人身生理之要时，尤其强调需"阴平阳秘"，而"阴平阳秘"的关键在于"阳密乃固"。阳气卫外的功能表现为主外之开合，外之开合的异常是百病之始，"阳气者，精则养神，柔则养筋。开阖不得，寒气从之，乃生大偻……风者，百病之始也"。疾病虽不可胜数，然多由外感引起或继发，太阳病不治或治不得法，往往病邪由经络入脏腑继生内病，故太阳病与太阳病之治尤为重要，此亦为《伤寒论》太阳病篇占整书内容三分之二的缘由。现代医学也认为，很多疾病包括某些肿瘤的成因也和反复外感后的炎症刺激有关。

阳气乃阴精所化，阳气之本在于阴精。卫气充于太阳而行于外有守邪之功，然卫气出于肾，乃原气之所化，故卫外之要亦在于肾，《难经·八难》："所谓生气之原者，谓十二经之根本也，谓肾间动气也。一名守邪之神。"《道德经》中反复提及长生久视之道乃"深根固柢""虚其心，实其腹""弱其志，强其骨"，精在腹、在肾，其用为气、在心，故曰"合心于精""心使气曰强，物壮则老，谓之不道。"

（二）阴阳一也，精气一也

阴精阳气，合为精气，藏于五脏，寰道周身。阳气应天，阴精相随，阴精阳气如夫妻，相随而不可分。天出精、地出气，人身中之精气，即天地之精气，一气也。阴精阳气合则为一，分之功能各异，"阴者藏精而起亟""阳者卫外而为固"（《生气通天论》）。阳气乃阴精所化，阳气以含藏于阴精中为生生之大道。

阳气主外应天，阴精在内相随，外之不固则阴精益泄，精之不藏亦卫外不固，此即"阳浮而阴弱"之所指，也是桂枝汤为《伤寒论》第一方、虚劳病为内伤病第一根本病的本义。参透《金匮要略》虚劳病篇，得内伤病治疗之大概；善用桂枝汤及其类方者，为医中之魁。阳气阴精，一体之两面，阴精为本，阳气为用，二者根本上讲是不能分开来认识的，此是中医阴阳、精气神理论中的妙要所在。

（三）肾心为轴

《周易参同契》："天地设位，而易行乎其中。天地者，乾坤之象也；设位者，列阴阳配合之位也；易谓坎离者，乾坤二用。二用无爻位，周流行六虚。"

坎者，肾也；离者，心也。后天脏腑气化之中轴，肾与心也，一阴一阳，一体一用，主精气的藏与用。

肝心肺肾，生精在肝，用精在心，藏精在肾，敛精在肺。四脏一体，阴精化阳，阳降生精，开合出入，升降浮沉，精气之生藏化用皆通天、应天、本天之动也。肾心往来以生中土，寒热升降以生清浊。脾（胃）受四脏启动而能转味入出以成营，营充五脏阴精，真气谷气并而充身。六节之中各脏功能已经发生明显异用，与四象五行中肝心肺肾名同而功能大相径庭，具体论述在后章中。脏腑化气、一气离合出入而有六节，六节之中三阴三阳不能与脏腑一一精确对应，是理解《伤寒论》的关键。

心与肾为人身之中轴。肝发陈肾精化为心阳之气，才有心主一身内外大用之功，故用则为心阳，体本是肾精。"肾者主水，受五脏六腑之精而藏之"，由于肾中所受藏之精含五脏六腑信息之全部，故化精为气之后，心才能有"君主之官""五脏六腑之大主"之能，"心者，五脏六腑之大主也，精神之所舍也"。心肾的功能和关系如此重要，以至《内经》将通透二者的关系喻为得道的标准，"合心于精，非其人勿教，非其人勿授，是谓得道"（《金匮真言论》）。

心之本治不在心而在肾。根本而言，心肾之病，初在心，久在肾，枢机在肝；初在气，久在精，精血为心之体。《伤寒论》太阳病、少阴病实为一病，心肾之精气未亏为太阳病，心肾之精气已亏为少阴病；《伤寒论》太阳病篇、少阴病篇实为一篇，虽为太阳病，如精气虚衰，治依乎少阴，如太阳病篇中真武汤、附子汤之类，本为少阴病，即使感受外邪，仍需治在少阴或太阳少阴同治，如少阴病篇麻黄附子细辛汤之类。然，心又非肾，心为太阳，乃君主之官，照遍一身之内外而为大用之主；肾为少阴，藏精起亟，藏天命之数而为一身之根本，其象在脉之左尺。

生精在肝。"春三月，天地俱生""肝者，以生血气"，肝旺则后天精气化源充足，可减少心肾精气的消耗，桂枝汤为《伤寒论》第一方、太阳病篇第一方、虚劳病篇第一方，就是心肾枢机在肝的体现，同时也是"八益"的表达。肝其数为八，"能知七损八益，则二者可调，不知用此，则早衰之节也"（《阴阳应象大论》），现代人熬夜、喝酒、精神紧张、工作压力大，过度增加肝脏的负担就是早衰的第一因。

针灸而言，经络之手少阴心经、足少阴肾经一经也，皆为少阴肾气所发，针灸之治心者，其要在于足少阴肾经而不在于心经。

人身大用之主，在于心之太阳；一身之本，在于肾中之精。重阳气与重阴精是从不同角度对生命的认知，一也，相关内容在本书"精气神"一章中有详细论述。

五、天人相应的节律性

人，悬命于天，人之命即天之命，此"五十知天命"之所由也。知天才能退心合道，知己知人，其后才能言治，"天命之谓性，率性之谓道"。

（一）季节律、日节律、甲子节律

人生应天以甲子律，四脏应天以季节律，经络应天以日节律。

1. 四脏应天以季节律

天动以生四时之变，人以肝心肺肾四脏与之相应，四脏者，天之在人也。四气调神，所调为肝心肺肾四脏；生气通天，乃肝心肺肾所藏之精气应春夏秋冬之变。肝心肺肾为天真之脏，此人体阴精阳气应天之关键。

《内经》前九篇详言四脏与四季之相应，如《四气调神大论》："春三月，此谓发陈，此春气之应，逆之则伤肝；夏三月，此为蕃秀，此夏气之应，逆之则伤心；秋三月，此谓容平，使秋气平，此秋气之应，逆之则伤肺；冬三月，此谓闭藏，此冬气之应，逆之则伤肾。"

天人相应是生命最大的目的和任务，对健康至关重要，《生气通天论》："苍天之气清净，则志意治，顺之则阳气固，虽有贼邪，弗能害也，此因时之序。"人应天气之变，又有四脏精气和营卫的不同，前者以季为单位，后者以日为单位。

2. 经络应天以日节律

经络者，神气出入人身之道路也。"人法地"，人生于地，水谷化气以成营卫；"地法天"，人悬命于天，营卫之气的升降出入统在天。

经络应天以日节律，营卫之气表现各有不同。营气充十二经脉分应十二时辰，始于子时胆经，循环流注，如环无端；卫气日行于阳，从目出于膀胱经，夜入于阴，从足沉入肾中。天气一日之中又可分为四时而有升降盛衰之分，人身卫气随之同步而浮沉内外，"阳气者，一日而主外，平旦人气生，日中而阳气隆，日西而阳气已虚，气门乃闭。是故暮而收拒，无扰筋骨，无见雾露，反此三时，形乃困薄"。

营卫之气一日一夜周身五十营而大会于手太阴。营卫如夫妻，可分不可离，卫在外营相随，二者时时会通、夜夜合阴、每日大会、相随贯通。

3. 人生应天以甲子律

甲子以纪年。十天干与十二地支按顺序两两相配，从甲子到癸亥，共六十个组合，称六十甲子。甲子言天运一周，于人则是生命最大的周期。《上古天真论》言人生命盛衰之周期男女各不相同，男子八八六十四，女子七七四十九，两者平均 57 年，约一甲子。甲子周期尽，天命气数竭，剩下的为人生余气。

余气有多久？应该是天癸到来之前的时间，约 15 年。故常人人生之命数为 72 年左右，故有人生七十古来稀之说。不能尽常人之命数而半路夭折者，多因流连于用而不知返，欲望过度使然。肾气的盛衰与天癸的来去是甲子律中的主线。

"古有知道者，恬惔虚无，真气从之，可度百岁而去。"百岁为天命之数，如能从于道与天地合其德，则能"度百岁而去"，此为天人之寿。

（二）四脏四季主政和季节性疾病

人体肝心肺肾四脏所藏精气随四季变化而升降沉浮，一季一脏，当季之脏为主政之脏，具体而言，春应肝、夏应心、秋应肺、冬应肾。言主政者，当季之时，本脏之气外达，主政一身气化，也为负担最重之时，如果此脏本身有病，则当政之季本脏病情加重。

四脏之气随四季变化而升降沉浮表达在外，升降出入在身体不同位置上，一季一位，一季之中主病主症则随之有明显的季节性。季节性疾病，是和人体四脏精气随四季变化以及个人脏腑本身状况有着直接的关系，换句话说，是四脏之气相应于四时之变而升降沉浮导致了身体四季疾病的特征性发生，这点对中医临床诊断和治疗非常重要。"东风生于春，病在肝，俞在颈项；南风生于夏，病在心，俞在胸胁；西风生于秋，病在肺，俞在肩背；北风生于冬，病在肾，俞在腰股；中央为土，病在脾，俞在脊。故春气者，病在头；夏气者，病在脏；秋气者，病在肩背；冬气者，病在四肢。故春善病鼽衄，仲夏善病胸胁，长夏善病洞泄寒中，秋善病风疟，冬善病痹厥。"《伤寒论》中也说明了此点，并列为疾病诊治之要："夏月盛热，欲著复衣，冬月盛寒，欲裸其身，所以然者，阳微则恶寒，阴弱则发热，此医发其汗，令阳气微，又大下之，令阴气弱，五月之时，阳气在表，胃中虚冷，以阳气内微，不能胜冷，故欲著复衣；十一月之时，阳气在里，胃中烦热，以阴气内弱，不能胜热，故欲裸其身。"

（三）男女生理特点不同

《上古天真论》中所论男女的生理节律各不相同而特点各异，这与男女所泻的物质有关。女子二七始，所泻为血，"二七而天癸至，任脉通，太冲脉盛，月事以时下"，男子二八始，所泻为精，"二八肾气盛，天癸至，精气溢泻"，血为后天所生，精为先天所藏，故男子月减为天数、为根本，女子月减为人数地数、为化用，此二者寿命之所异也。

血藏于肝，女子以肝为本；精藏于肾，男子以肾为本。精本先天，血为后天，乾男坤女，男天女地，故男子常有离断后天趋向先天之心，多心向天道；女子常有守成后天之意，多心守人伦，此二者天性禀赋之所异也。

第三节　天地气化模式在人体气化结构中的体现

一、以名命气，以气命处，而言其病

"以名命气，以气命处，而言其病"，是打开中医之门的一把钥匙。天而地，天地而人，人乃天地合气阴阳交错所生，人体气化结构和模式就是天地气化结构和模式的同构表达，是天地与人一气、同源、互感的反映。在人体气化结构中，有天地之位、天地之气和天地之性。

（一）以名命气，以气命处，而言其病

《气交六微旨大论》："何谓气交？岐伯曰：上下之位，气交之中，人之居。故曰：天枢之上，天气主之；天枢之下，地气主之；气交之分，人气从之，万物由之。气之上下，何谓也？岐伯曰：身半以上，其气三矣，天之分也，天气主之。身半以下，其气三矣，地之分也，地气主之。以名命气，以气命处，而言其病。"

"天地者，万物之上下也。"本段前半部分讲述人身之中以天枢为界的天地之

位划分，后半部分通过"以名命气，以气命处，而言其病"点明认知人体生理病理的入手角度，以及人体气化结构的划分和疾病的分类方式。十五年前初见此句，如被人棒喝，醍醐灌顶，豁然洞开。对于我而言，这句话是打开中医之门的一把钥匙。

"以名命气，以气命处，而言其病。"气，乃天地之气，一气周流，分为阴阳，赋于人身之中就是人之气。处，位也，人身之结构也。病，气之病乃中医所言之病，人身中天地的阴阳二气失常与偏差就是人之病。中医来讲，人身中每个部位的划分和命名，是根据人身之中的天地之位和每个部位所含有的阴阳气性质的不同与多少来进行界定的。即，在什么位置就对应什么样的天地之位和性质一定、多少不等的阴阳气（"愿闻阴阳之三也，何谓？岐伯曰：气有多少异用也"），同样，不同的天地之位和多少不等、性质不同的阴阳气，一定对应在人体特定的位置上。这样，人体的各个不同部位就成了表达不同天地、阴阳的符号，包括经络、腧穴、脏腑、内外表里上下以及如头、颈、项、胸、腹、腰、背、四肢等。同样，中医对疾病也是根据人体天地阴阳之气失衡的状况来进行认识的。中医的病只能是气之病，此气为天地的阴阳二气，病是天地、阴阳之气失衡之病。故《内经》调理后天疾病的原则就是："谨察阴阳所在而调之，以平为期。"

中医几千年发展历史中，之所以唯有《黄帝内经》被尊称为中医至高的经典、仲景被尊称为医圣，就在于《黄帝内经》《伤寒论》对人体和疾病的独特认识角度。其中，《伤寒论》以三阴三阳钤百病，太阳病、阳明病、少阳病、太阴病、少阴病、厥阴病就是"以名命气，以气命处，而言其病"的具体体现和运用。

（二）中医学是天地阴阳符号之学

中医是以生命为研究对象、以功能气化为入手、以天地之位之性、阴阳气之性和多少的不同进行命病、命位，中医视角下的人体是不同天地阴阳符号组成的本天、通天、应天的天人同构体，中医学就是研究天地阴阳符号之学，这才是真正的中医生理、病理学。

大道之下，"天真"定命，天之"四气调神"，人之"生气通天"，"阴阳应象"以经纬天地、万物与人为一体，如此才能利用药物及人身各个不同部位所具有的天地、阴阳性质的不同，来调整人体的偏差与失衡，这才是"金匮真言"和"灵兰秘典"。以人为本，从天道人化的角度看，中医的脏腑必定是"六节藏象"，中医的经络也必定是一气周流"阴阳离合"的结果和体现。六节者，天道人化之三阴三阳也。人形之中，天道、地道、人道皆以四时为本，《内经》存四时阴阳为万物生长之门、成变化之根，仲景立三阴三阳作《伤寒论》而为治病之法轨。

"夫人生于地，悬命于天；天地合气，命之曰人。"人体外皮肉筋骨脉、四肢九窍，内经络脏腑，皆为天地之气通而化之，阴阳之性兼而备之。只有通应天地才能"善言天者，必应于人。善言古者，必验于今。善言气者，必彰于物"。《内经》上篇《素问》，所问者天也，天统地、天统人，故制四象、五行、六节经纬人体脏腑经络以应四时阴阳之变；下篇《灵枢》，验于人也，人者灵也，人有经络生于地、统在天、节度以天道人化的三阴三阳以行血气、神气而为人灵之枢机。经络者，人之神气也，故下篇仅言经络。

二、天地之气、天地之位、天地之性

天地气交生人，人身之中含天地之气，人身气化结构中有天地之位，脏腑经络有天地之性。

天以四脏精气的生长收藏而成天人相应；地以脾和六腑的"转味而入出"而成人形；天地气交生人，以生血气，在人为智，通神明，有谋略决断之用。"在天为玄，在人为道，在地为化，化生五味，道生智，玄生神"（《阴阳应象大论》），在天为玄，玄生神，天藏德而不露，玄妙莫测，妙出万物而阴阳不测；在人为智，天地之理皆备，于人则有聪明、智慧、取舍、决断、喜怒之用，人神之脏为胆，胆为肝气之所余。

气机流转而言，有开合枢、表里半表半里、脏腑经络之不同，然皆可分为天地人三部。太阳少阴为天部，阳明太阴为地部，少阳厥阴为人部；表为天位，里为地位，半表半里居人神之位；脏腑之内，心肝肺肾为天脏，脾胃大小肠三焦膀胱，为地之脏腑，胆（肝）居人神之位；经络之中，手经通天，足经通地，手足经、阴阳经相交之处则通人神。

人身之中，身半以上，天气主之，身半以下，地气主之。半者，天地相交之处，人也，天枢也。天枢上下，为人神之位，天枢之治，皆人神志之病，"天枢之上，天气主之；天枢之下，地气主之；气交之分，人气从之"。临床上精神焦虑、抑郁、高度紧张之病，皆会在天枢上下三寸处有明显压痛，临床需先经络诊察，需足少阳、足阳明经、足少阴经同治。精神久病之治，要在五脏阴精。

（一）经络

天地阴阳者，不以数推以象之谓也。

1. 阳经与阴经

后天之中，天地更用、阴阳颠倒以成地气上升、天气下降，以有阴升阳降。

"积阳为天，积阴为地。"天人同气、同构，阳经在外，居天位，皆降；阴经在内，居地位，皆升。又依河图人身两分，天、地之别，分别为居中与内外，阳明经与太阴经居人身中之位，阳明经为中之外，降也，太阴经居中之内，升也，"然则中为阴，其冲在下，名曰太阴，太阴根起于隐白"（《阴阳离合论》）。

天地气交生人，阴阳经交接之处则为人神所居，皆有人神之功用。经络来看，人体阴阳经相交之处的手足之末端（井穴）、任督之会（人中、会阴），皆为神所藏之处，皆是神志病所治之处。《伤寒论》中论厥，厥之位在手足末端，其病多伴神志异常，"凡厥者，阴阳气不相顺接，便为厥。厥者，手足逆冷是也"，《伤寒论》中神志病多与少阳、厥阴相关，而手足逆冷为其主证之一，手足末端人神所居也。

2. 手经与足经

手经所过为人身中天之位，主外肢节九窍。手经之三阴三阳，行身半以上，居人身中天之位，循行分布以头面官窍、上肢肩背等为主，其气开合以应天气之变，主人体外之病。

足经所布乃人身中地之位，主内脏腑。足经之三阴三阳，皆过身半以下，居人身之中地之位，循行分布以下肢、胸腹腰背、脏腑为主，脏腑居人体胸腹，脏腑之病其治皆不在手经而在足经。

然地中亦有阳，足经中足三阳经亦可治外肢节九窍之病；天中亦有阴，手经中手三阴经穴作为配穴也可辅助治疗心肺之疾。

3. 六经三对

经分十二，合则为六，三阴三阳是也。三阴三阳，气化之人道六节。

同气相求，同气一经，分为手足，分应天地内外。如手足厥阴经，皆天地厥阴之气所化，名为厥阴气手经、厥阴气足经，二者本为一气一经，通也，天地、上下与内外之别，余经皆同。手足一经，手经皆为足经之气所外延，足经为本，证治皆是。

三阴三阳者，六也，又可合为天地人三对、三部，见于《阴阳离合论》中。如少阴为枢，太阳与之上下，通天气，主天人相应；太阴为开，阳明与之为前后，通地气，主转味而入出；厥阴为合，少阳与之为表里，通人气，应人神之变。《内经》中论足六经之三对，皆是先始于阴经，无他，虽一阴一阳之谓道，然阴为本体、阳为化用。"阴藏精而起亟，阳卫外而为固"，阳生于阴中、复归于阴中，阳为用、阴为本，此为一身之总则，非仅针对精气、血气、营卫、坎离、水火等，经络中阴阳经的生成与表达也是如此。"岐伯曰：圣人南面而立，前曰广明，后曰太冲，太冲之地，名曰少阴，少阴之上，名曰太阳；中身而上，名曰广明，广明之下，名曰太阴，太阴之前，名曰阳明；厥阴之表，名曰少阳。"

开合从阳不从阴者，病在阳；开合从阴不从阳者，病在阴。

（二）脏腑

脏腑从天之论见于《四气调神大论》，脏腑天地之论见于《金匮真言论》，脏腑天地人三部之论，见于《六节藏象论》中。

"大德敦化，小德川流，道并行而不背。"理解本节之关键在于"天地阴阳者，不以数推以象之谓也"。

附：

《内经》中天地阴阳在脉诊中多有体现，举例如下：

《灵枢·邪气脏腑病形》："见其色，知其病，名曰明；按其脉，知其病，名曰神；问其病，知其处，名曰工……故知一则为工，知二则为神，知三则神且明矣。"

《素问·移精变气论》："色以应日，脉以应月，常求其要，则其要也。夫色之变化以应四时之脉，此上帝之所贵，以合于神明也。所以远死而近生，生道以长，命曰圣王。"色的变化与四时脉象统一。五脏之色，在王时见者："春苍、夏赤、长夏黄、秋白、冬黑。五脏所主外荣之常，白当肺当皮；赤当心当脉；黄当脾当肉；青当肝当筋；黑当肾当骨。五脏之脉，春弦、夏钩、秋毛、冬石，强则为太过，弱则为不及。"

《素问·脉要精微论》："脉其四时动奈何？知病之所在奈何？知病之所变奈何？知病乍在内奈何？知病乍在外奈何？请问此五者，可得闻乎。岐伯曰：请言其与天运转大也。万物之外，六合之内，天地之变，阴阳之应，彼春之暖，为夏之暑，彼秋之忿，为冬之怒，四变之动脉与之上下，以春应中规，夏应中矩，秋应中衡，冬应中权。是故声合五音，色合五行，脉合阴阳。"

《素问·平人气象论》："脉有逆从，四时未有脏形，春夏而脉瘦，秋冬而脉浮大，命曰逆四时也。风热而脉静，泄而脱血脉实，病在中，脉虚，病在外，脉涩坚者，皆难治，命曰反四时也。"

三、气化结构中天、地、人三部的体现

"人生于地，悬命于天，天地合气，命之曰人。""言天者求之本，言地者求之位，言人者求之气交。"气交者，天地交泰，并人身上下出入也。人禀天地之气生，人身中自有天地之气、天地之位，脏腑经络各有天地之性。

《内经》所论为人，然不论人之生理、病理、结构、脉象、病邪等皆可分为三部，三部之中诸气升降出入，如《三部九候论》言："愿闻天地之至数，合于人形血气，通决死生，为之奈何？岐伯曰：天地之至数始于一，终于九焉。一者天，二者地，三者人，因而三之，三三者九，以应九野。故人有三部，部有三候，以决死生，以处百病，以调虚实，而除邪疾。"

下面就《内经》《难经》中有关运用三部理论对人体生理、病理、气化结构等进行界定的内容举例说明如下，这才是真正的中医生理病理学的内容。

1. 头、足、五脏分应三部

《素问·阴阳应象大论》："上配天以养头，下象地以养足，中傍人事以养五脏。"

2. 身半以上、天枢、身半以下分应三部

《素问·六微旨大论》："天枢之上，天气主之；天枢之下，地气主之；气交之分，人气从之，万物由之。"

《素问·至真要大论》："帝曰：善。气之上下，何谓也？岐伯曰：身半以上，其气三矣，天之分也，天气主之。身半以下，其气三矣，地之分也，地气主之。以名命气，以气命处，而言其病。半，所谓天枢也。故上胜而下俱病者，以地名之，下胜而上俱者，以天名之。"

3. 腰腹之上、下分应天地

腰腹之上、下分应天地。经络之足经象地，手经象天，足经皆过腰腹以下，手经皆在腰腹以上，手足、阴阳经相交之处即为人位。

《灵枢·阴阳系日月》："黄帝曰：余闻天为阳，地为阴，日为阳，月为阴，其合之于人奈何？岐伯曰：腰以上为天，腰以下为地，故天为阳，地为阴。故足之十二经脉，以应十二月，月生于水，故在下者为阴；手之十指，以应十日，日主火，故在上者为阳。"

4.《内经》中脉之三部九候

《素问·三部九候论》："人有三部，部有三候，以决死生，以处百病，以调虚实，而除邪疾。帝曰：何谓三部？岐伯曰：有下部、有中部、有上部，部各有三候。三候者，有天、有地、有人也。必指而导之，乃以为真。上部天，两额之动脉；上部地，两颊之动脉；上部人，耳前之动脉。中部天，手太阴也；中部地，手阳明也；中部人，手少阴也。下部天，足厥阴也；下部地，足少阴也；下部人，足太阴也。故下部之天以候肝，地以候肾，人以候脾胃之气。帝曰：中部之候奈何？岐伯曰：亦有天，亦有地，亦有人，天以候肺，地以候胸中之气，人以候心。帝曰：上部以何候之？岐伯曰：亦有天，亦有地，亦有人。天以候头角之气，地以候口齿之气，人以候耳目之气。"

5.《难经》中脉之三部九候

《十八难》："三部者，寸关尺也。九候者，浮中沉也。上部法天，主胸以上至头之有疾也；中部法人，主膈以下至脐之有疾也；下部法地，主脐以下至足之有疾也。"

6. 邪气分三部而入

邪气依性而分阴阳，邪气依性分袭人体上、中、下三部，邪气入脉依性居上、中、下三位。

"本乎天者亲上，本乎地者亲下，则各从其类也。"源于天的风雨淫邪，从人体天之位的上部侵入人体；源于人为生活因素，如饮食、起居、喜怒失调等失调者，从人体中部之脏腑侵入人体；源于地的阴寒湿冷等邪气，从人体地之位的下部侵入人体。《素问·太阴阳明论》："故阳受风气，阴受湿气……故伤于风者，上先受之，伤于湿者，下先受之。"《灵枢·百病始生》："夫百病之始生也，皆生于风雨、寒暑、清湿、喜怒。喜怒不节则伤藏，风雨则伤上，清湿则伤下。三部之气，所伤异类。"

邪气入脉依性居上中下三位，《灵枢》："夫气之在脉也，邪气在上，浊气在中，清气在下。"《灵枢·小针解》："邪气在上者，言邪气之中人也高，故邪气在上也。浊气在中者，言水谷皆入于胃，其精气上注于肺，浊溜于肠胃，言寒温不适，饮食不节，而病生于肠胃，故命曰浊气在中也。清气在下者，言清湿地气之中人也，必从足始，故曰清气在下也。"

7. 治疗分三部而治

治疗依上、中、下三部分而取之，《素问·五常政大论》："气反者，病在上，取之下；病在下，取之上；病在中，旁取之。"《灵枢·终始》："病在上者，下取之；病在下者，高取之；病在头者，取之足；病在腰者，取之腘。"

针刺时，依脉中邪气之位分上、中、下三部分而治之，《灵枢·小针解》："针陷脉则邪气出者，取之上。针中脉则浊气出者，取之阳明合也。针太深则邪气反沉者，言浅浮之病，不欲深刺也，深则邪气从之入，故曰反沉也……"。

"针陷脉则邪气出"，外邪从外侵袭，人体天位在头肩颈项，外之候也，故外感病应根据外邪所侵入的经脉而集中在头肩颈项部取穴，使邪气随针外泄。"针中脉则浊气出"，邪从内入，滞留在肠胃中，应取足阳明胃经的诸穴如足三里穴、上下巨虚、天枢等进行治疗。"针太深则邪气反沉"，邪气在表，就不应当深刺，如误而深刺，反会使在表之邪气随针内陷而深入体内，故为"反沉"。

8. 阳明为外之主，太阴为内之门户

《素问·太阴阳明论》："岐伯曰：阳者天气也，主外；阴者地气也，主内。故阳道实，阴道虚。故犯贼风虚邪者阳受之，食饮不节，起居不时者，阴受之。阳受之则入六腑，阴受之则入五脏。入六腑则身热不时卧，上为喘呼；入五脏则䐜满闭塞，下为飧泄，久为肠澼。故喉主天气，咽主地气。故阳受风气，阴受湿气。"

总之，从功能气化角度来看，人体是一个天地之间多信息、多系统和多网络的功能气化统一体，是身体各个部分之间互生互化、相互制约和高度统一的复杂生命体，是解剖组织结构唯一与功能气化表达多位、重叠、交叉的统一体。人的功能气化模式就是天地气化模式的再现，天人相应是生命过程中最大的目的和任务。

人顺天地而生，天人本为一也。天人同构，人是天中信息的投射。《内经》认为天地阴阳的模式，是唯一能指导、解释、表达和反映人体生命活动错综复杂关系的模式。天地立，阴阳相荡交错而出的两仪、四象、五行、六节三部理论为中医的正道和主线，其下还有八纲、卫气营血、三焦、脏腑经络等理论体系作为补充。在中华文明发展的历史长河中，就天地阴阳理论而言，中医，尤其是《黄帝内经》，是一个难以超越的高度和典范。

凡对《内经》中功能气化角度之下所表达出的，天地阴阳性质的多系统、多信息、交叉重叠、高度统一不能理解或认为前后矛盾者，皆在于不明通天地阴阳之要在于"应象"，即"天地阴阳者，不以数推以象之谓也"。此外，还要明白人体同时存在着解剖组织与功能气化两种不同的结构，以及其各自迥异的特点和密

切复杂的关系。这些都是认识道、天地、生命的起点和终点。

成人之形者在地，定人之性者在天，能言人之变化者在气化。天运阴阳而通天地、人与万物，三者互盗，相生相杀。"提挈天地，把握阴阳，呼吸精气，独立守神，肌肉若一"，这是《内经》之于生命的纲领，亦是认识生命之途径。后世中医之通透者莫不由此门而入，识病、断病之事能莫不由此门而出。

故，明天地之气化方可明人之气化，人之气化即天地之气化。中医之理毕已。

第四节　天地之性是经络、脏腑最根本的属性

本节分别以经络、脏腑系统为例，说明天地在认识人体气化结构中的决定性意义。"天有精，地有形。"就人体整体而言，肢节躯干为形属地，脏腑藏精属天；经络脏腑而言，经络为人气所化，五脏属天，六腑属地；经络而言，手经主外肢节属天，足经主内脏腑属地；脏腑而言，肝心肺肾四脏属天，脾胃大小肠膀胱三焦属地，少阳属人；五脏而言，肝心肺肾属天，脾属地。

"夫阴阳者，数之可十，推之可百，数之可千，推之可万，天地阴阳者，不以数推以象之谓也。"

一、经络、脏腑天地之性总论

五脏主精气的生藏化用，经络行营卫血气，六腑运化水谷精微以供周身之用。精本于天，水谷精微出于地，营卫血气乃少阳发陈诸脏腑而由水谷精微转化所成，

乃人气所在。精出于天，藏于脏而以象论；水谷精微出于地，运于腑而以形显；营卫血气乃人气所化，布散于经而以位示。

天地之于人身，头面官窍为人身中之天也，乃五脏精气外化外应之处，手足为人身中之地也，脾胃主肌肉四肢，肢节为之代表，《阴阳应象大论》曰："天不足西北，故西北方阴也，而人右耳目不如左明也。地不满东南，故东南方阳也，而人左手足不如右强也。"

天地合气生人，以经络示之，经络行营卫血气，血气者，人之神气也，《灵枢·九针十二原》："节之交，三百六十五会……所言节者，神气之所游行出入也，非皮肉筋骨也。"天地合气生人，"人生于地"，地成人以形，故经络循行主要经过躯干肢节；"悬命于天"，节制人者在天，故经络十二又以三阴三阳统之。夫六节者，天之度也，"天以六六为节"。

（一）经络

经有十二，合为六经六气。同气相求、同气相通、同气一经，一气分手足而应天地与人体内外。身半以上天气主之，身半以下地气主之，手经象天而皆行身半以上，足经象地而皆过身半以下。

在《黄帝内经》中，《阴阳离合论》首次详细论及经络系统，然独论足六经，定足三阴三阳经之性皆为阴，地之属性也。定足三阴为阴中之阴、足三阳为阴中之阳，原因就在于足经皆过身半以下，身半以下，人身中地之位也，"未出地者，命曰阴处，名曰阴中之阴；则出地者，命曰阴中之阳"。手经之性，《阴阳离合论》中未有论及，既然足经地之性而统内脏腑，相对而言，手经必是天之性而统外肢节九窍。

经络三阴三阳之中，又分天地人三部。"少阴之上，名曰太阳"，太阳少阴一部，通天气，主天人相应；"太阴之前，名曰阳明"，阳明太阴一部，通地气，主转味而入出；"厥阴之表，名曰少阳"，少阳厥阴一部，通人气，应人神之变。

（二）脏腑

五脏六腑本天地之气所化生，依本身所具有的天地之性而类分。

五脏。五脏之中，肝心肺肾藏天真，属天之脏，脾通土气，属地之脏。属天者，以精气上奉四时之变化而有升降浮沉以应天；属地者，受天脏之气乃动，转味入出生营以运化成形而通地。地，至阴之类，寂然不动，天动而地随，"至哉坤元，万物资生，乃顺承天"（《系辞》）。天动而地随，故上下左右四维动而中央随，此天地变动之法规，自古始以来，未有反者。

六腑。五脏有六腑，脏统腑。内外而言，六腑为外，居阳之位，然六腑本地气所化，至阴之性，故降而生阴；五脏为内（脾乃神化之脏，某种程度亦可归为天脏），居阴之位，本天气所化，动而化阳。人体脏气流转的根本动力，是依脏腑各自所具有的天地之性而遵循天地之道的基本运行法则——"本乎天者亲上，本乎地者亲下，则各从其类"，如以阴阳表达就是"负阴而抱阳"。

"本乎天者亲上，本乎地者亲下"为生命原始之动力，"负阴而抱阳"为生命后天气化唯一模式，然后才有阴升阳降，才有人身中的气象万千。如阴经升阳经降，脏气升腑气降，肝肾升心肺降，脾升胃降，皆同构也。

脏气升而腑气降，皆因脏腑天地本性的各不相同。五脏象天，藏而不泻；六腑象地，泻而不藏。藏，五脏藏精气，于下而动上；泻，六腑泻浊阴，于上而向下。故，五脏之外窍皆在头面，六腑之外窍皆在二阴。

河图内外两圈，内圈之阴阳为先天之阴阳，天与地；外圈之阴阳为后天之阴阳，天地合气。先天阳升阴降，性之使然；后天阴升阳降，生命模式。天地之内，后天气象万千而恒变，先天为背景而不显。

天行健而地顺承，天动而地随；五脏运而六腑化，六腑为五脏使。四象、五行为六节之主，故曰脏统腑。《五脏别论》中脏腑天地属性的分类方法不同于前九篇，故名之"别论"，本书中另有详论。

（三）脏腑与经络

脏腑化气，一气离合出入以有经络。脏腑和经络是人体气化结构中关系密切但相互独立的两个体系，分主人体内外，二者之间关系密切但不是隶属的关系。《灵枢》中所言经络与脏腑之间的属络，应是联络、联系之意。"属"，亦读作"zhu"，《说文》连也，联络之意。参《阴阳十一脉灸经》《足臂十一脉灸经》的经脉命名和循行特点，基本没有涉及脏腑的内容，经脉的循行所过和是动所生病病候以躯干、肢节、五官为主，信矣。经络、脏腑理论的不同，是中医外治法和内治法（又名大方脉）之理、法、方、治不同的关键所在，只有厘清二者之间的不同，才能谈到二者的结合。

脏腑与经络，皆天地之气所化而各有天地之性，分则为同气之异用，合则为异用之同气。气同则性同，性同则相通，经络脏腑之统一，统一在功能气化上，非统一在《灵枢》十二经脉的名称上。依脏腑天地之性的不同，而后定脏腑阴阳之性，是《六节藏象论》中脏腑分类定性的原则，依十二经脉名称而定脏腑阴阳之性为后世医家之臆断，误后世中医近两千年。

二、脏腑天地识

脏腑与经络是中医气化结构中两个重要的体系，明脏腑、经络气化功能的各自特点是明中医生理病理的关键；明脏腑、经络气化功能特点之要，在于识其各自阴阳之性；识其阴阳性之要在于识其各自天地之性。不明脏腑、经络天地之性，不可知脏腑、经络阴阳之性；不识脏腑、经络阴阳之性，不可知中医生理病理，亦不可言治。

（一）脏腑的天地属性

1. 从《黄帝内经》前九篇中看脏腑的天地属性

从《内经》的前九篇顺序上看，依次是《上古天真论》《四气调神大论》《生气通天论》《金匮真言论》《阴阳应象大论》《阴阳离合论》《阴阳别论》《灵兰秘典论》和《六节藏象论》，始于一而终于九。系统论述脏腑者，始于《四气调神大论》，经《金匮真言论》《阴阳应象大论》的过渡而大成于《六节藏象论》，《六节藏象论》是《内经》中关于脏腑定性的最重要的一篇文献。《内经》前九篇中单就脏腑数目来看，先天道的四象四脏，后为地道的五行五脏、九脏，最后为人道六节的十一脏、十二脏。从《内经》前九篇中可以明确地看出，立脏腑理论之始的是天地，贯穿脏腑理论始终的是阴阳，天地之间又以天为尊，阴阳之中天道四时四象始终为人道六节之主，四脏为五脏六腑一身之主。

四象、五行、六节，即天道、地道、人道。天道四时四象，肝心肺肾四脏应之，四脏藏精为天真之脏，四脏主精气生藏化用而能生气通天，为天人相应的基础和具体表达，此为生命主线；地道五行，为天施地承、五脏收受四时所成，人以五神脏（或九脏）应四时，依于河图天地五行之数术，成人身之五柱；天道人化以有六节，乃天地合气一气之周流也，应于洛书。后天一气之中，乾坤已成背景，六子生杀其中，六节成人脏腑之全部，其中有天、地、人三部之分。

2.《六节藏象论》中脏腑天地人之三分

《六节藏象论》："帝曰：脏象何如？岐伯曰：心者，生之本，神之变也；其华在面，其充在血脉，为阳中之太阳，通于夏气。肺者，气之本，魄之处也；其华在毛，其充在皮，为阳中之太阴，通于秋气。肾者，主蛰，封藏之本，精之处也；

其华在发，其充在骨，为阴中之少阴，通于冬气。肝者，罢极之本，魂之居也；其华在爪，其充在筋，以生血气，其味酸，其色苍，此为阴中之少阳，通于春气。

脾、胃、大肠、小肠、三焦、膀胱者，仓廪之本，营之居也，名曰器，能化糟粕，转味而入出者也，其华在唇四白，其充在肌，其味甘，其色黄，此至阴之类，通于土气。凡十一脏，取决于胆也。"

六节之中有天、地、人三气、三部的不同，为识六节之法眼。《六节藏象论》中依天地人三性的不同而将全部脏腑分为三类，是脏腑理论的核心和基石。在脏腑天地人之性明确后，才能给脏腑阴阳定性。具体而言，因心肺肾肝通四时之气、天之性，才有其阴阳之性为心阳中之太阳、肺阳中之太阴、肾阴中之少阴、肝阴中之少阳；因脾胃大肠小肠三焦膀胱，通土气、地之性，才有皆为至阴之性；因胆为天地气交所生，通人气，居人神之位，才有其少阳之性。心肺肾肝皆为天之性，动而周天；至阴为地之性，寂然不动，得天气启动才能运行；少阳发陈，帝出万物于震，少阳启动生发人体中天地人三气，入脑而通人神。"求其至也，皆归始春""春三月，天地俱生""肝者，以生血气"，故"凡十一脏皆取决于胆"。

故，不明脏腑天地之性则不明脏腑阴阳之性，不明脏腑天地阴阳之性，必不明脏气流转的规律，必不明"此皆阴阳、表里、内外、雌雄相输应也，故以应天之阴阳也"，如此人体生理病理难明。

3."五脏元真"与"天真"

《内经》中有天真、真气，《难经》中有元气、原气，《金匮要略》中有五脏元真。真、元所指一也，本自于天，广义指人身中五脏（实为四脏）之精。"天出精""天乃真"，精真根于先天，长养于后天，其性本乎天而具有通天、应天之动的功用。

"五脏元真"一词出自《金匮要略》，"若五脏元真通畅，人即安和"。元，本元，本体为元；真，自天而来为真。《春秋繁露重政》："变一谓之元，元犹原也，其义随天地终始也。"五脏元真是指五脏之精真乃一之变，本自于天。通畅者，精足而应天，真气自能周行全身。五脏精真化气，升降出入沉浮呼应于四时之变，即生气通天。

《素问·上古天真论》和《灵枢·天年》是《内经》上、下两部中关于人体生命自然盛衰规律的专论，皆提示人生命本原为先天真气之流行，此真散于五脏而统在肾（肾藏五脏六腑之精气），肾精化原气（即肾气），通过脏腑、经络、三焦布散全身而为用，如"三焦者，原气之别使也，主通行三气，经历五脏六腑"（《难经·六十六难》）、"真气者，经气也"（《离合真邪论》）"腠者，是三焦通会元真之处，为血气所注"（《金匮要略》）。真气盛衰有其自然节律，如《上古天真论》中男八女七之论，守天真为能尽天年之要。"提挈天地，把握阴阳，呼吸精气，独立守神，肌肉若一"，如人能归天地之根就能与自然本原无碍交融（即呼吸精气），就能虽在后天而时时归一先天，就能"寿敝天地，无有终时"，然后天年可尽。其中首要就在于"提挈天地"，即掌握天地之于生命的气化模式，天地明则阴阳可法、精气神可养、德全不危，如天地不明则阴阳、精气神皆不明，妄作凶。

天真存于五脏，精真通天，故五脏理论亦可称为"精气神理论"，亦可称为"天人相应理论"，这是中医五脏的本质，是认知和诊察疾病的要害之处。

（二）脏腑的阴阳之性

天地立，阴阳明。

中医理论的核心是以五脏为中心的脏腑理论，这是在《内经》时期就已确立的原则。脏腑的阴阳性质是认识脏腑功能气化的关键，而脏腑阴阳性质的确定是在脏腑天地之性明确后的进一步展开，故不明脏腑天地之性就必然会困惑于脏腑阴阳之性，而脏腑天地、阴阳之性的阐述在《内经》前九篇中就已经完成。

关于脏腑阴阳性质，《内经》中有不同的表述，看似前后矛盾，实则是从天、地、人不同角度进行的认知，如"逆春气，则少阳不生，肝气内变"（《四气调神大论》）"阴中之阳，肝也"（《金匮真言论》）"阴中之少阳，肝者"（《六节藏象论》），厘清它们之间的区别和联系，对于正确认识中医脏腑理论、正确认识人体功能气化关系重大。

1. 藏象与脏腑

言藏象者，藏精气之脏腑与气化之外象也。脏腑藏精气在内而不可见，亦谓之藏；精气气化皆有外候，外候即象。

脏腑是人体胸腹腔内器官之总称。脏腑在《内经》中既有形态学的内涵，又有功能气化的内涵，言脏腑可以单独论脏腑不必言象。脏腑一词源于解剖，并且在形态学方面与现代解剖学的内容基本一致。从形态结构上，《内经》中又将人体胸腹腔内所有的器官均称为"脏"，如"凡十一脏皆取决于胆""形脏四神脏五""为十二脏之相使"等。

脏与腑功能气化特点是，"五脏者，所以藏精神血气魂魄者也；六腑者，所以化水谷而行津液者也"（《灵枢·本脏》）。"藏精气而不泻"为脏，"传化物而不藏"为腑，脏藏精为天真之脏而通天，腑化营通土气而归地。天地之性的不同是脏腑分类、功能各异的根本，即五脏是属天的精气生藏化用的场所，六腑是属地的水谷传化的场所。

从中医气化角度来讲，明显藏象较之脏腑更能反映功能气化结构本身所具有的特征。

2. 五脏与六腑的阴阳之性

天地不立，阴阳不明。

脏腑的阴阳属性，《内经》中表述前后不一，自《内》《难》以降，历代医家基本认为"五脏为阴，六腑为阳"。这种单一的认识是困扰和阻碍整个中医脏腑理论发展的关键，这不是《内经》强加于后世医家的，是后世医家套在自己头上的枷锁。

《内经》中脏腑之定性，既有"五脏为阴，六腑为阳"的认识，更有"五脏为阳，六腑为阴"的认识。前者是从形态结构和内外位置的角度出发，后者是从功能气化的天地模式上出发，两种认识有本质上的不同。

（1）五脏为阴，六腑为阳

从解剖学角度看，人体内在的器官在形态上有实性、中空（或囊状）之别，一般认为，实性的五脏为阴而中空的六腑为阳。亦有人认为，五脏"藏精气而不泻"、六腑"传化物而不藏"，藏者静也属阴，传者动也属阳，故也可认为五脏为阴、六腑为阳，这是近千年中医关于五脏与六腑阴阳性质的基本认识。另外从内外结构上，也有五脏为内属阴、六腑为外属阳的观点，如《灵枢·寿天刚柔》："是故内有阴阳，外亦有阴阳，在内者，五脏为阴，六腑为阳，在外者，筋骨为阴，皮肤为阳。"

（2）五脏为阳，六腑为阴

"五脏为阳，六腑为阴"，是从天地角度的认知，是从精气神角度的认识。天为阳，地为阴，五脏藏精，精为天真而通天，故为阳；六腑化水谷，营之居，通土气而应地，故为阴。

中华文明皆根起于天地，天地生人而各有所主，形出于地，精出于天，天地之间，尊天而卑地，阴阳之间，阳动而阴随，此不变之定理也。《庄子·齐物》曰："天地与我并生，万物与我为一。"《管子·内业》说："凡人之生也，天出其精，地出其形，合此以为人。"《淮南子·精神训》云："夫精神者，所受于天也，而形体者，所禀于地也。"中医一以贯之，《生气通天论》曰："天地之间，六合之内，其气九州、九窍、五脏、十二节，皆通乎天气。"（无六腑）《阴阳应象大论》曰："天有精，地有形，天有八纪，地有五里，故能为万物之父母。"以上为"五脏为阳，六腑为阴"的根本和出处，以下举例《内经》中相关重要论述：

《六节藏象论》："心者，生之本，神之变也，阳中之太阳，通于夏气。肺者，气之本，魄之处也，为阳中之太阴，通于秋气。肾者，主蛰，封藏之本，精之处也，为阴中之少阴，通于冬气。肝者，罢极之本，魂之居也，此为阴中之少阳，通于春气。脾、胃、大肠、小肠、三焦、膀胱者，仓廪之本，营之居也，名曰器，能化糟粕，转味而入出者也，此至阴之类，通于土气。"注：心肝肺肾皆通天气，虽有阴阳之分，但皆属天，动而不居，如相对于至阴皆为阳。

《素问·阴阳应象大论》："天气通于肺，地气通于嗌，风气通于肝，雷气通于心，谷气通于脾，雨气通于肾。六经为川，肠胃为海，九窍为水注之气。"注：天、风、雨、雷皆属于天之范畴，心肝肺肾与之相通，其性属阳；地、谷属地之范畴，嗌、脾、胃肠与之相通，其性属阴。

（3）二者的统一性

"五脏为阴，六腑为阳"与"五脏为阳，六腑为阴"的统一，是传统文化精髓的体现和认知的关键。二者之间从根本上讲并不矛盾，是古代阴阳学说中特色之处，也是较难理解之处。

生命而言，"负阴抱阳"为生命的根本定式。阳外阴内，位之分也；阳内阴外，肇化之机。阴（位）中之阳为阳根，本乎天，人身阳气皆从阴出，阴升而化阳；阳（位）中之阴为阴根，本乎地，人体阴气皆始于阳，阳降而生阴。阴升阳降不仅是人，而且是一切生命气化的根本模式。五行中，肝、肾、脾升，心、肺降；六节中，三阴皆升，三阳皆降。

脏腑之全部而言，五脏升、六腑降，六腑形态结构上为阳、位外，然地气所化而藏阴根，本乎地而亲下，阳之位而有阴之用，六腑传化物以通降为顺，降者阴气之始生也，六腑之外候为二阴窍；五脏形态结构上为阴、位内，然天精所在而藏阳根，本乎天者亲上，阴之位而有阳之用，五脏阴精升而化气以通天，五脏之外候为头面五官。《难经·三十五难》："腑者皆阳也脏皆阴也，心营肺卫，通行阳气，故居在上，大肠、小肠，传阴气而下，故居在下。"

"乾道变化，各正性命。"五脏藏精气似静实动（实为四脏），五脏中的阴阳皆自乾天，唯有精真可以通天、可随四时之变化而变化，此天人相应之动力，亦人生理之中最重要、最根本的核心。"坤厚载物，德合无疆"，六腑传化物似动实静（实包括脾），六腑皆自坤地，六腑通土气本性皆至阴之性。乾施坤受，六腑受五脏之气启动才能发动，如肝发陈而能疏泄六腑，心肾之阳气输布六腑始能运化，肺之肃降领六腑之通降，故《五脏别论》言"魄门为五脏使""六腑受五藏浊气，名曰传化之府"。脏腑依乎本身所具有的天地之性与天同步而流转，是人体气机中最重要的流转模式，可惜千年来中医理论的天花板被阴阳五行所覆盖而不见天地，脏腑理论被生克五行学说所误导而不能中定，将脏气流转固化在人体五脏之间封闭循环而不与天地相交通。中医之误，非在中医，而是从事中医之人。

这种阴阳之间"负阴抱阳""阴升阳降"的根本模式非独人有，乃天地验于万物之必然，在《阴阳应象大论》中有一段专门的描述与之对应："故清阳为天，浊阴为地；地气上为云，天气下为下雨；雨出地气，云出天气。"阴升阳降，非阴性本身可升，实阴中含阳，此阳虽小但为阳根，故言阴升；非阳性本身可降，实阳中含阴，此阴虽弱，但为阴根，故言阳降。此是天地更用、阴阳颠倒的结果，是天地之于生命的模式，医者不可不察。

3. 脏腑在四象、五行、六节不同背景下阴阳之性的不同

天地立而阴阳明。

天地立，阴阳相推相荡其中，天道（四时四象）、天地之道（五行）、人道（六节）并行而不悖。三道之中，同一脏腑的阴阳之性因背景、应象的不同而各有差异。

四象，天道之行，人之先天，先天中阴阳之气升降的原则是阳升阴降。故

《四气调神大论》中列四时分四象，人之肝心肺肾上应之，四脏在天道背景下，阴阳性质分别为少阳肝、太阳心、太阴肺、少阴肾。春夏升而秋冬降，先天中阴阳遵从阳升、阴降的原则，故肝心升而肺肾降，"春气，少阳，养生之道，应肝""夏气，太阳，养长之道，应心""秋气，太阴，养收之道，应肺""冬气，少阴，养藏之道，应肾"。

五行，天地之道。天地更用、阴阳颠倒，五行、六节阶段已是天地合气，为人之后天，后天中阴阳之气升降原则为阴升、阳降。《金匮真言论》列天地五脏，分中与四维，人之肝心肺肾与脾以分应四方与中央。在天地背景下，五脏阴阳之性，分天地两类，肝心肺肾四脏，其阴阳之性的背景皆为天，乃天之阴阳，分为阳中之阴阳与阴中之阴阳，脾则不与之同列，为至阴，通土气。"平旦至日中，天之阳，阳中之阳也；日中至黄昏，天之阳，阳中之阴也；合夜至鸡鸣，天之阴，阴中之阴也；鸡鸣至平旦，天之阴，阴中之阳也。""故背为阳，阳中之阳，心也；背为阳，阳中之阴，肺也；腹为阴，阴中之阴，肾也；腹为阴，阴中之阳，肝也；腹为阴，阴中之至阴，脾也。"

六节，天道人化。三部，天、地与人。六节，脏腑化气，一气周流，离合出入，分为六节。六节阶段，人身脏腑之全部按照天地人之性可分为三类，心肺肾肝通四时之气，天之脏，为阳中之太阳、阳中之太阴、阴中之少阴、阴中之少阳；脾胃三小肠膀胱三焦，通土气，至阴之脏；胆，人气之脏。脏腑化气以有周身六节，然由于气之叠加、混合，三阴三阳中脏腑不能与六节一一对应，从《伤寒论》六经欲解时可以看出，六经之气在时、位、性上多有重叠，故无法用六节中之阴阳一一精确对应某一脏腑的功能。详见后面"阴阳"章节。

（三）脏腑天地阴阳识在临床中的应用

《内经》言理，《伤寒论》言治，二者互证互信，一也。

1. 两仪之病

两仪之病，阴精阳气藏用之病，天之病。

"一阴一阳之谓道"，中医后天气化结构中的中轴，心肾也。"阴者，藏精而起亟；阳者，卫外而为固。"肾藏精而主内，心阳为肾精所化而主外；肾精为心阳大用的基础，心阳为肾精外化的表达；心阳为肾精之使，肾精为心阳之主。

"合心于精，是为得道。"（《金匮真言论》）精气一也，心肾一也，心肾之病一也，此为得道之言。心肾之病，亦精与神之病，阴精阳气之病，天之病。心之过度为用，损耗肾精，气数乏竭，早衰之根，为黄连阿胶汤、桂枝汤、炙甘草汤、肾气丸等方证之所应治；肾阳不足，心化用不及，阴寒内乘，为真武汤、附子汤等方证之所应治。心肾之病，初在心、久在肾、枢在肝，桂枝汤为转精化气之方，心病本治之方。《金匮要略》之虚劳病篇、胸痹心痛短气篇，《伤寒论》太阳病、少阴病篇，皆为心肾之病主治之篇。另，心病之实证，病在阳明亦在少阳，治在橘枳姜汤、大小柴胡汤、桂枝茯苓丸中，如"平人短气不足以息，此为实"。

太阳少阴一也，内外之别；《伤寒论》太阳病、少阴病一也，虚实之分；太阳病篇、少阴病篇实为一篇，虚则少阴实则太阳。

2. 四象之病

四象之病，心肝肺肾之病，精气生藏化用之病，亦天之病。生精在肝，藏精在肾，用精在心，收精在肺。

（1）生精

"精者，身之本也。"生精为生命之关键，桂枝汤类方之本义。"春三月，此谓发陈，天地俱生。"肝通于春气，发陈人身中天、地、人三部之脏、三部之气。发陈天气，转肾精以有心阳之用；发陈地气，建中以将饮食转化为水谷精微；发陈人气，通过三焦可将水谷精微化为营卫血气。

四象之中，肝启肾藏之精（肾者主水，受五脏六腑之精而藏之）而化为心阳之用，以有心"五脏六腑之大主"之功；六节之中，除此之外，木还疏泄脾胃大小肠膀胱三焦之全部，启动其转味而入出之功能，有化生营卫血气之能。肝不生精，病为虚劳，以桂枝汤倍芍药加饴糖之建中汤为本治之方，治在《金匮要略》虚劳病篇中。仲景之后医家多从叔和，以为桂枝汤为解肌解表之剂，内伤病中多不敢用此方而贻误生灵者多矣，不知其实为调营卫、生精之方，众方之祖方，内外病之首方。"天有精"，精气不离水谷之精微、血气，但精气非水谷之精微、血气，以四物汤、补中益气汤等来补益精亏之病，如南辕北辙、隔靴瘙痒。人之病一半以上为精气生藏化用之病，治在《伤寒论》太阳、少阴病篇中及《金匮要略》虚劳病篇中。

"金木者，生成之终始也。"生精在木亦涉及于金，木为精生之主责，金降为精生之前提，金不降则木不生，二者如滑轮之两端，此即《金匮要略》血痹虚劳病篇中薯蓣丸制方之义。

肝者发陈之始，应春，阳旦之象。桂枝汤又名阳旦汤，乃《伤寒论》第一主方，判定一个医家水平高低的标准之一，看其用桂枝汤类方和柴胡汤类方的频率即可。桂枝汤主内，柴胡汤主外；桂枝汤主五脏精气之疾，柴胡汤主六腑气机之病；桂枝汤可定精神，柴胡汤能安人神。

（2）肝心与肺肾

四象中有肝心与肺肾系统。"气生母子"，前者启肾精、转阴血而化为心阳之用，后者阻遏阳气、降而生水为阴精始生与终藏。前者之本治为桂枝汤，后者本治为白虎汤、麦门冬汤。

（3）心肺与肝肾

四象中又有心肺与肝肾系统。前者为心肺，"液行夫妻"，功能气化之位六节中皆在太阳，主阳（外）之开合，病则治在麻黄汤、越婢汤与大小青龙汤等方证中。后者为肝肾，主阴（内）之开合，病则治在真武汤、肾气丸与乌梅丸等方证中。

（4）肝肺与心肾

四象中亦有肝肺与心肾系统。肝肺系统如滑轮之两端，主人身气机之左升右降，为生精之本始，其病治在小建中汤、麦门冬汤与薯蓣丸等方证中。心肾系统，布于表、藏于里，分统人身外内，为阴精阳气藏用之场所、人生之主轴，其病治在桂枝汤、泻心汤、炙甘草汤与黄连阿胶鸡子黄汤、真武汤、四逆汤等方证中。

3. 六节之病

六节，天之三阴三阳，囊括人身之全部。六节之病，包括阴精阳气、转味而入出和人神之病，即包括天病、地病和人病之全部。

六节之究竟，《内经》中有两说：一则为三阴三阳，对仗工整，演化成如《热病》之三阴三阳、经络之三阴三阳、六气之三阴三阳与《伤寒论》中的三阴三阳。其要在于分清三阴三阳的顺序，关乎人体生命气机的流转方式。三阴三阳天道顺序为：少阳、阳明、太阳、太阴、少阴、厥阴；人道顺序为：太阳、阳明、少阳、太阴、少阴、厥阴。前者之要在于"求其至也，皆归始春"；后者之要在于"金火异位""太阳独大""太阳为百病之始"。

另为隐藏在《六节藏象论》中的六节三部之论，"心为阳中之太阳，肺为阳中之太阴，肾为阴中之少阴，肝为阴中之少阳"，此为天之四节，为天部；"脾、胃、大肠、小肠、三焦、膀胱者，转味而入出，此至阴之类，通于土气""至阴之类"为地之第五节，为地部；"凡十一脏，取决于胆也"，胆为人之第六节，为人部。后者是依天地人而分阴阳之性，其中前四节属天、第五节属地、第六节天地交而生属人。两种方法皆合乎《内经》前九篇的一贯主线，即天地立极、阴阳相推相荡、人命于中，其中后者是理解前者的基础。

六节之病涵盖五脏六腑、经络以及人身之全部，参透六节之要在于认清由四象到五行再到六节转化中，四象、五行的功能已经发生了异用（详见本书"六节"

内容），如功能气化上讲，四象之肺已非五行之肺，更非六节之肺。另外，三阴三阳与脏腑不可精确的一一对应，也是理解《伤寒论》六节理论的关键。

生命进程中，从一气、两仪、四象、五行到六节，鱼贯而出、交错重叠，然后人体气化结构的多重体系并于一身。从天到天地再到人，天观万物、人观天地共存，这是个开放的多系统、多维度、多信息、解剖结构唯一而气化结构重叠交叉、复杂而又严谨的体系。生命中，人体脏气流转的模式就是天地人三部、三位一体的模式，生命是天地立极、阴阳相推相荡、一气周流的过程，于此之中的三阴三阳成为以人为本的具体表达。至此，生命在天地的呵护下，生生化化，长久不息。

（四）中医非经验医学

中医是生命之学，是天地之学，具体而讲是根于四时阴阳的功能气化之学。功能气化有其独特的原理和结构，这种结构始于道生、本于天地、从于四时阴阳、表达以精气神形，生生之气而有生生之机，开放、通透而亘古不变。

中医虽复杂但可以掌握，气化虽无形但可以观察。中医绝非经验医学，经验医学是无规律观察和试验的积累，以生命为研究对象的中医学，规律分明，严谨而有序。《素问·阴阳离合论》云："阴阳之变，其在人者，亦数之可数。"王冰注曰："天地阴阳，虽不可胜数，在于人形之用者，则数可知之。"说明相对于天地万物而言，生命之学是有规律的，是可以学习和被掌握的。《素问·五运行大论》则更为直接："夫数之可数者，人中之阴阳也，然所合，数之可得者也。"明确指出，人中阴阳可以数得。故，只要了悟生命道生之本源，掌握住生命变化的天地模式，落脚在四时阴阳中，着力在气化结构之脏腑经络、四肢九窍以及气机流转模式上，就可知流溯源，了了于心，治对治错，生死趋势，从中医讲是可以度量的。即仲景所言："虽未能尽愈诸病，庶可以见病知源，若能寻余所集，思过半矣。"

中医之道，入手于功能气化，落脚在天地阴阳，归真于道生；医者之道，着力于客观实际，正心律己。医道之难，在于识天地和阴阳；人道之难，在于认识自己。二者之间，后者更为重要。唯有与天地准、克己反省、如实如是才能自正其心。

（五）杂论——家与教，名与利

中华文化中"家"与"教"能成大体系者有三：道家与道教、佛家与佛教、儒家与儒教。然"家"与"教"截然不同，天壤之别。

"家"和"教"是不同的概念。家，源于春秋战国时期诸子百家，其以自由之思想，开放争鸣，于天地自然中观生命，于社会变化中求其真，客观实际、实事求是，真理探讨者居多；教，流于后世而泛于形式化、世俗化、社会化，目的性强，个人意愿和社会属性居多，真理探讨的成分欠缺。道家道教、佛家佛教、儒家儒教的区别皆是如此，如道家代表著作为《道德经》《庄子》，道教代表作是《太平经》《老子想尔注》《黄庭经》等，道家讲天地自然、无为而治，道教讲修丹练气、拜神寻仙，二者高下立判。

为医之道有三：不与同行争名；不与病人争利；不与天地斗巧。顺天承命，以百姓生命为本，以客观实际、实事求是为准，唯真是从。

名，至关重要，名不正则言不顺，言不顺则事不成。人行走于天地之间、社会之中、江湖之上，你可以不看重名，但不可以没有名。素位而行，名副其实，堂堂正正为君子之道。然中医之技，百而千、千而万，不可其极，为医一生，必有过人之处，亦有不如人之处，谦虚而心胸广阔，必得天人相助，争名过度则道义两失。

利，是社会行走之必然，不必过分贬之，亦不必过度举之，随遇而安。百姓不易，显贵易得，平而衡之，处世之道。病人，医家之父母，医生从学技、训练到成名皆是依病人之所赐，医家诊病思虑钱财得失，心必偏而术不正。

理，任何事物皆有其理，理出自然。一切人心之巧，皆需依乎自然真理以正之。中医之理，乃天地之道，人心不可与之争；治病之效，皆天地之功，夺天之功，必遭天谴。

友，为道者不以高下而论，皆以友相称。同志者，志同道合也。

至于能无己、无功、无名者，乃合道之行，求之不得，"神人无己，圣人无功，至人无名"。

三、经络天地识

《阴阳系日月》："黄帝曰：余闻天为阳，地为阴，日为阳，月为阴，其合之于人奈何？"岐伯曰："腰以上为天，腰以下为地，故天为阳，地为阴。故足之十二经脉，以应十二月，月生于水，故在下者为阴；手之十指，以应十日，日主火，故在上者为阳。"

经络者，真气之流行，根于肾，统于心，乃神气之所游行出入也。经脉十二，合则为六，手经应天，足经应地，天上地下，位之分也。同名手足经一经，一气所布，阴经皆上行，阳经皆下奔，因于天地更用、阴阳颠倒也。

在脏腑天地属性的探讨中已经阐明，脏腑的根本性质为其天地之性，经络也是如此。经络系统是人与天地一气而同构的结果，人体经络所用的三阴三阳构架是天地合气、一气流行、阴阳离合出入的具体表达，乃天道人化、生命节制在天的具体体现，三阴三阳之中天、地、人三部隐于其中。经络理论的核心内容是气与位的统一，即人体中阴阳气的分布、多少和经络循行分布位置的高度统一。

　　《内经》中关于经络系统天地、阴阳属性的首次详细阐发是在《阴阳离合论》中，这是一篇论述经络理论形成和构架的重要文献。

　　黄帝问曰：余闻天为阳，地为阴，日为阳，月为阴，大小月三百六十日成一岁，人亦应之。今三阴三阳，不应阴阳，其故何也？岐伯对曰：阴阳者，数之可十，推之可百；数之可千，推之可万；万之大，不可胜数，然其要一也。天覆地载，万物方生，未出地者，命曰阴处，名曰阴中之阴；则出地者，命曰阴中之阳。阳予之正，阴为之主；故生因春，长因夏，收因秋，藏因冬。失常则天地四塞。阴阳之变，其在人者，亦数之可数。

　　帝曰：愿闻三阴三阳之离合也。岐伯曰：圣人南面而立，前曰广明，后曰太冲，太冲之地，名曰少阴，少阴之上，名曰太阳，太阳根起于至阴，结于命门，名曰阴中之阳。中身而上，名曰广明，广明之下，名曰太阴，太阴之前，名曰阳明，阳明根起于厉兑，名曰阴中之阳。厥阴之表，名曰少阳，少阳根起于窍阴，名曰阴中之少阳。是故三阳之离合也，太阳为开，阳明为阖，少阳为枢。三经者，不得相失也，搏而勿浮，命曰一阳。

　　帝曰：愿闻三阴。岐伯曰：外者为阳，内者为阴，然则中为阴，其冲在下，名曰太阴，太阴根起于隐白，名曰阴中之阴。太阴之后，名曰少阴，少阴根起于涌泉，名曰阴中之少阴。少阴之前，名曰厥阴，厥阴根起于大敦，阴之绝阳，名曰阴之绝阴。是故三阴之离合也，太阴为开，厥阴为阖，少阴为枢。三经者，不得相失也，搏而勿沉，名曰一阴。

　　阴阳𩢸𩢸，积传为一周，气里形表而为相成也。

1. 藏与象、气与位

　　脏腑言藏与象，经络言气与位，二者皆是本于道生、以天地为恒准、生命功能气化的表达。

藏与象的关联是非线性的、跳跃式的抽象模式；经络之气与位，则通过循行路线的表达，清晰、具体、连贯、直接，这是二者本质的不同。故脏腑理论临床重在依症辨证，经络理论临床重在循经辨位。

脏腑辨病首重辨性，以八纲辨证为例，八纲中有六纲为涉及辨性的内容，寒热、虚实、阴阳，仅有表里为辨位。经络辨病首重辨病变之位，如"经脉所过，主治所及""经穴所在，主治所及""以痛为腧，以知为度"等，故针灸临床而言，没有经络的诊察就没有针灸的治疗，而这恰恰是目前针灸临床中最欠缺的部分。经络是人体功能气化之下，气（阴阳气多少与性质）与位的高度统一的体现，故言经络、用经络必须通过气与位来描述，二者缺一不可。

2. 人身中天地的不同属性对经络循行分布的影响

关于人身不同部位的天地属性和经络循行分布之间的密切关系，《内经》中有详细论述，举例如下：①头与足分象天与地，"上配天以养头，下象地以养足"（《阴阳应象大论》）。②以天枢之上下分天与地，天枢穴在肚脐中央旁开两寸，乃天地气交以生人气之位，"天枢之上，天气主之；天枢之下，地气主之；气交之分，人气从之，万物由之。此之谓也"（《六微旨大论》）。③以腰之上下分应天地，足经皆过腰腹，象地；手经皆行腰腹以上，象天。"黄帝曰：余闻天为阳，地为阴，日为阳，月为阴，其合之于人奈何？"岐伯曰："腰以上为天，腰以下为地，故天为阳，地为阴。故足之十二经脉，以应十二月，月生于水，故在下者为阴；手之十指，以应十日，日主火，故在上者为阳。"（《阴阳系日月》）。

头象天足象地、腰腹上下分应天与地、足经应地手经应天，这些都是中医气化理论中关于人体结构天地属性方面的重要论述。万物皆依地而成形，皆依天动而成化，形、气、精、神统于天而验于人，天与地在人身中皆有不同的表达。手经循行皆身半以上，天之所应，主治人体之外病如肢节、官窍之病；足经循行皆过身半以下的腰腹而到达头面，根于地而达于天，人体内外之病皆主之，如肢节官窍、脏腑之病足经皆可治疗。

"夫十二经脉者，内属脏腑，外络肢节。"气化结构而言，脏腑与肢节九窍，一内一外，经络在功能气化中起桥梁作用，沟通内外上下。其中经络统肢节九窍而主外，与内之脏腑呼应。经络之中亦分内外，手经为外之外，足经为外之内，故手经功能皆独主外病；足经可内通五脏六腑，外病、脏腑病共治。所以，手之三阳经虽然冠以大肠、小肠、三焦之名，却无主治六腑病之实（如以下合穴治在足三阳经），心病之本治在于足之肾经、胆经、胃经而不在手之心经、心包经（手经诸穴为脏腑病辅助治疗的配穴），外感病之治不在肺经而在手足太阳、少阳经。

疾病而言，阳之病、外之病为针灸所专，精气亏虚之病非针灸之所长，"诸小者，阴阳形气俱不足，勿取以针而调以甘药也。"（《邪气脏腑病形》），如强补之，以守阴、守腹为上。

3. 手经属天、主外，阳也；足经属地、主内，阴也

《灵枢·阴阳系日月》："黄帝曰：余闻天为阳，地为阴，日为阳，月为阴，其合之于人，奈何？岐伯曰：腰以上为天，腰以下为地，故天为阳，地为阴，故足之十二经脉，以应为十二月，月生于水，故在下者为阴；手之十指，以应十日，日主火，故在上者为阳。"

（1）手经、足经，天地之别

"同声相应，同气相求。"经分十二，合则为六，同气一经，分为手足，分应天地和人体内外。手经为同名足经之外，足经为同名手经之内，外以内为本，同名手经足经一经也。

外者应天之位，主人之头面、九窍、肢节；内者应地之位，主由经络而内入脏腑。阴阳之中又有阴阳，手之阳经为阳中之阳，手之阴经为阳中之阴；足之阳经为阴中之阳，足之阴经为阴中之阴。

人体结构而言，皮肉筋骨脉为外，脏腑为内；独行于上身肢节及头面官窍者，为外所应，天气之所主，手经所过所治；独行于内五脏六腑并下肢者，为内所应，地气之所主，足经所过所主。天也，阳也；地也，阴也。故经络而言，手经应天，天为阳，手经皆属阳，手之阴经本性亦属阳；足经应地，地为阴，足经皆属阴，足之阳经本性亦属阴。

（2）《阴阳离合论》中论述

《阴阳离合论》中所论经络皆为足经，而无手经。虽以三阴三阳名之，然后面皆注为阴之性，这是理解本篇的关键，也是理解足六经性质的关键，更是理解经络乃天地所化、所应、所主的关键。

①本篇所论经络仅为足六经。"太阳根起于至阴，结于命门""阳明根起于厉兑""少阳根起于窍阴""太阴根起于隐白""少阴根起于涌泉""厥阴根起于大敦"，至阴穴、厉兑穴、足窍阴穴、隐白穴、涌泉穴、大敦穴皆足六经井穴。

②足六经虽名之以三阴三阳，然根本之性皆为阴。太阳名曰"阴中之阳"，阳明名曰"阴中之阳"，少阳名曰"阴中之少阳"，太阴名曰"阴中之阴"，少阴名曰"阴中之少阴"，厥阴名曰"阴之绝阴"。无他，足六经皆根于地中，地气所化，地为阴，故足六经皆本性为阴，虽阳经亦性为阴，"未出地者，命曰阴处，名曰阴中之阴；则出地者，命曰阴中之阳"。

天地、阴阳决定了经络、脏腑的根本之性，而天地、阴阳之间，《内经》中又将天地列于阴阳之前，即其阴阳之性决定于其天地之性。先定天地，再定阴阳，此为中医理论中最为紧要之处。

4. 同名手足经为一经，分应天地和人体内外

同名手足经为一经，一气所化，手经为同名足经之延伸与外候，足经为同名手经之内主。

　　前文已论，足经属地，阴之性，与手六经性质不同。那么同名的足六经和手六经之间又是什么关系呢？同名的手足经统一在相同性质的阴阳气之下，同名手经为同名足经的延伸与外候，同名足经为同名手经之内主，这对于深刻理解十二经脉中同名手足经之间的关系，对于开拓思路提高针灸临床疗效，意义非常重大。同名手足经为一经的根据有三：①《素问·太阴阳明论》："故阴气从足上行至头，而下行循臂至指端；阳气从手上行至头，而下行至足。故曰阳病者上行极而下，阴病者下行极而上。"②《灵枢·终始》："人迎一盛，病在足少阳，一盛而躁，病在手少阳；人迎二盛，病在足太阳，二盛而躁，病在手太阳；人迎三盛，病在足阳明，三盛而躁，病在手阳明。"③《黄帝内经太素》："手太阴阳明有病，宜疗足太阴阳明，故曰下取之；足太阴阳明有病，宜疗手太阴阳明，故曰高取之。"

　　同气相通，同气相求，同名手足经分应天地，分主人体上下内外、肢节脏腑，然又为一体。以手足阳明经为例，二者同为阳明之气所化，统一在阳明气之下，手阳明经为阳明气之外化而主外肢节、官窍，足阳明经为阳明气之内化而通胃家。阳明气外化在头面、肩背，内化以应胃大小肠之变，一也。这样的认识对于理解《伤寒论》中相关条文很有帮助，如太阳阳明合病的葛根汤方证，"太阳病，项背强几几，无汗，恶风，葛根汤主之"及"太阳与阳明合病者，必自下利，葛根汤主之。"太阳病的特征性部位是"头项"，而"肩背"部位为阳明病的特征性部位，但是从经脉循行上看，肩背部和足阳明胃经的循行无关，而是手阳明大肠经循行所过的重点部位。如拘泥于《伤寒论》六经为足六经，同名手足经又非统一在一气之下，那么葛根汤所主治的阳明病无论如何不会出现"项背强几几"的特征性病症。故手足阳明经本为一经，同气相通，葛根汤方证为同名手足阳明经内外之病，故既可见外病之肩背疼痛，又可见内病之下利腹痛。另如太阳病之太阳伤寒证，除了常见的头项部疼痛外，还容易引起肩臂后外侧的疼痛，如急性落枕、颈椎病等引发的肩背、上臂疼痛僵硬症状，此部位乃是手太阳经循行所过的重点部位，而非足太阳经所过，手足太阳经同气相通，肩臂后外侧皆太阳气分布之处，急性落枕、颈椎病引起的颈项、肩背、上臂疼痛皆可用麻黄汤、麻黄加术汤或麻黄附子细辛汤等治疗。

同名之手足经为一经，具体如下：

手足厥阴经，皆天地厥阴之气所化，名为厥阴气手经、厥阴气足经，二者本为一气一经，通也，天地、上下与内外之别；

手足太阴经，皆天地太阴之气所化，名为太阴气手经、太阴气足经，二者本为一气一经，通也，天地、上下与内外之别；

手足少阴经，皆天地少阴之气所化，名为少阴气手经、少阴气足经，二者本为一气一经，通也，天地、上下与内外之别；

手足少阳经，皆天地少阳之气所化，名为少阳气手经、少阳气足经，二者本为一气一经，通也，天地、上下与内外之别；

手足阳明经，皆天地阳明之气所化，名为阳明气手经、阳明气足经，二者本为一气一经，通也，天地、上下与内外之别；

手足太阳经，皆天地太阳之气所化，名为太阳气手经、太阳气足经，二者本为一气一经，通也，天地、上下与内外之别。

总之，手三阴三阳经循行皆身半以上，天之位；足三阴三阳经皆过腰腹，地之位。此天地赋予经络之根本属性，亦为中医生理病理不变之规矩。

三阴三阳，是以人为本，在天地范围之内说理的工具，而高于三阴三阳之上者，为天地。故二者之间，《内经》中以先天地后阴阳为不变之序。天地之间又以天为尊，万物生命变化，随天之动而动，一切动之因皆本于天，"生因春，长因夏，收因秋，藏因冬，此为常"。

阴阳为识人身之法眼，天地为识阴阳之法眼，天为识天地之法眼，天之上则不可言说。

5. 针刺手法识——手法在心不在手

针无补泻，自成自为；归依天道，形气自化。

针落于穴，而穴本非人体形质之结构，假借而已。《九针十二原》有言："节之交，三百六十五会，知其要者，一言而终，不知其要，流散无穷。所言节者，神气之所游行出入也，非皮肉筋骨也。"明确指出，穴之实质乃人体神气游行出入之通道。神气者，精气、血气、人气也。无生命则无神气之出入，则无穴位，亦无经络；有生命则神气随天气开合而升降出入，则有穴位，有经络。穴位、经络随生命的有而存在，随生命的无而消失，此为识之要。

手法在心不在手，手动实为心动。针法实为心法，心法之要在于取舍合天心，人合于道，人心即天心。

手法在心不在手，手动实为心动。心动依乎天行，天道本于自然。"损之又损，以至于无为"，"无为"乃心法之大旨，"退心"为心法之妙要。"万物生于有，有生于无"，无为者，言本也，道与一也。虚无之乡，众妙所出，无物无状，无始无终，先天在即，后天在隙。

手法在心不在手，手动实为心动。如勉强或有手法之说者，道行天下而假于人心。人心悟则合道，人心即道心。一言以毕之，归一为针法之要。

针本无补泻，或曰补泻者，皆是人为之补泻，而天道精真复原，自补自泻，无需思量。真气本天而周身，从之则为顺，顺则同步天地而无害，天道在人，自会权衡。"无思也，无为也，寂然不动，感而遂通天下故也"，此为实学。

"人之道，损不足，补有余"，心机一动，纵万千技巧亦落人之道，皆为从自我出发而落于小我之取舍得失；"天之道，损有余，补不足"，天道曰朴，朴虽小天下莫能臣，天道遇虚则补、遇实则化，本然使之。如人能服天气，敬畏而理通，则天机自动，纵病碍重重，只要天命之数未尽、精气未竭，皆可依附自然本体而化解消融。

　　人与病其性皆本空，乃因缘所现，"方生方死，方死方生"。有本生于无，复归于无，故道视天下，无人亦无病，只有与天同步与否，同步为正，不同步为偏。针法亦无补无泻，与天地复而已，"不针之针为之针，无法之法为大法"。

　　如能将"若夫法天则地，随应而动，和之者若响，随之者若影，道无鬼神，独来独往"通过针表达出来，即为针道。退而求其次，《灵枢》有徐疾补泻，或可一用，在《九针十二原》中。通达明理、合道而行的医者，与世医同施针于一穴，效果必然不同，无他，医者能自通天地，必能通病者身中之天地，治病为道化而非人化，为天行而非人行。

　　"粗守形，上守神""粗守形者，守刺法也；上守神者，守人之血气有余不足，可补泻也。"后世针法，或青龙摆尾，或白虎摇头，或烧山火，或透天凉，皆为医者自娱自乐，打发时光所为。依此种针法，久则害人害己。古今中外医者多短寿，非医生这个职业本身不仁，而是多私心过重，名利置前而又生命之理不明，贻误生灵所致。

　　故为医者，当殚精竭虑于医理，至精至诚；欲为医者，当对自己有清醒认识，慎之又慎。

第五节　《黄帝内经》前九篇的展开顺序

　　中华文明乃天地文明，中医学乃天地之学，一以贯之。

　　先天地而后阴阳，相推相荡一气周流，再于天地阴阳之中论理人形，天人一气而同构同步，天统地、天统人，始终如一。"人生于地，悬命于天"，人形生于地而命本在天，人生生之气本于天而能通天、应天之变，并以天人相应为生命过程中最大的目标和任务，此即为中医之至理。

中医学的理论基石和主线完备于《黄帝内经》前九篇中，前九篇就是严格按照天、天地、天地人的顺序依次展开。前三篇仅论天，天之道也；中三篇论天地，天地之道也，天统之；后三篇，在天地之内论人，天道人化之人道也，依然天统之。"天地之至数，始于一，终于九焉。一者天，二者地，三者人，因而三之，三三者九。"

一、前三篇言天

《黄帝内经》前九篇中的头三篇仅言天，主言天之道。

前一篇《上古天真论》只言天，此篇之天，天地之先也。中一篇《四气调神大论》所言之天为天地之天，所论为天之道。以天之四时为大序，四时四象，人之四脏与之同构、相应，"后天而奉天时"。天有四时，天之四时、四象、四脏皆首出于中一篇，生命之始动乃天之行也，天为地、为人之主，四象为五行、六节之主，人真正的生理病理体系始于本篇，始于天之四时，故立本篇之名为大论。后一篇《生气通天论》所论为天之在人，天人一气而通应，在天之下主论人体生生之气的生理模式和病理特点，人身中的阴阳二气就是天地的阴阳二气，人生气通天者在人为营卫、四脏之精气，人身中气化的模式就是天地气化模式的再现，负阴抱阳为生命生生的基本模式，并凭此以完成生命本来的最大目标——天人相应。

1. 上古天真论

（1）上古

上古，指上古时期，三皇五帝时代。上古三皇五帝时期，善以道治国，至夏商周中古时期，同样以天道为帝王之官学，天子多被教育成圣王。春秋战国时期天下大乱，道失其统而百家竞出，传承了几千年的内圣外王的天下秩序彻底被终结，道裂百家、百家争鸣意味着天下已然从文化根源上失道而大乱。就孔子那个时代的人来说，也已经和上古时期之人的思维产生了明显裂痕。

就道的文化世代演化来看，总源头出自伏羲。经过三皇五帝延续到周朝，老子总结之前的三皇之道，写出了《道德经》，是对从伏羲至周三皇之学的集大成。此后国失道统，上古道学流于民间，裂为百家，流散而湮灭。中华民族国体和政体的统一大成于秦朝，"车同轨，书同文"，从秦汉以降，中华文化进入了以千年为计的没落期。

（2）天真

道裂而百家出，天隐而心志狂，秦汉犹有天道之风，宋后不见真人之容。

由于春秋战国后，本于官学的天道之学逐渐流散，后世百家竞出、教门森列而心学尤盛，前者标定的是天道，后者则纵由心意驰骋。"心生于物，死于物"，心之所睹、所思、所出、所成，皆末也、象也、人为也，天道常伦而人心惟危。以心捐道则道没，以人助天则天亡，"古之真人，不知悦生，不知恶死；其出不欣，其入不距；翛然而往，翛然而来而已矣。不忘其所始，不求其所终；受而喜之，忘而复之。是之谓不以心捐道，不以人助天，是之谓真人"。

天地与人本始为一，皆为道生。天真、真气、精真者，道生也，一也。"道之为物，惟恍惟惚。惚兮恍兮，其中有象，恍兮惚兮，其中有物，窈兮冥兮，其中有精，其精甚真，其中有信。"能提挈天地、合道而行者，道生也，真人也。

《上古天真论》为整部《黄帝内经》的总纲和原则，先天之虚无、生命之本原、中医之主线均展示在本篇中。上根利器者，得其要可以通过本篇通透中医乃至生命的本来。于生命而言，"提挈天地，把握阴阳，呼吸精气，独立守神，肌肉若一"即为其来去终始，中医理论的脉络从上而下贯之，就是道—天地—阴阳，精气神形与之同构相应。

篇中所列四类人，真人、至人、圣人、贤人，各不相同。真人、至人者，以道为本，弥伦天地，合道而行，以天观天而无天人之别；圣人、贤人者，治人事天，效法天地，以天道制人伦，以天观人而有天人之分。

2. 四气调神大论

"天地为万物之母""天何言哉，四时行焉"。

四气者，天行四时也；神者，自天引出万物谓之神，如精真中之信也。"阴阳不测之谓神"，天出玄，玄出神，知天命才能知神，知神不知，才能调神。人之本神（非喜怒哀乐），出于天，与天同步，以一为家。治人之要在于知天，治神之要在于服天气、明天道与天运同步同调。《素问》篇名中专以治神者有二，《四气调神大论》《八正神明论》，分别从于河图、洛书之理，以四、八之天度气数节治人之本神，不明此理，人之精神不得而治。针道有五，治神为首，针道不知敬天、奉时、合道是为妄为，妄为则乱气。

《四气调神大论》主论四时为生命之大序，四时者，天之四时。生命之动本于天，人悬命于天，故立本篇之名为大论。文中首论阴阳以四象（先天），并规矩生命之生长收藏于四时之下。

文中暗示四象分天道四象与人道四象，这为后面统论人身脏腑之全部的《六节藏象论》打下了基础。"夫四时阴阳者，万物之根本也。所以圣人春夏养阳，秋冬养阴，以从其根，故与万物沉浮于生长之门"，天道四象，先四时后阴阳再人之四脏与之相应，为天道之顺生，如"逆春气则少阳不生，肝气内变；逆夏气则太阳不长，心气内洞；逆秋气则太阴不收，肺气焦满；逆冬气则少阴不藏，肾气独沉"（《四气调神大论》）。"故阴阳四时者，万物之终始也，死生之本也，逆之则灾害生，从之则苛疾不起，是谓得道。"人道四象，先四脏再阴阳后四时，为人道之逆行，人上应于天，如"心者，为阳中之太阳，通于夏气。肺者，为阳中之太阴，通于秋气。肾者，为阴中之少阴，通于冬气。肝者，此为阴中之少阳，通于春气"（《六节藏象论》）。

3.生气通天论

人的生命不能自生，悬命于天，天地之大德曰生。人身中生生之气本于天，故能通天、应天。

道出天德地气，德流气薄并生生不息以有万类，万物受天地之气而各领性命。生气通天者，言人生生之气本自天授故能通天，天地气化模式就是人身气化模式，天人同构也。

人身中的阴阳二气本就是天地的阴阳二气、人身气化模式本就与天地气化模式同构、人身气机运行本就与天运同步，此生命之大旨，亦《内经》之大旨，《生气通天论》即是气化天人同构之论。

万物皆是根据天地自然的规律和模式进行作息，唯独人是按照自己的意愿想法进行作息、行为和思考，万物是自觉尊天以为常，人是尊自我为常（自以为是），故万物皆可尽其天年，而人罕能尽其天年。

"立天之道，曰阴曰阳"。天之四时确立之后，《生气通天论》首次详论生命阴阳之理，其原则是：①生命之阴阳皆通乎天、本于天；②人体阴阳生生模式为阳气涵藏于阴精之中，"负阴抱阳"为生命的天下式，阴精为阳气之本、为一身之本；③天与五行即"其生五"，天与阴阳即"其气三"。

人体通天之气，乃经络之气与四脏之精气也。四象之阴阳本性皆属阳，动而周天，天之性也。

二、中三篇言天与地

自前九篇的中三篇起，地的概念始出，主论天地之道，天地之中依然是天统地。

天地立位，天施地承，五脏收受。由于至阴之性地的引入，天地之中，四象四脏的功能首次发生了异用微调，功能异用主要发生在太阴肺中（由肺主湿，异用为脾主湿）。

地之本性为至阴，至阴为阴之极也，后世医家亦称之为"死阴"，性静而降。然地又有顺承天之德，有得天气之鼓荡而运化万物、含弘光大、品物咸亨之能，可充于四维以生木火金水。故天地之中的中土既降又升、即静又动，脏腑中脾又成为五神脏之一。

中三篇之首篇乃《金匮真言论》，自此篇始，《黄帝内经》中地之概念逐渐出现。在《金匮真言论》中，地应长夏、位居中央、在脏为脾，河图数术之秘尽显在本篇中。中三篇之中篇乃《阴阳应象大论》，此篇中天地五行的理论始备。本篇篇名之所以称为大论者，盖天地合气生人，相对于人，天大、地大，天地皆为大，故名之以大论。本篇以河图天地五行观的东西南北和中为视角观天地万物，依然是天统地，如"天有四时五行，以生长收藏，以生寒暑燥湿风"，"神在天为风，在地为木"等。中三篇之下篇乃《阴阳离合论》，秉承《内经》先脏腑后经络、先论为主后论为辅的一贯风格，主要论述地在经络系统中的重要地位，先言"天覆地载，万物方生，未出地者，命曰阴处，名曰阴中之阴；则出地者，命曰阴中之阳"，随后所论的经络仅为足之六经，其性皆为阴而属地。《阴阳离合论》中只论足六经不论手六经者，盖因足经应地出于脏腑、手经应天外系肢节是也。

1. 金匮真言论

"天地位焉，万物育焉。"自《金匮真言论》始，《内经》所论生命的主线由天转至天地，本篇以天地为经纬论理生命本源，所言皆为至真至诚之理，故名"金匮真言"。

天地立后，生天气地气，天地合气，再化生万物。有为万物之母，有生万有。

天地立后，阴阳相推相荡，生命变化其中，然已是天地更用、阴阳颠倒，负阴抱阳为生命之定式。乾坤者，天地也，坎离者，阴阳也，天地立后，乾坤已成背景，坎离冠首，六子生杀其中。天地立后，前九篇中的后三篇才能大论三阴三阳，六节者，六子也，乾坤所生，坎离为轴。

　　从人身来看，从四象转到五行，四象在人身中的时位特征发生了明显的变化，《金匮真言论》中有两段相关的论述，此两段文字对于解决《伤寒论》六经的实质，对于解读《金匮要略》的编写体例、理论主线有着至关重要的作用。①"平旦至日中，天之阳，阳中之阳也；日中至黄昏，天之阳，阳中之阴也；合夜至鸡鸣，天之阴，阴中之阴也；鸡鸣至平旦，天之阴，阴中之阳也"，②"故背为阳，阳中之阳，心也；背为阳，阳中之阴，肺也；腹为阴，阴中之阴，肾也；腹为阴，阴中之阳，肝也；腹为阴，阴中之至阴，脾也。"

　　首先通过两段对照，确立了肝心肺肾属天、脾属地的五脏天地之性，然后天之脏中阴阳再分阳中之阳、阳中之阴、阴中之阴、阴中之阳，而地之脏只有至阴之性，这为后三篇中《六节藏象论》的理论框架打下了坚实基础。

　　《金匮真言论》中天地与人同构是通过一日一夜分应五脏的时位来表达的，这是真正的天地应于人的体现，其中未明示者乃是地之属性脾的时位，应在黄昏和合夜之间。通过这两段文字与《伤寒论》中六经欲解时内容的对比，可以得出天道四象经天地五行，再转为人道化六节时，四象四脏发生了怎样的异用，然后六节其理、其治皆可逐渐明朗（详见后面"从四象到六节"一节）。通过后一段与《金匮要略》编写体例的对照，还可以得出脏腑杂病论治的主线，"金匮"一词为仲景论述内伤杂病专著的书名，亦是《内经》中《金匮真言论》的篇名，且是《内经》中的唯一以"金匮"命名的一篇。《金匮要略》的理论体系出自于《金匮真言论》。

　　然，无论从四象到五行，从五行再异用为六节，皆是以四象为本，这是明四象、五行、六节之理的重要原则，"后天而奉天时"。

2. 阴阳应象大论

"积阳为天，积阴为地。"此天地为天气、地气，天地以生天气地气，天地合气、一气周流而性分阴阳。

《阴阳应象大论》篇中完成了由天地到天地之气的彻底转换，即由先天到后天的彻底转换，《内经》中以河图天地五行观为核心的五脏五行理论完备于此篇中。自此，四时分五时，四气变五气，四脏又五脏，四象到五行。

五行中的肝心肺肾已非《四气调神大论》中的肝心肺肾，名虽同，然肝心肺肾的功能已经发生了部分的异用，主要变化发生在秋（肺）中。秋在四象中为秋三月、主湿，"秋伤于湿"（《生气通天论》），而在五行中肺主湿的特性异用到了脾中，"中央生湿""其在天为湿，在地为土"（《阴阳应象大论》），肺的功能特性则变为"其在天为燥，在地为金"（《阴阳应象大论》）。这就是由天之四象四脏转为天地五行五脏时脏腑功能发生的异用，这是真正能够揭开六节（三阴三阳）理论体系面纱的关键一步。

3. 阴阳离合论

"阴阳𩐀𩐀，积传为一周，气里形表而为相成也。"阴阳之离合，是天地合气、一气周流的离合。

《内经》首次详论经络系统是在《阴阳离合论》篇中，然仅言及足六经而未及手六经。篇中重点论述了地在经络系统中的意义和重要地位。足六经虽名之以三阴三阳，然根本之性皆为阴。人身中的地，天枢、腰腹及以下，足经皆过，手经皆不过，故手经应天，足经应地。

经络者，天制六节，应于人也。"天以六六为节"，六节节制在天，天人同构也，如《难经》云："冬至之后，得甲子少阳王，复得甲子阳明王，复得甲子太阳王，复得甲子太阴王，复得甲子少阴王，复得甲子厥阴王。王各六十日，六六三百六十日，以成一岁。此三阳三阴之王时日大要也。"

三、后三篇统论人

前九篇的后三篇，始大论人形之全部，以人观天地，所论为人之道，仍然是天道统人道。

天地合气生人，天予人以命，地予人以形，依然是天统人。论万物与人必以天、地、人三才、三部，故后三篇大论三阴三阳中，天、地、人三部皆备。详论脏腑之全部的六节理论完备于《六节藏象论》中，中医脏腑理论的基石和核心就在此篇中。

1. 阴阳别论

下之上篇也。文中开篇即言"人有四经、十二从"，然后继以三阴三阳理论体系论述疾病。此明示，以人观之，有别于天地之下的阴阳分类法（四象、五行），为三阴三阳。以天观之，天之四时，阴阳分以阴阳太少，见《四气调神大论》；以天地观之，天施地受，阴阳分之以五，以应心肺肾肝与脾，为阳中之阳、阳中之阴、阴中之阴、阴中之阳与阴中之至阴，见于《金匮真言论》；今言人，分之以三阴三阳。

《黄帝内经》中别论之论有三，分别是针对阴阳、五脏、经脉，分别见于《阴阳别论》《五脏别论》《经脉别论》诸篇。非前论之错，角度不同是也，其要依然在于"天地阴阳者，不以数推以象之谓也"。

2. 灵兰秘典论

下之中篇也。《灵兰秘典论》中要点有二：①由天地转到人之后，人体两套气化体系出现，分为大心、小心系统。大心系统以心为君主之官，统心肝脾肺肾、膀胱大小肠胆等；小心系统亦源于肾间动气，上归于大心系统，以命门为脏，统三焦、膻中、气街乃至经络系统，为人气所生。②确立了心为君主之官，统五脏六腑并为其主，为以后六节理论中"太阳独大"的生理特点打下了基础，对于认识人体生理病理、认识《伤寒论》太阳病篇意义重大。

3. 六节藏象论

下之下篇也。从天到地再到人，从《黄帝内经》第一篇到第九篇，从一至九，中医脏腑理论中的核心部分完备于《六节藏象论》中。本篇篇名指出人藏象之要在于节制以六节，六节者，天之三阴三阳也，也再次确立了天统地、天统人、天为生命之根本的一贯思想。"天以六六为节，地以九九制会"，以人为本、人本于天，《内经》始终如一。

六节之中天地人三部的明确，是理解六节理论的关键之所在，是理解《伤寒论》三阴三阳实质的关键之处。篇中论述人身全部脏腑时分类以三：心肺肾肝为一类，天性之脏；脾胃大小肠膀胱三焦为一类，地性之脏；胆（肝胆）独一类，人性之脏。

四、总论

天地为大，天地为正。《黄帝内经》前九篇的前三篇中有《四气调神大论》，中三篇中有《阴阳应象大论》，后三篇中有《六节藏象论》，各为前、中、后三部中有关人体生理病理理论体系的核心大论。天地为人之父母，人以天地为大，故三篇中以言天与地者称为大论。天之四象理论完备于《四气调神大论》中，并为五行、六节之主；天施地承、天布五行理论完备于《阴阳应象大论》中，为从四象到六节的过渡；人脏腑之全部的六节理论完备于《六节藏象论》中，以天节制人而分六六之节，六节中四象、五行隐匿其中，四象为之主。

天地为大，天地为正。从《内经》前九篇来看，从四象到五行再到六节的转化过程中，人体脏腑的数目也经历了从四脏到五脏、九脏，再到十一脏、十二脏的变化过程。四脏者，天真之脏，应天道四象；五脏、九脏者（形脏四，神脏五），天地合气，五脏收受，天地之脏；十一脏、十二脏者，天地人之脏，所增加者，源于天地合气所生的人气之脏，其为相火，属小心系统，此类气化结构为生命所独有，多生而有之，死则消失，有名而无形，如三焦、膻中等，皆为人气所化。然不论脏腑应地、应人的数量如何变化，气化上都是以四脏为根本、为主导。

天地为大，天地为正。《周礼·天官冢宰·疾医》曰："以五气、五声、五色视其死生，两之以九窍之变，参之以九脏之动。"郑玄注："正脏五，又有胃、膀胱、大肠、小肠。"贾公彦疏："云'正脏五'者，谓五脏，肺、心、肝、脾、肾。并气之所藏，故得正脏之称。……云'又有胃、膀胱、大肠、小肠'者，此乃六腑中取此四者，以益五脏为九脏也。"六腑取此四者，《难经》称此四腑为正腑，曰"胃为水谷之腑，小肠为受盛之腑，大肠为行道之腑，膀胱为津液之腑……此则正腑也，故入九脏。其余，胆者清净之腑，三焦为孤腑，故不入九脏也。"依天地为正而分五正脏，或五正脏、四正腑（形脏四，神脏五，合为九脏），胆、三焦为人气之脏，故不归为正脏、正腑。

至此，《黄帝内经》中所论中医理论的天地主线已明，循此可以见病知源，思过半矣；循此医者各验于临床，皆能有所发挥而仁者见仁、智者见智；循此于医者、病家皆有益矣。

附：

天有两解：一为一切之本原，为道一之别名；一则相对于地而言。

结　语

"观天之道，执天之行，尽矣。"

第二章

阴阳

《易经》:"立天之道，曰阴曰阳。"

《周易系辞上》:"一阴一阳之谓道。"

《孙子兵法》:"阴在阳之内，不在阳之对。"

《阴阳应象大论》:"阴阳者，天地之道也。"

《五运行大论》:"天地阴阳者，不以数推，以象之谓也。"

《周易参同契》:"天地设位，而易行乎其中。天地者，乾坤之象也；设位者，列阴阳配合之位也；易谓坎离者，乾坤二用。二用无爻位，周流行六虚。"

先天地而后天地气生，天地合气一气周流；先天地而后阴阳相推相荡，三道并行寰道周天。天地两重，阴阳四卦，乾坤为基，坎离冠首，"乾坤者，易之门户，众卦之父母。坎离匡廓，运毂正轴，牝牡四卦，以为橐籥。"

《道德经》从道而贯下，言本言体，故书中广言道、一、天地而罕言气与阴阳（全书言阴阳一处、气三处）；《黄帝内经》本于生命，主言人生理病理之变化，故广论气化与阴阳而罕言道与一，天地合气生人也。气化，生命之所由、变化之所据、天人之所合；气化，天地的阴阳二气相推相荡，先后天一体的互藏互用，河图洛书的阴阳数术，天人合一的同构、同源、同步。《内经》研究的对象是生命，生命即气化，《内经》中气化的体现就是天地人三道的交错并举，阴阳之两仪、四象、五行、六节三部、九宫八风的演化与数术，气机之升降浮沉、离合出入、一逆一从的应天之变，天地与人身中气象万千、变化各异的同构与统一。天地立而阴阳明，天地立而气化彰，"天地与我共生，万物与我为一"。

人体气化结构中最重要的两大系统，分别是脏腑和经络。脏腑为本，经络为脏腑化气所出；脏腑为内，为人身之柱，经络居外，周身之全部；《内经》上篇主言脏腑，脏腑而后经络出，下篇主言经络，脏腑为经络之先（《九针十二原》：五脏有六腑，六腑有十二原，十二原出于四关）。乾坤、坎离，牝牡四卦，为天地之橐籥以出万象；阴阳两分、三分以成天地人三道，三道交错互藏以有生命。天道，四时、四象、四脏，阴阳之太少，人之先天也；天地之道，五行、五脏、九脏，天之阴阳与地之至阴也；天道人化，六节三部，十一、十二脏腑、十二经脉，三阴三阳周身之全部也。

"后天而奉天时。"四象，四时之象，分应春、夏、秋、冬而有风、暑、湿、寒；五行，五脏应四时而各有收受，分应春、夏、长夏、秋、冬而有风、热、湿、燥、寒；六节，一年分六节，分应风、火、暑、湿、燥、寒。人法地、地法天，天统地、天统人，四时以有五行，五行以化六节，然五行、六节皆统于天、统于四时，故曰"天布五行"，"天以六六为节"。

《内经》中以阴阳为主线用于对生命的理解和变化模式的表达，其中两仪者，阳出于阴而复归于阴，相抱而不离，一也；四象者，以天观天下，四时、四象领万物之变化，四脏藏精气、上应四时之变而为天性之脏，乃人身中根本；五行者，以地观天，五脏应四时各有收受，天地五脏、五柱，藏元真以化周身一气；六节三部者，以人观天地，天地合气生人，人脏腑经络化血气、营卫并精气以应天，一气之流行也。四象、五行、六节皆为阴阳之演变，然有先后天之别。人身中心肾精气的藏用为脏腑两仪之表达，"合心于精"，心肾一也，藏天年之数，行天命之令，得道之言也。两仪化生四象，四象异用为五行，五行化气周流为六节，六节又以五行为主，五行又以四象为本，四象又以两仪为根，诸化之出入皆不离于一，皆归于一。

两仪、四象皆主人阴精阳气的生藏化用，五行、六节除此之外，还主水谷精微的生成转化和血气营卫的化生。两仪为心肾（精神），四象为肝心肺肾，五行为肝心脾肺肾，六节除此之外，还包括经络脏腑、五官五体、肢节百骸、血气津液等人身之全部。识六节之要有二：①六节中的少阳、太阳、太阴、少阴不能直接对等于四象中的少阳、太阳、太阴、少阴，从四象到六节，脏腑功能上已经发生了明显的异用，其气之性、时、位多有不同，名同而实不同。②六节中，脏腑不能和三阴三阳一一精确对应，脏腑化气周流，某一时位之中气多有重叠、叠加，某些脏腑功能已发生了明显异用。

然，人身之中的两仪、四象、五行、六节皆为道化，根于天而形于地，本于道生。

第一节　两仪

"天下万物生于有，有生于无"，"无，名天地之始；有，名万物之母。"

一为道生，含诸元而未分，为无。从无到有，一分两仪，两仪皆元，乾坤也，天地也，精神也。乾为天，"大哉乾元，万物资始，乃统天。乾道变化，各正性命"；坤为地，"至哉坤元，万物资生，乃顺承天。坤厚载物，德合无疆"。

天地立，而后阴阳相推相荡；天地立，而后一气周流；天地立，日月行其中，而后三道并行。然有生于无，复归于无，阴阳应象虽有万千，但并万物出入于天地之门而无间，故"以无制有，器用者空，故推消息，坎离没亡"。立于天地，形气自正；归真于一，精神自生。

有生于无，有无同出；阳生于阴，阴阳同出。人身精气而言，阳气出于阴而复归于阴，阳气以阴精为本，"阴者藏精而起亟，阳者卫外而为固"。然后，阳生阴长、阳杀阴藏，阳化气、阴成形，纪之以一逆一从。

生命之大道乃天地之道，中医乃治身奉生之术，治身治生必求于本，本于天。

第二节　四象

四象，四时之象，天之四象，"天何言哉？四时行焉"。

四象一词出自《易传·系辞上传》："易有太极，是生两仪，两仪生四象，四象生八卦。"四象《易经》中为少阳、老阳、少阴、老阴。春秋时期的天文学中，四象也指四季，自然气象之春、夏、秋、冬应少阳、太阳、太阴、少阴。此外，四象应方位则以天宿之名分别对待四方，如《礼记曲礼》："行前朱鸟而后玄武，左青龙而右白虎。"《疏》："前南后北，左东右西，朱鸟、玄武、青龙、白虎，四方宿名也。"这里的朱鸟即朱雀。

《黄帝内经》秉承《易经》四象之内涵，变通应用在生命中，以春夏秋冬分阴阳之太少，人肝心肺肾上应之，统称为四象。天而地再人，其后四象逐渐演化为五行，五行再异用为六节。在演化过程中，四象之四脏在五行、六节中的功能表达发生了一定程度的异用，但是四象始终都是五行、六节之主。肝心肺肾为天真之脏，生长收藏是生命最重要的表达，这是中医理论中最重要的原则之一，"春三月，此谓发陈，天地俱生""夏三月，此为蕃秀，天地气交""秋三月，此谓容平，天气以急，地气以明""冬三月，此谓闭藏，水冰地坼"。

阴阳可大论，然阴阳之上不可论，故中医理论成系统者，始于《四气调神大论》。于生命而言，四象者，天时之藏象；五行者，天地之五行；六节者，周身之六节。四象为先天，五行、六节为后天，四象、五行、六节并存于一身而皆为天道寰周的表达。

一、天道四象与人道四象

在天四象为春、夏、秋、冬，应于人为肝、心、肺、肾四脏。《黄帝内经》四象理论中有两种分类方法，一种见于《四气调神大论》，一种见于《六节藏象论》，分别为天道四象与人道四象（天道人化）。四象理论是中医理论的核心内容之一。

在中医里面，四象是阴阳一分为二分类方式的体现，即阳分太阳、少阳，阴分太阴、少阴。《内经》前九篇中，在论述肝、心、肺、肾四脏的阴阳性质时有两种不同的方式，一种是《四气调神大论》中的肝、心、肺、肾，为少阳、太阳、太阴、少阴；一种是《六节藏象论》中的心、肺、肾、肝，为阳中之太阳、阳中之太阴、阴中之少阴、阴中之少阳。这两种方式中四脏的起始顺序不同，阴阳性质不同，代表的意义不同。前者为天道四脏，始于肝，表达的是"求其至也，皆归始春"的意思（帝出乎震）；后者为天道人化（人道）的四脏，即六节中的四象，始于心，表达的是"太阳独大""心为君主之官""主不明则十二官危"的意思。《四气调神大论》言生命之本，《六节藏象论》言生命之大用，对于人体的生理病理来说，后者的表达方式与临床关系更为紧密。

仲景《伤寒论》中三阴三阳理论体系采用了《六节藏象论》中的天道人化体系，在《金匮要略》中采用了《四气调神大论》《金匮真言论》中的天道四象、天地之道五行的体系。四象、五行为六节之主，《金匮要略》为《伤寒论》之主；《伤寒论》中诸方为治病的起手方，《金匮要论》中诸方为治病的善后方、根本方。仅知起手不知善后与根本谓之半治，只能治病不能续命。

（一）两段重要的《内经》原文

《四气调神大论》："春三月，此谓发陈，此春气之应，逆之则伤肝；夏三月，此为蕃秀，此夏气之应，逆之则伤心；秋三月，此谓容平，使秋气平，此秋气之应，逆之则伤肺；冬三月，此谓闭藏，此冬气之应逆之则伤肾……逆春气则少阳不生，肝气内变；逆夏气则太阳不长，心气内洞；逆秋气则太阴不收，肺气焦满；逆冬气则少阴不藏，肾气独沉。"

《六节藏象论》："心者，生之本，神之变也，其华在面，其充在血脉，为阳中之太阳，通于夏气。肺者，气之本，魄之处也，其华在毛，其充在皮，为阳中之太阴，通于秋气。肾者，主蛰，封藏之本，精之处也，其华在发，其充在骨，为阴中之少阴，通于冬气。肝者，罢极之本，魂之居也，其华在爪，其充在筋，以生血气，其味酸，其色苍，此为阴中之少阳，通于春气。"

天道四象，先四时而后阴阳，"夫四时阴阳者，万物之根本也"，在《四气调神大论》中；人道四象，先阴阳而后四时，"故阴阳四时者，万物之终始也，死生之本也"，在《六节藏象论》中。

1.《四气调神大论》中的四象

《四气调神大论》中的四象，是以天观万物的四象，是天道四象。

本篇在《内经》中首次确立四时阴阳为自然万物之根本、中医气化之法则、天道之顺序，"春气，少阳，养生之道，应肝""夏气，太阳，养长之道，应心""秋气，太阴，养收之道，应肺""冬气，少阴，养藏之道，应肾"。生、长、收、藏是天（四时）之在人的体现，是肝、心、肺、肾四脏最根本的功能特性，并统领人身脏腑气化之全部。一身之生（发陈）皆在于肝，一身之盛长皆在于心，一身之收敛皆在于肺，一身之收藏皆在于肾。人身生长收藏之常与异在脉象中表达最为准确，生与不生在左关之沉浮、虚实；长与不长在左寸与六脉之中；收与不收在右寸、右关之大小、虚实；藏与不藏在双尺之浮沉、虚实。

《四气调神大论》第一次将四时、阴阳和人体脏腑相关联并统一，这是认识人体气化功能的起点和最主要的主线。如四象的排列顺序，《四气调神大论》与《六节藏象论》完全不同，前者中的顺序为少阳、太阳、太阴、少阴，始于少阳（肝），终于少阴（肾）；后者中的顺序为阳中之太阳、阳中之太阴、阴中之少阴、阴中之少阳，始于阳中之太阳（心），终于阴中之少阳（肝）。前者顺序表达的是，以天为本、自天而人、自上而下论述生命由来的整个过程；后者表达的是，以人为本、由人而天、自下而上应天的过程。前者重点在于讲四时的流转，天为万物之本；后者重点讲人气之开合上应四时，人为天之外泄。

天道而言，春为生命之始；于人而言，太阳脏心为生之本。太阳是人体中最重要的天人相应的场所，太阳病为百病之始。《伤寒论》六经顺序也是始于太阳，终在厥阴，重点言人之生理与病理，故从于人道。太阳病篇占《伤寒论》篇幅的三分之二，太阳独大。需要注意的是，六节之太阳不离心然非仅为心，详论在后面章节中。

2.《六节藏象论》中的四象

《六节藏象论》中的四象是以人为本的四象，是天道人化四象，也是六节中的四象、三部中的四象。

《六节藏象论》中的四象为六节中的四象。人道四象（脏）相对于天道四象（脏）功能上已经发生了明显的异用分化，与《四气调神大论》中的四象（脏）字同而气之时、位、性已大相径庭，此亦后人不解《伤寒论》六经究竟之所在。两处四象相通之处在于皆言四脏为人体阴精阳气生长收藏之所在，皆通天应天而为一身之本。就人之生理病理而言，《六节藏象论》中的四象在临床中更为重要。

《六节藏象论》中的四象为天地人三部中的四象，是人身脏腑全部中的四象。心肺肾肝为人身中的天脏，脾胃大小肠膀胱三焦为人身中的地脏，胆为人身中的人神之脏。以人为本而言，人与天地相应必须从三部入手，脏腑十二分为天地人三类，人身上下有天地人之别，经络十二也分为天地人三类。

不知三部，六节枉然。

二、六节中心肺肝肾四脏的关系

四脏之间彼此的关系可分为三条主线：一个为心肺与肝肾；一个为肝肺与心肾；一个为肝心与肺肾。前者言气之开合与精之收藏、起亟；中者言精气的化生与布藏；后者言化气与生精。

阴阳一也，精气一也，四脏一也。

（一）心肺与肝肾

心肺与肝肾言气之开合精之收藏、起亟。

一阴一阳在生命中的本义，在《生气通天论》中界定得非常清楚，"阴者，藏精而起亟也，阳者，卫外而为固也"。四脏之中，心肺之用为肝肾之精所化，心肺在阳位，肝肾在阴位；心肺主阳气的一开一合，卫外而为固；肾肝主阴精的一藏一启，藏精以起亟。阳（气）出于阴（精）并以归阴为复、为本、为常，故上者下、下者上，负阴抱阳为生命的定式，虚其心、实其腹为生命之大旨。

"阳者，卫外而为固。"四脏中，心肺同位于阳位，心为阳中之太阳，肺为阳中之太阴。阳中之太阳主阳开，阳开则布；阳中之太阴主阳合，阳合则降，二者一开一合完成人体卫外的功能。心，为太阳之脏，乃阴精化阳为用最重要的场所，心通过主血脉和经脉以宣散营卫、血气到全身而成为一身之主，太阳之气遍身之内外无处不在而主五脏。肺为天脏，为华盖，阻遏太阳之气，朝百脉而主治节，收敛全身之脉气、血气，肃降以生精，阴气之始。就主表而言，四象中心为主、肺为辅；六节中肺为主、心为辅。心肺之间，一开一合、一宣一敛、一主一辅共同完成天人相应的任务。心肺之本位，心上肺右，河图九七之位；心肺化气分布分别为胸胁、背和肩背（《金匮真言论》），气化之位肺在心之上，即肺上心右，洛书九七之位。六节中，心肺气化之位皆在太阳。

"阴者，藏精而起亟也。"四脏中，肝肾同位于阴位，然肝为阴中之少阳，肾为阴中之少阴。二者分主阴之开合，肾上连肺而主蛰藏为阴开，肝上连心主发陈而为阴合。阴开则静藏，肾藏五脏六腑之精气，控制人体整个生命的生长、发育、衰老和死亡的节律，双尺以浮而有力为藏之逆；阴合则阳动，肝主疏泄，发陈之本，为生命运行启动的发动机，"帝出乎震"，左关中沉取勿见空虚为顺。六节中，肝既能启动通土气之六腑的运化，又能疏泄肾中阴精而转化为心阳之用，还发陈相火以有人气之生，天、地、人三部生之始皆在于肝。胆为肝气之所余，"凡十一脏取决于胆"，也取决于阴中之少阳，取决于肝。从阴的角度，肾为主肝为从，二者一静一动、一合一开、一藏一启、一主一从而统阴之开合。

肝与肾关系密切，又有乙癸同源之说。六节中肾象坎，内藏水火二气，火为真火、为阳根，含藏在真水之中，肾中水火以生肝木，木之疏泄以助肾藏。肾中水火不足，肝木不养，精不得生与藏。血亏精少，不涵相火，疏泄过度，久则遗精、手足心热而疲劳，虚劳病之初也。虚劳病初在于肝，虚劳久病，则由肝及肾，分为肾气丸、薯蓣丸证治的不同，前者着眼于水木，后者着眼于金木。黄连阿胶鸡子黄汤证，病虽在少阴，仍需同调木气，故有阿胶、白芍之用；肾水阴寒则木气郁滞，附子汤、真武汤为少阴病方证，亦需白芍缓和木气之郁。肝肾本位皆在腹，气化之位肝在颈项与腹，肾在腰股和腹（《金匮真言论》）。

（二）肝肺与心肾

肝肺与心肾主精气的化生与布藏。

阴精之化生不离营卫、血气，阴精不是营卫、血气，补气养血和补益阴精是完全不同的概念。四脏中，从精气生藏化用的角度看，生精在肝、用精在心、收精在肺、藏精在肾，此精气神体系的关键。

1. 春三月，天地俱生

肝主发陈，肝为人身中天地人三气生长之根，为生精之始。如木达土才能"化糟粕，转味而入出"，如肝发陈肾精以生肾间动气才能有命门、三焦、经络、脏腑之用。脾胃大小肠三焦膀胱等皆是至阴之性，皆需甲乙二木的疏泄调达，中建之始，在木而不在土，相火妄动、真火外溢不归而中不得建，为建中汤方证病机之本义。如中已建而脾胃虚寒自病者，病在土不在木，直需理中，对待以理中汤或四逆辈。

"金木者，生成之终始。"肝统一身生发之机，肺为一身收敛之主。肝肺之间犹滑轮之两端，此不升彼不降，彼不降此不升，此升力太过必彼降不足，彼降力不足必此升太过。表达为麦门冬汤与小建中汤的对待。凡久咳、咽痒、舌尖红而苔少者，皆以此法应对，治在木兼治金，又如肝不生精因肺金不足者，治在金兼治木，补金养木治以麦门冬汤及薯蓣丸。察之要在脉，脉之异在左右寸关。

2. 心布于表，肾藏于里

心之所布，乃肾之所藏；精藏之要，尤赖心阳之退降。心肾之妙，在于一也。阴精，阳气降则阴精自生；阳气，阴精起亟则化而为气。阳气生于阴精、涵养于阴精、归于阴精，如卫气日出于肾而夜归于肾，此为人生命之大要；心布于表，肾藏于里，表以里为基，心以肾为根。阴精为体，阳气为用，体在肾，用在心。心肾者，坎离也，中医气化结构中的中线，生死之轴，不可不察。

"合心于精"，精气一也，心肾一也，心肾之病一也。心用过度，急耗肾精，气数早竭之因。如心亢无悔、兴奋在上，泻心汤（外）、黄连阿胶汤（内）主之；如心用过度、肾精不足致心悸怔忡者，炙甘草汤主之；如肾阳不足、阴寒上乘、心用不及者，真武汤、附子汤主之；甚者如乌头煎、破格救心汤等，皆属治肾以治心之方。

心之病，初在心、久在肾、枢机在肝，桂枝汤为心病之治的终始对待方。

（三）肝心与肺肾

肝心与肺肾主化气与藏精。

1. 肝心

"气生母子。"肝心者，升阳化气之途，六节中，心阳皆是阴精、血气所化。肝，确为心肾之中枢；木，关乎水火之转换。肝木疏泄肾中之精而化为心火，心火者精血为体，对应以桂枝汤；肺金阻遏心火之升腾降而生肾水，肾水中含火也，对应以麦门冬汤，察之要依然在脉。

《灵枢·本神》："随神往来者谓之魂；并精而出入者谓之魄。"阳神之病在肝与心，为神魂之病，对治以三加龙骨牡蛎汤、黄连阿胶汤和泻心汤类方，魂飞惊乱必神不归舍，即《金匮要略》中狐惑病病机；阴神之病在肺与肾，为魄精之病，魄散不聚则志散乱，即《金匮要略》中百合病病机。诊之要在于脉之左右上下。肝欲散，魂忌惊飞；肺欲收，魄忌悲散；心欲虚，神忌过用；肾欲坚，精忌不藏。神志之病根在五脏之精，五脏之精根在肾，神志之病久则必伤肾，肾伤久则必神志溃乱。

2. 肺肾

肺肾为阳降阴生之途，金水相生，金为生阴之根。凡由于金气不降，阳气升腾在上而导致肾水不足者,右寸、关必大。右寸,秋之位;右关,秋之异用阳明之位。临床上另如金气不降之咳嗽亦有肝木过旺导致者,多迁延难愈,舌质多绛红,舌前多无苔,左关细数,病在春之位。

肺胃不降而营阴热郁,温病之始;肝肾精亏、虚热上行而郁滞在上,温病之终。

总之,天人气化的源头与核心在《四气调神大论》,人天气化之体系定论在《六节藏象论》。人之阴阳不同于物之阴阳,它的研究对象就是人体的生理和病理,脱开此皆为梦幻。医易相关,但不可将易家、道家关于阴阳之论直接嫁接在医学上,如能借鉴之,本于人而贯通,则多多益善。

(四)脉象

春、夏、秋、冬应人之肝、心、肺、肾,脉象其候在左关、左寸、右寸、左尺,主一身之生、长、收、藏。病则一部独大或独弱,过与不及是也。

第三节　从四象到六节

一分为二乃四象,先天天行四时,天道;一分为三成六节,后天一气周流,人道。

一、五行

人体最重要的气化结构是脏腑和经络,脏腑化气以有经络,二者之中又以前者为重。《内经》中探讨脏腑生理病理的特点是沿着由天到天地再到天地人的主线逐渐展开论述的，即四象（四时）—五行—六节。

四象言天道，五行乃天地之道（地道），六节为天道人化（人道）。于人而言，天予人以命（形之变化如此、如是为命），地予人以形，人之形出于地，人之命本在天。天以四、六为节，地以五、九制会。由四象到五行，《内经》中由四脏演绎为五脏、九脏，从五行到六节，《内经》中由五、九之脏演绎为十一脏、十二脏。天行四时，以有四象之阴阳；四时为本，五脏收受，以有天地之五行；五行化气，一气周流，应天以有六节之用。

中医理论从四象到六节，五行是其中必然的、绕不过去的一个阶段。

（一）五行

1. 五材、五行、五运

五材，自然界的五种物质，指金、木、水、火、土。《尚书大传》："水火者，百姓之所饮食也。金木者，百姓之所兴作也。土者，万物之所资生，是为人用"。五行非五材，天地设位，天施地承，五行乃四时之气所变、阴阳之义成性，四方与中央为五行之根基，金木水火土为五行之比类。五行，实际就是阴阳之气不同阶段的具体表达。所谓行，郑玄注曰："行者，顺天行气也"。五运亦五行，运者，动也，动之本皆在天，五行顺天而动，五行周天，故曰五运。

2. 天布五行

天尊地卑，天动地静。凡动皆本于天，皆为天运，一切物质的变动皆是天行的结果，金木水火土皆象天行之不同状态。就人而言，形是地属，运是天行，变动、变化之本亦在天而不在人，天运在人为五脏，人身中五柱也，故《内经》有"天有五行""天布五运"或"五运终天"，仲景亦言"天布五行，以运万类。人秉五常，以有五脏"。

上下相召，形气相感。"寒暑燥湿风火，天之阴阳也，三阴三阳上奉之；木火土金水火，地之阴阳也，生长化收藏下应之。"天地立，阴阳相推相荡，上下相召、形气相感而万物生于中。六气者，风寒暑湿燥火，气生于上，乃天时之变，三阴三阳者，人道也，居天之下，人之命悬于天，人恒上奉天，三阴三阳上以应天之六气，故曰上奉之；五行者，木火土金水，地之阴阳，生长化收藏，天时之于万物的表达，天之生长化收藏下合地之木火土金水，故曰下应之。

在天为气，在地成形。"其生五，其气三"，人成形在地，运化之本在天。地以五味化气归藏于五脏，以有人运之用；天以三气为本（天、阴、阳），变化四象、五行、六节，制于天、验于人以有人命成，故生五而气三。

五行五脏为内、为柱，外化布气周流一身而为六节，此为《金匮要略》与《伤寒论》之不同也。

（二）天地一气，三部互通

天地一气，合为一体，升降互化，互通互用，故有"地气上升为云，天气下降为雨，云出地气，雨出天气"之论。

天地一气，性分阴阳，阳生阴长、阳杀阴藏，阳化气而阴成形，表达为天地之间五运六气相感相召，故才有"神在天为风，在地为木；在天为热，在地为火；在天为湿，在地为土；在天为燥，在地为金；在天为寒，在地为水。故在天为气，在地成形，形气相感，而化生万物"之论。

天地合气，化生人形，人应天地，故有三部，同气相感，三部互通，才有在天、在地、在人之通应，如"东方生风，风生木，木生酸，酸生肝，肝生筋，筋生心，肝主目。其在天为玄，在人为道，在地为化。化生五味，道生智，玄生神。神在天为风，在地为木，在体为筋，在脏为肝，在色为苍，在音为角，在声为呼，在变动为握，在窍为目，在味为酸，在志为怒。怒伤肝，悲胜怒；风伤筋，燥胜风；酸伤筋，辛胜酸"(《阴阳应象大论》)。

天下一气，三部互通，天地、万物与人虽异，然性相同者气相通，三者可互盗以成相生相杀之用，"天地，万物之盗；万物，人之盗；人，万物之盗。三盗既宜，三才既安"。

二、从四象到五行再到六节

从四象到五行再到六节，实为气有多少与异用。天地立位，阴阳相推相荡；四时别立，以领万象更新；天施地承，五脏元真终天；气出有象，天地合气生人；一气周流，六节寰道周天。

"广大配天地，变通配四时。"阴阳者，天地之道也，天地立而阴阳明，天地立而气化出。易有太极，混元未分；是生两仪，乾坤天地；两仪再分，四时四象；天施地承，五行五柱；化气周流，一气六节；三道交错，万物其中。

气既然有流转，就必须讲究根本、位置、次序和变通，故有先天地而后阴阳之序、先四象到五行再到六节之变。圣人以"与天地合其德，与四时合其序"为大人之根本，万物无论如何变化，皆是以天道四时为核心，"变通莫大乎四时""夫四时阴阳者，万物之根本也"。天行四时，为四象；天而后天地，四象到五行；天地而后人，五行到六节。道而天、天而地、地而人，人法地、地法天、天法道，其中先后顺序不可改变。

四象、五行、六节，象数以应天、天地、天地人。落脚在生命上，在人体内的关系展现就如同面团被揉搓了三遍，虽已成人形然三遍的印记皆在，生命实为天道、地道、人道功能交错异用后的多层表达。然天地不立，阴阳二气无从产生，三道不得而出，四象、五行、六节无从谈起。天道人化之后，五脏功能已与四象、五行中大不相同，其功能异用错位在六节中得以重新分布。四象之后分六节而非八卦，是生命和中医学中特有的理论体系，医易虽然相关，然易之卦象不能直接嫁接通用到人体中。

（一）从四象到五行

1. 四象到五行

《内经》前九篇中关于五行的概念及其相关体系的论述，始于《金匮真言论》，完备于《阴阳应象大论》中。从四象到五行，关键是地的概念引入，具体而言，在《金匮真言论》中地是以时之长夏（前三篇四时为春夏秋冬）、方位之中（前三篇无方位，天圆地方，有地才有方位的概念）、五脏之脾（前三篇所论仅为心肝肺肾四脏）的形式出现。从四象到五行，由天到天地，于人而言则是由肝心肺肾四脏扩大为肝心脾肺肾五脏。

2. 天布五行

天施地受，以有五行。《内经》前九篇所论之五行为天布五行，乃四时之气所变，阴阳气的五种状态，类比于木火土金水。"帝曰：五脏应四时，各有收受乎？岐伯曰：有。东方青色，入通于肝，其类草木，其应四时，上为岁星，是以春气在头也；南方赤色，入通于心，其类火，其应四时，上为荧惑星。中央黄色，入通于脾，其类土，其应四时，上为镇星。西方白色，入通于肺，其类金，其应四时，上为太白星。北方黑色，入通于肾，其类水，其应四时，上为辰星。"

地之动本乎天行，木火土金水的变动，主在天之四时。天动地随，地生于天，此不变之规，《金匮真言论》言"东风生于春，南风生于夏，西风生于秋，北风生于冬"，《阴阳应象大论》云"天有四时五行，以生长收藏，以生寒暑燥湿风"，"在天为风，在地为木；在天为热，在地为火；在天为湿，在地为土；在天为燥，在地为金；在天为寒，在地为水"。《伤寒论》亦从之，"夫天布五行，以运万类，人禀五常，以有五脏"。

3. 从四象到五行，脏腑功能的异用

（1）从肺主湿到肺主燥

肝、心、肺、肾四脏的功能，在天道四象中，通在天之气风暑湿寒，以应春夏秋冬。然由天到天地之后，在天之气就变成了风热湿燥寒，以应春夏长夏秋冬。转到五行之后，肝心肺肾四脏功能发生异用最明显的是肺，肺由天道四象中主湿转为天地五行中主燥，原主湿之性则异用给脾土。如秋在天道四象中为秋三月，主湿，"秋伤于湿"（《生气通天论》），而在天地五行中，肺的功能特点则变为主燥，"其在天为燥，在地为金，在脏为肺"（《阴阳应象大论》），而肺原来的主湿功能异用到了脾中，"中央生湿""其在天为湿，在地为土，在脏为脾"（《阴阳应象大论》）。

肺的功能特性由主湿转为主燥之后，并非说明肺就和湿没有了关系，而是依然肺控制湿的运化，即四象依然为五行之主，肺脾只不过一个隐形主湿一个显性主湿而已。就像一个儿子，成年之后又做了父亲，但是他作为儿子的身份依然存在，伴随终生。

在三阴三阳六节中，随着肺功能进一步的异用，肺将燥金之性进一步转给阳明（阳明躁金），肺主要的气化功能并入太阳之位，水湿之类疾病如水气、水饮、痰湿等的治疗就不仅在太阴病中，更在太阳病中（详见后文）。

（2）五行到六节，五气到六气

由四象到五行，天之气由风暑湿寒变为风热湿燥寒，对应地之木火土金水，即由春风、夏暑、秋湿、冬寒转为风木、火热、湿土、燥金、寒水。当由五行再次扩展到六节时，肯定会根据人的特点，脏腑功能进一步发生异用，在六节中重新打乱分配。这样，从四象到五行再到六节，人体脏腑功能气化发生了三次揉搓、异用、分配，这是理解六节实质重要的路线图。

然《内经》中没有六节天之气的表达描述（即六气），故王冰撰运气七篇以

补齐，这才出现五运六气之大论，六气即风寒暑湿燥火，应于人身就是太阳寒水、阳明躁金、少阳相火、太阴湿土、少阴君火、厥阴风木。人生于天地，但成人形之后人身中非仅具天地的特点，更会产生出一些人独有的功能气化结构，故从天道四象转为天地之道的五行时，由四脏就变成了五脏、九脏，当再转到天道人化的六节时，就变成了十一脏、十二脏，其中多出的三焦、胆、膻中等就是天地气交所化，属人气的气化结构。六气中火独有二，一为君火，一为相火，其中相火者，四象、五行所不具备，人气也，属小心系统，是人独有的、属人性的气化结构。

人乃天地合气所生，六节是从四象、五行演变而来，但是依然遵循天统地、天统人的原则，五行、六节皆以四象为根本，春夏秋冬、生长收藏为风寒暑湿燥、木火土金水之主，亦为风寒暑湿燥火、君相二火、木土金水之主，这一主线是中医理论中的轴线。

从四象到五行再到六节的异用，为运气七篇中的理论打下了基础，但运气七篇的解读也要以四象为根本、为归依方为正解。

（二）从四象到五行，相关脏腑功能的时、位、性比较

所有的象数理必须要落实到人体生理病理中才有实际意义，否则就是臆断。具体到人体中，从四象到五行、从天到天地，在人体相应脏腑之气的时、位、性上已经发生了重要的变化。时，时间；位，位置；性，天地之别，阴阳之异。气化之下，天地与万物，时、位、性一也，同构也。

1.《内经》中相关论述

《内经》中有三段重要的，关于脏腑之四象、五行在人体时、位、性表达上的论述，具体如下：①《生气通天论》："故阳气者，一日而主外。平旦人气生，日中而阳气隆，日西而阳气已虚，气门乃闭。"②《金匮真言论》："平旦至日中，天

之阳，阳中之阳也；日中至黄昏，天之阳，阳中之阴也；合夜至鸡鸣，天之阴，阴中之阴也；鸡鸣至平旦，天之阴，阴中之阳也""故背为阳，阳中之阳，心也；背为阳，阳中之阴，肺也；腹为阴，阴中之阴，肾也；腹为阴，阴中之阳，肝也；腹为阴，阴中之至阴，脾也。"③《脏气法时论》："肝病者，平旦慧；心病者，日中慧；脾病者，日昳慧；肺病者，下晡慧；肾病者，夜半慧。"

古人用以定时的十二时辰制，自西周时就已存在，汉代命名为夜半、鸡鸣、平旦、日出、食时、隅中、日中、日昳、晡时、日入、黄昏、人定。又用十二地支来对应，以夜半二十三点至一点为子时，一至三点为丑时，三至五点为寅时，其他依次递推，具体如下。

夜半——子时（23：00—凌晨1：00）

鸡鸣——丑时（凌晨1：00—3：00）

平旦——寅时（凌晨3：00—5：00）

日出——卯时（早上5：00—7：00）

食时——辰时（早上7：00—9：00）

隅中——巳时（9：00—11：00）

日中——午时（11：00—13：00）

日昳——未时（13：00—15：00）

晡时——申时（15：00—17：00）

日入——酉时（17：00—19：00）

黄昏——戌时（19：00—21：00）

人定——亥时（21：00—23：00）

2. 天之四象四脏的时、位、性

天之四时主生、长、收、藏，人之肝、心、肺、肾上应之，四象为少阳、太阳、太阴与少阴。

一日气机之升降浮沉如一年,《生气通天论》中以阳气一日活动为主线论述人体气机一日之生长收藏,"平旦人气生,日中而阳气隆,日西而阳气已虚,气门乃闭。"日西,日落西山,对应时辰为日入。这样,平旦、日中、日入、夜半就为人体四象之时、位、气的分界线。分应到肝心肺肾中,从平旦到日中应心,日中到日入应肺,日入到夜半应肾,夜半到平旦应肝。一年之中春夏秋冬四时等分,一日之中人体四脏时、位、性等分对应。

3. 天地五行五脏的时、位、性

四象异用到五行,则是天施地承、五脏收受四时,人体相应脏腑的时、位、性相对于四时四脏时发生了明显的改变,相关论述在《金匮真言论》中,具体则依天地之性的不同分而论之,"平旦至日中,天之阳,阳中之阳也;日中至黄昏,天之阳,阳中之阴也;合夜至鸡鸣,天之阴,阴中之阴也;鸡鸣至平旦,天之阴,阴中之阳也"。《内经》作者唯恐后世对人体脏腑的天地属性不明,紧接着后面进一步注解,"故背为阳,阳中之阳,心也;背为阳,阳中之阴,肺也;腹为阴,阴中之阴,肾也;腹为阴,阴中之阳,肝也;腹为阴,阴中之至阴,脾也"。五行五脏之中,肝心肺肾四脏,其阴阳之性的背景皆为天,乃天之阴阳,脾为至阴,通土气,地之属。天地五行中,天之阴阳,皆为天,动而不居;地之至阴,为地,静而承天。

《金匮真言论》中的天地五行,肝心肺肾四脏的时、位为:平旦至日中应心;日中至黄昏应肺;合夜至鸡鸣应肾;鸡鸣至平旦应肝。很有意思的是,一日一夜十二时辰,如仅按照以上分配明显还有空缺,所缺为从黄昏到合夜。很明显这段时辰是给地之属性的脾所留的时位,但是《内经》作者文中隐而未将其明说,仅是未将其与心肺肾肝并列,实乃天尊地卑是也。

四象为五行、六节之主,如脾主湿是肺主湿的异用,所以,脾虽占据黄昏到合夜的时位,但是其主却在肺,如脾病慧时的日昳即在肺之时位中,"脾病者,日昳慧"。这再次说明，在从四象到五行转化中，四象功能虽然发生了异用，肺的部分功能转到脾中，但是依然为脾之主，即"湿虽在脾但主在肺"。故治湿仅知治脾而不知治肺（六节在太阳病中），为未得其治；仅知治在太阴而不知治在太阳，为未得其治。

这些理论对我们正确认识人体五脏功能的特点和演变，正确认识《伤寒论》三阴三阳的实质，尤其是对临床中正确处理肺和脾之间的关系和相关疾病的治疗，意义重大。

4. 河图五行非生克五行

需要再次强调的是，中医理论的主线是道、天地、阴阳而不是阴阳五行。就五行而言，《内经》中论述的重点是河图的天地五行而不是后世的生克五行，相关内容见于后面章节"《内经》中五行学说的两种模式"中。

选择河图天地五行或生克如环五行，基本上是鉴别真假中医的明灯。

（三）从五行到六节中相关脏腑时、位、性的异用

四象，少阳、太阳、太阴、少阴；五行，天之阴阳与至阴；六节，太阳、阳明、少阳、太阴、少阴，厥阴。从四象到六节，名字上虽仅增加了阳明和厥阴，然六节之中的阴阳太少，已非四象中的阴阳太少，名虽同但是功能已经发生了重大的异用。此理不明，《伤寒论》断不可解。从四象到六节，五行为其气化功能的过渡，五行不明，六节亦断不可解。

1.《金匮真言论》与《伤寒论》六经欲解时的时、位、性对照

《伤寒论》六经病中各有一条关于"欲解时"的条文，具体如下："太阳病，欲解时，从巳至未上（9～15时之间）；阳明病，欲解时，从申至戌上（15～21时之间）；少阳病，欲解时，从寅至辰上（3～9时之间）；太阴病，欲解时，从亥至丑上（21～03时之间）；少阴病，欲解时，从子至寅上（23～05时之间）；

厥阴病，欲解时，从丑至卯上（1～7时之间）。"在《脏气法时论》中关于人气应天时，一日病情轻重变化的论述明确指出，人之病当到达自旺之时，即本位所应、所主之时，病情就会好转，"夫邪气之客于身也，以胜相加，至其所生而愈，至其所不胜而甚，至于所生而持，自得其位而起"。起，欲解也。故以此类推，仲景的六经欲解时明确了六经之气各自的本位、时位。

《内经》《伤寒论》一脉相承。《内经》中有四象、五行和六节的不同，并在《生气通天论》《金匮真言论》中有明确的关于四象、五行时，人相关脏腑功能时、位、性特点的论述，但是《内经》中不知为何却未列出六节时，脏腑之时、位、性的相关内容。从四象到五行的转化中，即由天到天地的转化中，四象、四脏的功能发生了异用，所以从五行再到六节转化时，脏腑的功能必定也会再次发生异用，而且变化会更大。明确四象、五行中的相关脏腑异用为六节时，其功能气化的时、位、性特点的变化和不同，是解读《伤寒论》六经实质最核心的内容，但是千百年来皆未有答案。如果我们将《金匮真言论》中的相关内容和《伤寒论》六经欲解时的时、位、性做一比较，就会一目了然，这是打开《伤寒论》六经实质之门的一把钥匙。

从四象到六节，五行是必然的过渡。让我们再看看《金匮真言论》中的这一段关于从四象转化为五行后时、位、性分布的论述，四象于一日之时，"故曰：阴中有阴，阳中有阳。平旦至日中，天之阳，阳中之阳也；日中至黄昏，天之阳，阳中之阴也；合夜至鸡鸣，天之阴，阴中之阴也；鸡鸣至平旦，天之阴，阴中之阳也"，"故背为阳，阳中之阳，心也；背为阳，阳中之阴，肺也；腹为阴，阴中之阴，肾也；腹为阴，阴中之阳，肝也；腹为阴，阴中之至阴，脾也。"如果在一张图中，将《金匮真言论》中的相关内容和《伤寒论》六经欲解时的时、位二者叠加、对比，就能清晰明确的看出从五行转到六节时五脏功能的异用变化。这是一张解读生命的藏宝图，执大象天下往，执此图六节明。

（1）五脏角度看六节

从四象到五行，肝心肺肾四脏的功能已经发生了异用，从五行到六节，五脏的功能气化分布更加分散和异用，并且《伤寒论》六经欲解时中多个时位上多有叠加，即具体时位不能和阴阳气一一精确对应，这也是为什么《伤寒论》六经不能和脏腑一一唯一对应的根本缘由。

从图1、图2（由彭济生绘制，下同）的时位分布叠加比较上看，天地五行五脏中，心从平旦到日中的时、位（寅时到午时），在六节中涉及了少阴、厥阴、少阳和太阳，即心的功能在六节中分布、关联、异用在此四经之中并以太阳为主，此四经病皆可导致心的疾病或症状，《伤寒论》此四经中相应的方剂皆可以治疗与心相关的疾病或症状。

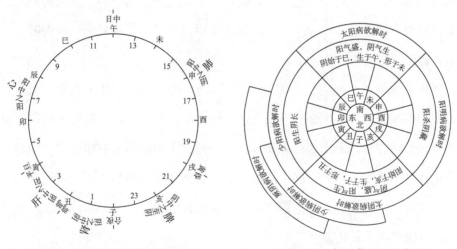

图1　天地五行五脏时位图　　　　图2　一气六节时位分布图

肺从日中到黄昏的时、位（午时到戌时），在六节中涉及了太阳和阳明，即肺的功能在六节中分布、关联、异用在太阳和阳明，并且主要隐于太阳之位（治肺之大要在太阳病中）。另外，由于从四象转化到五行的过程中，肺主湿的功能已经异用到脾中，六节中的太阴也是肺功能的异用之一。故《伤寒论》中与肺病相关的咳喘、胸满等证治虽大多数归于太阳病篇，而咳喘之病兼阳明、太阴证者必加半夏、厚朴、石膏等（桂枝加厚朴杏子汤、大小青龙汤、厚朴麻黄汤、越脾加半夏汤），皆因太阴、阳明亦为肺功能之异用，并肺为之主。故白虎主西方，五行应在肺，而白虎汤却出现在太阳、阳明病两篇之中。

　　肾从合夜到鸡鸣的时、位（子时到丑时），在六节中涉及了太阴、少阴和厥阴，即肾之功能分布、关联、异用到了太阴、少阴、厥阴之中，主在少阴。少阴为枢，枢转太阴和厥阴，少阴坎卦之象，藏真阴真阳，既可引太阴（肺）为收藏之本，又可生厥阴（肝）为发陈之根。

　　肝从鸡鸣到平旦的时、位（丑时到寅时），在六节中涉及到了太阴、少阴、厥阴、少阳，即肝的功能分布、关联、异用在这四经之中，主在厥阴。故太阴病中桂枝加芍药汤，少阴病中黄连阿胶鸡子黄汤、真武汤、附子汤，少阳病中大柴胡汤等，皆用白芍。六节中，肝生于少阴、发用为少阳、本在厥阴、过太阴、化用太阳，皆与肝之功能有关。

　　脾从黄昏到合夜的时、位（戌时到子时），在六节中涉及了阳明、太阴、少阴，即脾的功能分布、关联、异用在这三经之中，主在太阴。故阳明病篇有脾郁湿热发黄的诸方证，太阴病篇有桂枝加大黄汤，少阴病篇又有四逆辈。同时，前文已论在从四象到五行中，脾主湿的功能本身是肺功能的异化而主依然在肺，故六节中主湿功能还在肺，相应湿之治也在太阳病篇中，诸湿、痰、水饮、水气等之治在太阴更在太阳病篇中。

（2）六节角度看五脏

　　从六节的角度看，太阳之时、位（巳至未）对应心与肺，太阳乃心和肺气化所布。六节中，肺的功能异化分布在太阳、阳明、太阴而主要隐于太阳之位。太阳离卦，中藏阴根，降而生阴，"液行夫妻"之谓也。

　　阳明之时、位（申至戌）完全在肺中，说明阳明乃肺功能之异用。胃家燥金之性而主降，完全是肺功能异用的结果，"西方生燥，燥生金，在脏为肺"（《阴阳应象大论》）。阳明降之主在肺，凡《伤寒论》中有石膏、麦冬之类者，皆是肃降肺而降阳明，脉在右寸与右关。

少阳之时、位（寅至辰）对应肝和心，少阳出于肝而能发陈脾胃大小肠三焦膀胱之全部才有太阳宣布营卫之用。少阳上达太阳之地，故小柴胡汤主证中有胸胁苦满、心悸等；少阳下系厥阴，故大柴胡汤见腹痛而用芍药；前者为少阳而心，后者为少阳而肝。少阳先升后降，总体为降，延续肝之性而升，本乎相火之性而降。

太阴之时、位（亥至丑）对应肾和脾，然脾主湿本身为肺之异用，故亦包括肺，太阴病主方为桂枝汤而又见四逆辈，太阴得少阴中真火乃生。

少阴之时、位（子至寅）对应肾和肝，六节之少阴为坎卦，为肾气，坎中真火为一身温升之根，三阴之升皆凭乎此。肝发陈肾中所藏之精为肾气，肾气为一身之根，用分两途，一则化心阳有太阳君火之功，一则生相火而有命门、天癸、三焦、经络等之用。

厥阴之时、位（丑至卯）对应肝、肾和心，故本方乌梅丸方证中既可以见心中疼痛而有黄连、黄芩之用，又可见久利而有附子之用。肝生于水而温升化火，"气生母子"之谓也。

后天阴升阳降为不变之法轨，六节中三阳皆降，三阴皆升。

时辰非一点，而是一段，凡六经交接之处，两端皆通。

2. 天道六节与人道六节

（1）天道与人道在阴阳顺序上的不同

反复阅读《内经》等经典，会发现四象、六节的阴阳排列顺序都有两种：一种始于春，起于少阳；一种始于夏，起于太阳。前者为天道的顺序，后者为天道人化的顺序，前者为本，后者为用。

①四脏的两种顺序

"求其至也，皆归始春。"帝出万物于震，万物之生皆始于春。天道四象的阴阳排列顺序体现在《四气调神大论》《生气通天论》等篇中，皆是始于春而终于冬、始于少阳终于少阴、始于肝而终于肾，如《四气调神大论》："春三月，此谓发陈，此春气之应，逆之则伤肝；夏三月，此为蕃秀，此夏气之应，逆之则伤心；秋三月，此谓容平，使秋气平，此秋气之应，逆之则伤肺；冬三月，此谓闭藏，此冬气之应逆之则伤肾。"又如《生气通天论》："春伤于风，夏伤于暑，秋伤于湿，冬伤于寒。"

"心者，生之本。"天道人化之后，阴阳的排列顺序是根据人生理病理的客观实际，按照影响人体生理病理重要程度的不同重新排列，皆是始于夏，起于太阳，应人在心。如《六节藏象论》："心者，为阳中之太阳，通于夏气。肺者，为阳中之太阴，通于秋气。肾者，为阴中之少阴，通于冬气。肝者，为阴中之少阳，通于春气。"又如《金匮真言论》："平旦至日中，天之阳，阳中之阳也（心）；日中至黄昏，天之阳，阳中之阴也（肺）；合夜至鸡鸣，天之阴，阴中之阴也（肾）；鸡鸣至平旦，天之阴，阴中之阳也。"（肝）

②六节中的两种顺序

天道六节顺序的特点也是"求其至也，皆归始春"。天道六节之顺序，未见于《内经》，具体排列见于《难经》，是始于少阳，沿着少阳、阳明、太阳、太阴、少阴、厥阴的顺序展开。《难经七难》："冬至之后，得甲子少阳王，复得甲子阳明王，复得甲子太阳王，复得甲子太阴王，复得甲子少阴王，复得甲子厥阴王。王各六十日，六六三百六十日，以成一岁。此三阳三阴之王时日大要也。"

天道人化六节顺序的特点是始于心、"太阳独大""阳明异位"等。"心，君主之官""心五脏六腑之大主"，于人而言，由于太阳统人体一身内外气化之全部，是人体阴精阳气生藏化用最重要的场所，为百病之始、五脏之主，与人健康关系最大，故天道人化后以太阳为独大，人道六节的生理病理顺序皆是从太阳始。另外，天道人化之后，除了始于太阳之外，阳明在六节中的顺序变化最为明显，阳明由天道位于太阳之前，转到人道则变成位于的太阳之后，即阳明异位（与河图、洛书中九七异位有关）。这样，天道人化之后六节的顺序就变为：太阳、阳明、少阳、太阴、少阴、厥阴。

《伤寒论》的辨证体系以人为本，故其六节的顺序从于人道。《黄帝内经》中的《阴阳离合论》《热论》等篇章中的六节顺序也是如此，如"伤寒一日，巨阳受之；二日，阳明受之；三日，少阳受之；四日，太阴受之；五日，少阴受之；六日，厥阴受之。"

《伤寒论》以人为本，故三阴三阳顺序从于人道六节，但在《金匮要略》中则遵循"始于甲子"、起于少阳的天道六节顺序，《金匮要略·脏腑经络先后病脉证第一》："师曰：冬至之后，甲子夜半少阳起，少阳之时，阳始生，天得温和。"《伤寒论》与《金匮要略》之不同，由此可窥其差异。《伤寒论》以《金匮要略》为本。

（2）阳明异位

比较天道六节和人道六节，二者虽然有始于少阳和太阳的不同，但是在时、位上却是阳明发生了最明显的改变，即由天道六节的阳明位于少阳之后即东南的位置，人道化后转到了位于太阳之后西南的位置。这样，阳明之气的性质也随之发生了由升变为降的转变，这是后世医家纠结于阳明为阳，到底主升还是主降的缘由。

阳明之气既升又降，阳明天道中主升，本于少阳之气的发陈，运化水谷进而化生营卫、血气上供太阳以宣布；阳明人道中主降，本于肺之肃降功能的异用，领六腑降而阴生。这也是十二经脉中唯有足阳明经性阳而位于阴之位（胸腹为阴，后背为阳），故《伤寒论》中阳明欲解时为"申至戌"。

（3）阳多阴少

比较天道六节和人道六节时、位的不同，还会得出另外一个重要的结论，六节天道人化之后，由三阴三阳六气平均各占相等的时位变成了阳多阴少，即"阳道常饶，阴道常乏"。《难经·七难》中六经各主两个月，时位相等，从《伤寒论》六经欲解时来看，三阳中每个各占三个时辰的时位，但三阴所占的时位相互交叉并重叠，从全身分布上看，三阳占七个时辰，三阴占五个时辰，明显阳多阴少。

以中国中原地区来看，一年平均日出日落时间间隔为十二小时左右，即白天和晚上基本对等。但是就人睡眠和清醒的时间来看则完全不同，一日一夜睡眠平均八个小时足够。所以就人体而言，人道的确不同于天道，阳多阴少为常。然人生理上的阳多阴少不是医家治疗上一味补阳的依据，相反《内经》反复强调的是七要损、八要益，此为生生之根本，医者应于此处反省为要。

从十二经脉在人体的分布范围上看，也是阳气布散的范围更广泛，六阳经远远大于六阴经的分布范围。从腧穴上看，阳经所属腧穴的数量也是更多，现行教科书中所列的六阳经所属腧穴远远多于六阴经所属腧穴，六阳经共218个穴，六阴经共91个穴。十二经脉制以六节，经络为人气所化，故从人道。另外，运气七篇中所言六气的阴阳属性不同且数量不等，明显也是阳多阴少，其中唯火有二。

从天道六节转到人道六节之后，所发生的太阳独大、阳明异位和阳多阴少的变化反映了人体的客观实际，深刻地影响着中医的理论和临床，学者如不能从僵化术数模式中跳出来，必然会处处受限并困于临床和理论之间的诸多矛盾之中。所有易学之象数理在应用到人体生命中时，都必须以人生理病理的客观实际为本，脱开此而讲医易相关就是教条主义。

（4）人道六节的特点

简而言之，人道六节的特点为：太阳独大，阳明承气，少阳发陈，太阴湿土，厥阴来复，少阴坎象。其中三阳主降，三阴主升，后天阴升阳降，不变之规。三阳降之主在心，泻心汤领之；三阴升之主在肾，四逆辈领之。

太阳独大。太阳为离卦之象，太阳独大。太阳乃心肺气化布散之地，宣布分判营卫血气，通过经脉、血脉周身之全部而为五脏六腑之主，太阳君临天下，统经脉、血脉照耀全身而无处不在。然离中真阴为降之根，太阳独大布散中又有降之意，故有泻心汤（或黄连阿胶汤）之制，从七损之旨。

阳明承气。阳明顺承太阳之气，阳明乃胃家之气所布散，阳明既升又降。升在少阳之后，两阳合明会际中天而有太阳之用；降在太阳之后，承太阳布散之气，下降而为肺之异用。故阳明本位于东南而欲解时在"申至戌"。阳明病篇主方既有"承气"之名，又有"白虎"之名，承气者，上承太阳之降气，白虎者，肺之异用。

少阳发陈。乾分壬甲，甲乙皆出于坎中真阳，胆为肝气之所余，凡"十一脏取决于胆"非特指胆脏，乃少阳之气。少阳之气发陈天地人三类之脏而上达太阳，大心与小心皆会于太阳。少阳之气四象为肝，六节为肝胆，四象之肝为六节少阳、厥阴之本。少阳又为枢，随太阳开而升，随阳明阖而降，然以降为本，病则太阳少阳、阳明少阳合病多见，脉见于左关或右关。少阳入脑而通神，少阳乃天地合气所生，为人气所在，居人神之位，清静、中正为治人神之要，《伤寒论》中人神之病在少阳、厥阴。

太阴湿土。太阴主湿乃肺之异用。太阴土也，受少阴之真火而生，化营而运四方，"脾者土也，治中央，常以四时长四脏各十八日寄治，不得独主于时也"。太阴居三阴之表，乃三阴之篱笆，为胃行津液至全身。

厥阴来复。两阴交尽故有厥阴，来复者，阴尽阳升是也，厥阴是生命又一周期、又一轮回的开始。厥阴生于少阴，藏血疏泄，为一身发陈、生精、化生血气之本。

少阴坎象。人道六节之后，阳无纯阳，阴无纯阴。少阴坎象，肾气也，天一生水，为生命之始、之根。肾气非肾精，肾气丸为一坎象，人身为一坎象，天地亦为一坎象，"万物皆负阴而抱阳"为生命的唯一模式。

三、人体内两类不同的气化结构

从中医功能气化角度看，人体内存在着两类不同的气化结构：一类有形质有功能，有名有形；一类无形质而有功能，有名无形。前者以我们熟知的五脏六腑为代表（三焦等除外），后者为中医视角下独有的体系，包括如肾间动气、命门、三焦、经络、气街、相火等，皆为有名而无形，为人生命状态下独有的功能气化结构，皆随生命的出现而有，随生命的终结而消失。前一类构成以心（"君主之官""五脏六腑之大主"）为统的大心系统，后者构成以肾间动气为根、命门为脏、三焦为腑、气街为通道、经络为布散、标在胸中的小心系统，小心系统最后也并入大心系统，合入六节之太阳。小心系统属人气，有名无形，根于肾、发陈于肝、归于心、相火为原动力、脾胃运化之水谷精微为之续。

两种气化结构皆本于天、根于肾，应天之变动而流转，寰道而依乎天行。此两种结构体系皆是生命状态下的结构，尤其是后者与现代医学的视角完全不同，亦为中西医目前无法结合之关键。

（一）脏腑

脏腑系统以五脏为中心，有天脏、地脏、人脏之分，又有形脏和神脏之别。《内经》前九篇中经历了由四脏到五脏、九脏，再到十一脏、十二脏的天、天地、天地人演变的整个过程，脏腑系统的功能也经历了单纯的主精气生藏化用，到"转味入出"功能的加入，再到人气、人神的出现。天脏为地脏、人脏之主，五脏为六腑之主。

六腑运化水谷为人体提供能量来源，五脏主导人体精气的生藏化用，共同维持个体与天地气交以完成生命最根本的目标——天人相应。前者以后者为本，脏统腑。脏腑天地阴阳之性通透之要在于四象、五行与六节概念的明晰以及功能异用的转化。四象四脏功能要点如下：①"求其至也，皆归始春"。少阳主发陈，"春三月，此谓发陈，天地俱生"，肝为一身发陈之主。②"夏三月，此为蕃秀，天地气交"，太阳通明身之内外，宣布营卫血气，外统经脉血脉、内主五脏，周身而无处不达，心为一身长盛之主。③"秋三月，此谓容平，天气以急，地气以明"，太阴乃天脏，阻遏太阳之气。心与肺主阳之开合，肺朝百脉主治节，分判人身气机而领一身之降，肺为一身收之主。④"冬三月，此谓闭藏，水冰地坼"，少阴蛰藏，主水，藏五脏六腑之精而为一身之根，肾为一身藏之主。

《内经》中最早系统论述脏腑之全部在《灵兰秘典论》中，其统论周身十二脏腑为十二官，主在心。但难解之处有两点：一是脾胃统为一官，一是独列膻中为一官。《灵兰秘典论》："膻中者，臣使之官，喜乐出焉。脾胃者，仓廪之官，五味出焉。"脾胃为何要并列为一官，因为中医所言的脾在解剖学上是找不到的。中医的脾不是西医的脾，西医的脾只是个淋巴器官，而中医的脾则是生命状态下胃肠系统功能活动后产生出的一个神脏，脾无形而结构上依附于胃肠系统，故《灵兰秘典论》将脾胃统为一官。在《伤寒论》中，仲景将脾的功能归在太阴，胃的功能归在阳明，阳明、太阴皆是胃肠消化系统的功能表达。简而言之，脾胃是解剖结构上的一家，功能气化上的两个系统即太阴和阳明，合则为中，病则分太阴病和阳明病。详见于附篇的"脾胃识"。

膻中，胸中也。膻中乃人气所上聚的位置，并未有实质性的脏腑与之对待，膻中和三焦一样都是有名无形的功能气化结构。后人依十二经脉之名，将膻中对等于实质结构的"心包"，如张介宾在《类经》中所言"按十二经表里，有心包络而无膻中"，其实这违背了《内经》的原旨，心包有名有形，膻中之脏有名无形。在现代医学中，心包就是包心脏外面的一层薄膜，心包和心脏壁的中间有浆液，功能上只是起到润滑心肌，使心脏活动时不跟胸腔摩擦而受伤的作用。而诸如手厥阴心包经病候所言的"是动则病手心热，臂肘挛急，腋肿，甚则胸胁支满，心中憺憺大动，面赤，目黄，喜笑不休"等，皆是心主神明失常的较严重的病候，绝非现代医学如心包炎之类疾病的症状。膻中是从五行之五脏九脏，过渡到六节周身全部脏腑时化生出的，属天地之脏所生的人气之脏，人生而有之，死则无。在《三部九候论》中不言膻中而直接言胸中之气，其实一也。"帝曰：中部之候奈何？岐伯曰：亦有天，亦有地，亦有人。天以候肺，地以候胸中之气，人以候心。"膻中根于肝。

（二）经络

经络、腧穴是神气游行出入的通道，是天之在人的表达（天制六节），是天人一气而同构的如实，其无形而依托皮肉筋骨脉等组织结构，但非皮肉筋骨脉。经络无具体的形态结构，人生则有之，死则消失，病理状态下往往有表现，健康状态下常人无感知。《灵枢·九针十二原》言："节之交，三百六十五会……所言节者，神气之所游行出入也，非皮肉筋骨也。"这是关于腧穴、经络最准确的定义。

十二经脉根出于肾，上统于心，脏腑之气所化。关于经络所起、所生之究竟，《内经》中并未有言及，详细论述主要在《难经》中。相关论述如下：①《难经八难》："诸十二经脉者，皆系于生气之原。所谓生气之原者，谓十二经之根本也，谓肾间动气也。此五脏六腑之本，十二经脉之根，呼吸之门，三焦之原，一名守邪之神。故气者，人之根本也，根绝则茎叶枯矣。寸口脉平而死者，生气独绝于内也。"②《难经三十八难》："脐下肾间动气者，人之生命也，十二经之根本也，故名曰原。"③《难经三十六难》："脏各有一耳，肾独有两者，何也？然：肾两者，非皆肾也。其左者为肾，右者为命门。命门者，诸神精之所舍，原气之所系也；男子以藏精，女子以系胞。故知肾有一也。"

脐下肾间动气为人身一切气化之根。《难经》中又名为原气，乃肝发陈肾精所成,《内经》中并没有肾间动气的概念,然《上古天真论》中有肾气和肾脏之分,"五八肾气衰,发堕齿槁;八八天癸竭,精少,肾脏衰",其中肾气即肾间动气,肾脏指肾精之所藏。肾间动气的主干走五脏六腑以完成精气的生藏化用和水谷的转味入出,形成人体大心系统。另一支化成小心系统,其脏为命门、腑为三焦、通行为气街、上聚在胸中、性为相火,并产生经络系统,形成生命所特有的有名无形的气化结构。小心系统亦根于肾间动气,主要的功能有三:一者化生经络,行肢节躯干居人体之外,肾气为卫气之根,又名守邪之神;二者化生三焦,通过上中下三焦转化水谷精微为营卫、血气、津液而历五脏六腑,最后并入六节中太阳之位,"三焦少阳少阴之所别,太阳之所将";三者天癸所寄、胞脉所系,从胸中而降以生精化血,血下入胞中或藏于肝中,从而男子以泄精、女子以泄血。

(三)大心与小心

《素问·刺禁论》:"七节之旁,中有小心。"

五脏为根,经脉为化;五脏为内,经脉为外;五脏为主,经脉为从;天地五脏,经脉属人;《素问》问天,《灵枢》言人。

人有大心,心也。心,太阳,阳中之太阳,为君主之官,君火以明,统十二经脉、血脉而为五脏六腑之大主,人体内外之全部无不需要太阳之照耀,故曰以明。人又有小心,七节之旁,有名无形,亦根于肾间动气,为十二经脉、相火、三焦等之主,相火以位,人之小心化经络、出三焦、经五脏六腑而使其各有其位、各能其性,故曰以位。

小心,大心之从。小心系统是天地化人后而生出的生命独有的结构,然不论大心小心皆以下为基、以精为本、以肾为根,七损八益为后天之要。如男女过度交合,必见腰酸空虚者,此命门不足,腰部畏寒,生育能力下降,多命门火衰,象在右尺。关元、气海空虚塌陷，神疲乏力，脑空髓枯，精神不济，为肾精不足，象在左尺。不孕不育，女子尚右，治在《金匮要略》温经汤、桂枝汤、桂枝茯苓丸、右归丸等；男子尚左，治在小建中汤、肾气丸、左归丸等。

四、阳明与厥阴

"离纳己土震纳庚，坤纳乙癸巽纳辛，艮纳丙火兑纳丁。三焦亦向壬中寄，包络同归入癸方。"

从四象到六节，增加的是阳明和厥阴，这是从天道扩展到人道的必然，是四象、五行功能异用的表达。在四象与六节中，阴阳太少的名字虽然一样，但是内涵已然发生了巨大的变化，详细见前节内容，这里仅讨论阳明和厥阴的实质和意义。

（一）两阳合明

阳明、厥阴是由天、天地到人过程中，依人体的实际情况而增补的，是从四象、五行扩展到六节的关键。对于增加阳明和厥阴的目的和意义，《六节藏象论》中未有提及，或为遗失或为隐匿，后王冰在运气七篇中有较明确的解释。王冰之论对于理解阳明和厥阴的意义、理解六节和四象的不同、理解人生理病理之要都非常重要，《素问·至真要大论》："愿闻阴阳之三也，何谓？岐伯曰：气有多少异用也。帝曰：阳明何谓也？岐伯曰：两阳合明也。帝曰：厥阴何也？岐伯曰：两阴交尽也。"

"两阳合明。"两阳合明，合是聚集、一起、合并、总合之意。少阳发陈化阳之路分为两途，"乾纳甲壬"，胆纳干在甲，三焦纳干在壬，一则胆发陈脾胃大小肠这些通土气的至阴之脏，使其得阳始运、土郁木达，运化升清而产生水谷精微，此精微可以直接入肝化精、入心化气，谓之"散精于肝""浊气归心"，即《素问·经脉别论》所言："食气入胃，散精于肝，淫气于筋。食气入胃，浊气归心，淫精于脉。"另一途为三焦，属小心系统而有名无形，"中焦亦并脾胃中"，三焦直接发陈水谷之精微而化生营卫、血气、津液等，上达心肺所居的太阳之位，或聚于胸中、下而化血，藏于肝或入胞中。

故少阳发陈，化阳两途，皆会于阳明，此即人身两阳合明之义。

（二）两阴交尽

1. 两阴交尽

两阴交尽为厥阴。人体阳气升分两途，然有升必有降，降也分两途，一身降之主全在于肺。肺为太阴，为天脏，阻遏太阳上升之阳气，并治节分判至全身，肺藏阴根，降而阴生。由肺心而肾为降之一途，为降之主干；由肺心、三焦、冲任、胞络、胞中为另一途。前者化气为精藏之于肾，后者化气为血藏之于肝，女子还入于女子胞，以有月事之用。两阴降之途交尽而生厥阴，此即两阴交尽之义。

后一途是人体化血藏血之关键，女子胞为女子独有，对于女子月经的产生以及怀妊十分重要，男子则主要通过降之主干以化精、藏精、泄精。乾男坤女，男子天癸至而每月精溢泻，精出于天，本于肾，故男子以肾为先天；女子天癸至而月事以时下，血出于地，本于肝，故女子以肝为先天。

2. 月经病之理

《上古天真论》："岐伯曰：女子七岁肾气盛，齿更发长。二七而天癸至，任脉通，太冲脉盛，月事以时下。"

《评热病论》："月事不来者，胞脉闭也。胞脉者，属心而络于胞中。今气上迫肺，心气不得下通，故月事不来也。"

《素问》："悲哀太甚，则胞络绝，胞络绝则阳气内动，发为心下崩，数溲血。"

《金匮要略》："妇人之病，因虚、积冷、结气，为诸经水断绝。至有历年，血寒积结胞门，寒伤经络，凝坚在上：呕吐涎唾，久成肺痈，形体损分；在中：盘结，绕脐寒疝，或两胁疼痛，与藏相连；或结热中，痛在关元，脉数无疮，肌若鱼鳞，时着男子，非止女身；在下未多，经候不匀，冷阴掣痛，少腹恶寒，或引腰脊，下根气街，气冲急痛，膝胫疼烦，奄忽眩冒，状如厥癫，或有郁惨，悲伤多嗔，此皆带下，非有鬼神。久则羸瘦，脉虚多寒，三十六病，千变万端，审脉阴阳，虚实紧弦，行其针药，治危得安，其虽同病，脉各异源，子当辨记，勿谓不然。"

世人常将月经诸疾之治归于调肝肾、调血气，而对月经之血的生成来去以及怀妊生子亦关乎小心系统知之甚少。月经及产子诸疾之治，要在于《金匮要略·妇人杂病》中相关所论。其中"血寒积结胞门，寒伤经络""痛在关元""少腹恶寒，或引腰脊，下根气街"等所指皆为小心系统，脏腑中则言及肺（久成肺痈）与肝。一身降之因皆在于肺，月事之血生于中焦之气，通过冲脉、胞脉降入女子胞中而成，其降之主在肺。"绕脐寒疝，或两胁疼痛，与藏相连"则暗指肝，肝一身发陈之本，月事之主亦在肝。

温经汤为治女子相关诸疾的首方，"亦主妇人少腹寒，久不受胎，兼取崩中去血，或月水来过多，及至期不来"。温经汤中有当归、川芎、白芍知藏血、生血、月事之来去在肝，拆方无熟地知不关乎肾。有桂枝汤、麦门冬汤，何也？关乎心肺也，心肺位在六节之太阳。月经之血，生于中焦，与胸中之气互为因果，"中焦受气取汁，变化而赤，是谓血"，然后血随肺气而降，由冲脉、胞脉向下藏于肝及胞中，如"悲哀太过，胞脉绝"，悲哀魄散则肺气不收降，胞脉不得降，而令月事绝。金不收降，阳气内动过度，故"心下崩，数溲血"，心下者，非心也，乃三焦之位（泻心汤对治）。"胞脉者，属心而络于胞中，今气上迫肺，心气不得下通，胞脉闭而月事不来"，胞脉连通心肾，下入胞中，然一身之降皆在于肺，心气之降亦不例外，今"气上迫肺"则肺气不降，导致"心气不得下通"，故月事不来。

月经之生成来去本由天地人三气之共生、协同完成。天癸乃肝发陈肾精所化，根为肾间动气，月经之血其生与降在于脾胃、三焦与肺，其所发动为肝，其通道在冲脉与胞脉，要在于经络、血脉与太阳，主导在小心系统，小心系统与经络、血脉又皆归六节之太阳。女子月经诸疾中医之治，以桂枝汤为本，四物汤养血，小柴胡汤、麦门冬汤、泻心汤治气，血病求于芎归胶艾汤，寒证在当归四逆加吴茱萸生姜汤，癥瘕则在桂枝茯苓丸中求之。

（三）气有多少

太少而言，少，小也；太，盛大也。六节之中，少阳、太阳指人体阳气的少与盛；少阴、太阴指人体阴气的少与盛。对于三阴之间阴气多少的问题历来争论不多，关键是对厥阴认识的统一，太阴阴之盛大，为三阴；厥阴两阴交尽，为一阴；少阴为二阴。厥阴，《伤寒论》中"厥阴病，欲解时，从丑至卯上"，丑至卯，即 1-7 时之间，一日之中阴尽阳生之时。

争论的焦点是对三阳之间阳气多少的认识，即阳明为三阳，还是太阳为三阳。一般来讲有两种说法，一为太阳三阳、阳明二阳；一为太阳二阳、阳明三阳。厘清两者之间不同的关键是要从阳明之本义说起，前文已讲阳明为两阳合明，乾分壬甲，胆和三焦共同作用于阳明，化气生营再上输太阳。六节之中，太阳乃心肺功能气化所布，太阳如日中天，明照一切，主一身内外，故太阳为三阳，阳明为二阳，此即《伤寒论》中"太阳病欲解时，从巳至未上（9-15 时之间），阳明病欲解时，从申至戌上（15-21 时之间）"之意。巳至未上，如日中天，阳气最盛大，申至戌上，一日之中阳气已开始闭合，故单就阴阳气的多少而言，太阳为三阳、阳明为二阳。

《内经》中的相关论述也支持这一论断,《经脉别论》:"帝曰:太阳藏何象?
岐伯曰:象三阳而浮也。帝曰:少阳藏何象?岐伯曰:象一阳也。帝曰:阳明藏
何象?岐伯曰:象大浮也。"《阴阳类论》:"帝曰:三阳为经,二阳为维,一阳为
游部,此知五脏终始。三阴为表,二阴为里,一阴至绝作朔晦。所谓三阳者,太
阳为经;所谓二阳者,阳明也;一阳者,少阳也。"

现代中医和针灸相关教材中(如《经络腧穴学》新世纪全国高等中医药院校
规划教材,沈雪勇主编),关于三阴三阳阳气多少的论述不是很客观,认为"阳气
最盛为阳明,其次为太阳,再次为少阳",即阳明为三阳,太阳为二阳,少阳为一
阳。其根据是阳明之两阳合明是少阳和太阳之气的叠加,这种认识是望文而生义,
与《内经》本义不符,对于理解三阴三阳的实质不利。

五、三阴三阳生命模式的说明

以天地为主线,从《四气调神大论》中的阴阳太少,经《金匮真言论》中至
阴概念的引入,再经《阴阳离合论》中三阴三阳的过渡,最后《六节藏象论》中
脏腑之全部以天地人三分、化气以三阴三阳六节的形式展现出来,至此就完成了
中医脏腑理论中核心内容的构建。

阴阳学说是中医基础理论中的核心内容之一,对中医学的各个分支都有着重
要的指导意义,《阴阳应象大论》:"阴阳者,天地之道也,万物之纲纪,变化之父
母,生杀之本始,神明之府也,治病必求于本。"阴阳学说是中医学的基石,所有
涉及人体功能气化的内容,最后都必须以阴阳为纲纪和模式进行展开,如脏腑、
经络、气血、营卫、精气神、上下内外表里以及气机的升降沉浮、色诊脉诊等。

"乾坤交而生六子",六子分应三阴三阳,合为三对、三部,天地人也,"易谓
坎离者,乾坤二用,二用无爻位,周流行六虚"。在天地一气的不断变化运动中,

阴阳相荡相推，根据不同阶段、不同背景下阴阳气多少和异用的不同，分为一阴一阳、二阴二阳和三阴三阳三种气化模式，三种模式在人体中叠加交错，或隐或现，一体共存。中医的三阴三阳理论是本于生命、以人为本，对自然、人体、万物变化过程中，内在的复杂关联、一体离合、异用变化的深刻认识。

（一）六节三部

三阴三阳所表达的是从人的角度出发，天人一气同构之下，生命完整展开、循环的根本模式。同时，又反映了古人在寰道周天背景之下，对气机离合出入、循环往复、周而复始的深刻认识。只有在三阴三阳模式下，才能体现出一个生命体完整的生生模式。

六节乃脏腑全部气化的结果，六节中有三部，此为识六节之法眼。

1.《伤寒论》中的天地人观

四象、六节之不同，是天道、人道的不同。三阴三阳为六节，六节中又有三部，涵盖人身之全部，经络脏腑、肢节官窍、皮肉筋骨脉、血气营卫津液汗、精气神等概莫能外。

（1）太阳、少阴为天部

太阳少阴系统，为六节中之天部。此系统主天人相应、主水液代谢、主一身之内外，为人体阴精阳气藏用最重要的场所。六节之中，太阳少阴为离坎之象，太阳主在心，肺之异用隐于其中。太阳如日中天丽照万物而为一身之主，然又含阴根，领一身之降；少阴主在肾，肾气坎象，脏肝发陈肾精所成之肾气即肾间动气为一身之本，少阴又含阳根，主一身之温升。心阳为肾精之化用，肾为心之本，"合心于精"为识心生理、病理之关键。

太阳少阴一也，心与肾一也。太阳少阴为一系统，太阳为系统之外，少阴为系统之内。病，实则太阳，虚则少阴。所谓实，（心肺肾）脏之精气未亏损而受邪；所谓虚，脏之精气已虚而受邪，即"邪气盛则实，正气夺则虚"。

①太阳

一气周流，经分为六，太阳独大。

太阳，三阳之中阳气最盛者也。太阳，为太阳少阴天部系统之外，主表统外，又内主五脏而为一身之主（"南方色赤，入通于心……故病在五脏"，《金匮真言论》）。脏腑而言，心为阳中之太阳，为君主之官，肺为阳中之太阴，为天脏，为相辅之官，六节中太阳之气乃二脏功能所化。一身而言，肢节九窍、经络血脉、皮肉筋骨脉等气化结构属外者，皆归太阳所主。另外，小心系最后亦合入太阳，三焦病的证治皆在太阳病篇中。

心为君主之官。心如日中天，宣布营卫血气，再经肺分判治节至人之全身，心外统经脉血脉、内主五脏，通过经脉血脉遍五脏六腑而为一身之主。经分十二，但全部经络之主统在太阳；三阴三阳分为六节，六节之大用统在太阳。故《伤寒论》太阳病篇可以见其他五经的主病主方，而其他五经未有如太阳者也，东西南北四天宿之名的各经主方也皆见于太阳病篇中（泻心汤、白虎汤、真武汤、大小青龙汤），而其他五经亦未有如太阳者也。

肺为相辅之官。肺为天脏，主皮毛，气化布于肩背，主外的功能隐于太阳之位。肺为天脏，阻遏阳气，心肺配合，一开一合以有太阳之位、之气、之功。《伤寒论》中肺病之主治在太阳病篇中，肺病整个之治当于太阳、阳明、太阴中求之，麻黄汤、大小青龙汤、麻杏石甘汤、麦门冬汤、厚朴麻黄汤、苓甘五味姜辛汤等治咳喘诸方皆是依此原理而制方。如《灵枢·邪气脏腑病形》篇云："形寒寒饮则伤肺，以其两寒伤感，中外皆伤，故气逆而上行。"形寒属外病，在太阳之位，饮冷则为病中，在阳明、太阴之位，皆关乎肺。

太阳之中，心肺一主一从，宣散营卫血气并治节分布，掌控营卫、血气升降出入至全身的节奏，并变化以应天之度数。故经脉和血脉以及人身属外的皮肉筋骨脉等，从气化结构角度来看也是属太阳，经脉之病、血脉之病、皮肉筋骨脉之病均属太阳病的范畴。

桂枝汤，阳旦汤，阳旦者，六节中肝心之始终。气生于母子，一日之阳旦，象四时之春，肝生精发陈，发肾精而有心阳之用，启土脏化水谷生成营卫再汇中天，二者之功用皆聚于桂枝汤一身。桂枝汤为太阳病第一主方，才能为《伤寒论》第一主方；桂枝汤为生精第一方、调营卫第一方、生血气第一方，故为《伤寒论》祖方。太阳病为人身百病之始，其他五经之病多根由太阳病不治、误治、坏病而后流转至其他五经，进而入脏腑乃成内病，故在《伤寒论》太阳病篇中可见所有其他五经病之全部，而其他五经绝无如此者。

得太阳之义、太阳病之治，得人身健康之大概；能用桂枝汤类方娴熟者，方为医中人杰。

②少阴

精气之大用在太阳，本在少阴。心出于肾，阳气出于阴精，阳气以阴精为本，心以肾为本。

少阴，为太阳少阴天部系统之内。"心部于表，肾治于里""肾上连肺，故将两脏"，表里一也；"合心于精，非其人勿教，非其真勿授，是谓得道"，金匮真言也。

太阳之里为少阴，少阴之外为太阳；精气虚则为少阴病，不虚则为太阳病。所言虚者，精气夺是也。《伤寒论》中的三阴病皆是脏病、阴病、精气虚损之病，三阴病中因各脏阳气、阴精亏虚比例的不同，分为寒化、热化两类。阳虚则寒，阴精不足则虚热，此虚热沿经脉上行至咽喉、手心、胸膈而成温病之因，故温病之热本为内热上溢，根本上讲温病为内伤病而非外感病。"冬伤于寒，春必病温"中伤之所指为精伤，以肾应冬、肾藏精是也，即"冬不藏精，春必病温"之意。温病之初伤在营，久伤在精，初之治在麦门冬汤、白虎汤中，久则在厥阴、少阴热化证中求之。

少阴之象应坎卦，生命之象也为一坎卦，人身、天地之象亦为一坎卦，"万物皆负阴而抱阳，冲气以为和"。少阴水火之位，寓真水真火，主藏精气与起亟。言少阴君火者，心为君火（凡火）本自少阴中真火所化。少阴为太阳之主，经言"合心于精"，扶阳之理甚为重要，然固四逆而执之略有不妥，精不足者妄而重补其阳，阳盛过度益耗真精，摇动真精而病益重。另如"阳强则不能密"、壮火食气等，精随热消耗外泄，天命不保。

太阳少阴系统主精气之藏用而为人身之天部，得太阳少阴之大义者，得《伤寒论》。

（2）阳明、太阴为地部

阳明太阴系统居中，为六节中之地部。河图中外两分，外者为天，中者为地，四时在外，土恒居中，同构于人身，贯穿生命气化结构之终始，经络脏腑概莫能外。此系统是运化水谷、化生后天精微的重要场所，"营之居也"。

阳明太阴为人体解剖结构的一家，即胃家（胃、大小肠），气化结构上的两家，即阳明和太阴。阳明病、太阴病，皆是人体胃、大小肠等消化系统疾病，实则阳明、虚则太阴。前文已论，中医的脾是生命状态下胃肠系统功能活动后产生的一个神脏，脾无形而结构上依附于胃、大小肠。脾胃大小肠的根本之性属地、至阴之性，至阴乃死阴，得阳始动。地得天始行，地脏得天脏鼓动始运，脾胃大小肠得肝心肺肾的推动功能才启动，"五脏有六腑"是之谓也，此为脾胃论的根本。

阳明太阴主受纳与运化，功能为"转味而入出"，六节中特点为阳明燥金与太阴湿土，燥金降而湿土升。阳明之降本于心之损，故有泻心汤之制；太阴之升本于肾之真阳，故四逆辈为其主方。此外，阳明太阴的功能特点与肺联系密切，从四象异用到五行，肺主湿的功能特点异用于脾，而肺自身变为主燥；从五行到六节，肺主燥的功能特点再次异用到阳明（阳明燥金），而肺功能气化归于太阳之位同时为燥、湿之主。

①阳明

阳明，阳明太阴地部系统之外。三阴三阳之间，阳明为三阳之里，太阴为三阴之表；阳明太阴之间，阳明为太阴之表，太阴为阳明之里，"阳明太阴为表里，脾胃脉也。"（《太阴阳明论》）

"至哉坤元，万物资生，乃顺承天。坤厚载物，德合无疆。"阳明太阴，通土气，居中。坤土"乃顺承天"，乾天健行，寰道周行，时乘六龙以御天，然亦需地之"德合无疆"来承接，《伤寒论》曰："阳明居中，土也，万物所归，无所复传。"经脉而言，太阳统经脉之全部而为外，阳明统经脉之全部为其所归，故治太阳病需观阳明之状况，太阳病见六腑不通而有结滞者，必加通腑之药太阳病才可解，此升降散中用大黄之义。

"地势坤，以厚德载物。"土厚是脾胃的天然之德，土性本厚，故土病因于自身而病者少；其他四行、四脏的升降出入皆由乎土，故土病因于它而病者多。简而言之，土之病，本病者少、它病者多。其中，阳明病的特点：阳明为燥病，津液亏少之病，营阴不足温病之始病；外则为热而汗出，内多燥结；阳明中又可见湿热郁滞（茵陈蒿汤证），少阳阳明同降而并也。

②太阴

太阴，阳明太阴地部系统之内。太阴为三阴之表，又为阳明之里。太阴为三阴之篱笆，三阴病皆需破太阴才能内入，故为三阴之表。太阴在腹，证必以腹痛、腹泻、畏寒等为特点，阳明病则多在心下、胃脘，此为鉴别阳明病、太阴病位置不同的关键，位即性也。太阴病本治为理中汤，寒湿者宜服四逆辈，建中依桂枝汤类方。水液代谢障碍的三焦病（泻心汤为代表）同样可见呕、利、痞，然与太阴病性位不同、病机不同、治疗不同，泻心汤之呕、利、痞为三焦郁热之病，舌质必红，脉寸关濡滑而浮；太阴之呕、利、痞为寒湿之病，舌质必淡暗，脉右关虚濡，左右必兼见弦或紧脉。

太阴又为阳明之里，太阴阳明互为出入之道路。如脾家实则出阳明，以桂枝加芍药汤、桂枝加大黄汤对待等；阳明寒湿则入太阴，其病在太阴中求之，如阳明病篇"伤寒，发汗已，身目为黄，所以然者，以寒湿在里，不解故也。以为不可下也，于寒湿中求之"。

太阴主湿，天之湿在肺，地之湿在脾，湿之主本在肺，故水湿、痰饮、水气之病，其治多在太阳病篇中。

（3）少阳、厥阴为人部

少阳厥阴系统，为六节中之人部。天地合气生人，天部、地部之间及交合之处必为人部，明证为手足三阴三阳经中少阳经、厥阴经的循行排列特点。

此系统主发陈，居人神之位，脏腑而言，肝胆、三焦、心包（又名胸中、膻中）皆人气之脏腑；经络而言，手足少阳、厥阴经为人部之经络。

少阳厥阴之气主在胆、肝。胆肝皆为木，又有甲木、乙木之分，乙木为甲木之本。胆为肝气之所余，胆可无但肝不可伤，经言"凡十一脏取决于胆"，此处之胆乃指广泛意义上的少阳生气，非仅指解剖结构之胆。肝与胆从功能上、精神上发陈、决断其他所有脏腑，使人身中天地人三气皆生：A 肝启动肾精而有阴精化阳气之功以生人身之中的天气；B 肝胆启动六腑而有水谷运化之用以生人身之中的地气；C 又可发陈肾间动气以生人气而有膻中、三焦、经络等气化结构。

后天精神疾病多由于人心决断取舍（肝胆）失其客观中正，进而产生的过度喜怒忧思悲恐惊而成病，病在人神之位，明理、清静、中正为其治。

①少阳

少阳，人部系统之外。阳中之少阳，胆也；阴中之少阳，肝也。胆者，肝气之所化，故肝与胆，可分不可离。后天返先天为人生正途，其要皆在于中正之官的中正之职不失其位，在于清净与中正。

六节少阳之时位重叠于四象心之时位，部分少阳病则可影响心的功能，如《金匮要略·胸痹心痛短气病》中有"平人无寒热，短气不足以息，此为实"，即是少阳心痛，胡希恕老先生常用大小柴胡汤合桂枝茯苓丸加减对治此型心病而获良效。此病脉常以左关弦大而硬同时左寸不足为凭，往往有胸闷、胃脘胀满等症状，常伴见高血压、抑郁等疾病。

②厥阴

厥阴，人部系统之内。少阳主气，厥阴主血。少阳主气而为外，厥阴主血而为内，少阳根于厥阴，胆根于肝。气机升降而言，六节中少阳主降、厥阴主升，此二者不同。厥阴，两阴交尽是也，太阴少阴交尽于肾而阴尽阳生。厥阴起于肾、本在肝、发为胆与三焦，经于脾胃、相反相成于肺、历三阴而入太阳之地，乌梅丸为厥阴病之本方。

厥，阴阳气不相顺接，手足逆冷也。寒厥之治在当归四逆汤中，热厥之治白虎汤、白头翁汤中，本治在乌梅丸、麻黄升麻汤中，寒热比例之分全凭舌、脉定夺。半在少阳半在厥阴、半在阴半在阳、半在气半在血者，四逆散是也。

此系统居人神之位，人情志病多为少阳厥阴之病。少阳情志病为气之病，对治以柴胡加龙骨牡蛎汤；厥阴情志病为精血之病，对治以桂枝加龙骨牡蛎汤，后者盖因精血亏虚是也。桂枝汤为阳旦汤，小柴胡汤为阴旦汤，阴旦、阳旦象天地气机升降出入之枢，掌握此二方大义人体气机枢转之要可得。

识三阴三阳的关键，是不能将三阴三阳与脏腑一一精确对应，三阴三阳乃脏腑化气所布，一气周流而多有交错。理解六节，当在四象五行的背景下，于时性位的交叠、变动中反复求索。六节以四象为本，人道以天道为本；天道转化为人道，四象异用为六节而五行隐于其中。

（二）《阴阳离合论》中三阴三阳的开、阖、枢

《阴阳离合论》中的三阴三阳主论经络之气的开阖枢，也可作为脏腑之气开阖枢的参考。经络脏腑不同，但是可以统一在性质相同的阴阳气之下。

《阴阳离合论》："愿闻三阴三阳之离合也。太阳为开，阳明为阖，少阳为枢。三经者，不得相失也，搏而勿浮，命曰一阳。太阴为开，厥阴为阖，少阴为枢。三经者，不得相失也，搏而勿沉，名曰一阴。"

"天地之间，其犹橐籥乎，虚而不屈，动而愈出。"人气之开合乃天地开合的表达和呼应，天人同构也。"阴者，藏精而起亟也；阳者，卫外而为固。"阳根于阴而归于阴。阳主动而卫外，卫外为固而有退之意；阴主静而内藏，内藏起亟而有进之意。进退而生开阖枢，开阖枢代表着阴阳气运行的形式、方向与功能特点，并和阴阳气的多少、性质密切相关。

1. 开

"开"，为阴、阳气盛大而发于外。开之位为外，如开门见山，用力向外。开之方向，阳开向外，阴开向内。阳开之位为三阳之表，为太阳；阴开之位为三阴之表，为太阴。

"太阳为开"，指阳气盛大而由内向外，太阳为三阳，阳开则阳气运行方向向外、向上，布散在表。开合有度为常，开合过与不及为病。

"太阴为开"，指阴气盛大而由外向内，阴气启动需要阴气的能量非常之大，故需三阴，太阴为三阴，故"太阴为开"。

阴气开则全身气机运行方向开始向内、向下。六节中，太阴在天者为肺，阻遏太阳之气，位置隐在太阳之内；太阴在地者为脾，乃三阴之表，位置在中、在腹。地气上升，天气下降；肺降，脾升。

2. 阖

"阖"，为阴、阳气之闭合。阳气之阖为阳明，三阳中阳明对面为太阳；阴气之阖为厥阴，三阴中厥阴对面为太阴。

"阳明为阖"，阳明为二阳，升降同体，以降为本，足阳明经有阳之性而居阴之地，阳明人道六节中为燥金之性、白虎相应。阳明阖则阳气闭合，阳气由盛转衰，由布散在外转降，降则生阴，如营、血、精之类。阳明主里，为三阳之里，阳气由表转里，阳明承太阳布散之气，故《伤寒论》阳明病篇中有"承气"之名。阳明阖则同时阴气渐生，阳明不阖则阴气不生，病多为上实下虚。

"厥阴为阖"，厥阴为一阴，两阴交尽，阴气闭合。阴气合则阴气由盛转衰，气机由降转升，由阴之内转出阴之外，阳气渐生。相火妄动、少阴中真火不藏则阳根外溢，厥阴闭阖过度，为虚劳病之根，小建中汤中倍芍药为收敛阳根之义也。

3. 枢

"枢"，联系两端枢转出入也。阳枢为少阳，阴枢为少阴。阳枢枢转阳气之开合；阴枢枢转阴气之开合。

"少阳主枢"，少阳为一阳，少阳为阳枢。少阳，《内经》称之为游部，游者，游于太阳、阳明之间也，其随太阳开于外，随阳明降于里，出表而入里，经络之手足少阳经的循行分布，广泛交叉、重叠于手足太阳、阳明经即是明证。少阳之气的分布特点为半表半里，所谓半表半里，半在表部半在里部、既在表部又在里部，故少阳病既可见太阳之表证，又可见阳明之里证。无它，气与位的高度统一是气化结构理论的根本原则之一，这点在经络循行和病候中体现的最为明显。

"少阴主枢"，少阴为二阴，少阴为阴枢，收受太阴而转出厥阴。少阴为太阴之根，少阴不藏则太阴（天之太阴，四象中太阴为肺）不收，金水不能相生也。《灵枢·本输》："少阴属肾，肾上连肺，故将两藏。"少阴又为厥阴之根，少阴之真阳以生厥阴之木，能使厥阴转阴出阳，此为乌梅丸中见附子之义；少阴之真阴又可涵养厥阴之木，使之平稳和缓，使之虽为将军之官而行止有序有节，此为四物汤、芎归胶艾汤中见熟地之义。

《阴阳离合论》中亦有外内与中两分法的应用，合于河图天地之分也，"岐伯曰：外者为阳，内者为阴，然则中为阴，其冲在下，名曰太阴，太阴根起于隐白，名曰阴中之阴"，明确太阴居中。

4. 气与位的高度统一

五脏属天，六腑属地，经络为人。察脏在象，察腑在形，察经在位。天地合气以生人，脏腑化气以生经络，故经络的循行以肢节躯干为主，"人生于地"，地成人形也；经络十二又以三阴三阳统之，六节者天之度数，"人悬命于天"，天出德也。

阴阳气的多少与性质与人身中特定位置的高度统一，是生命的基本特征之一，是中医气化结构理论的基本原理之一，典型代表就是人体中经络循行分布的部位与其阴阳之性的高度统一。人体中，什么性质的阴阳气，就一定对应在什么位置；同样，一定的位置也必然含有多少不等、性质不同的阴阳气。

"以名命气，以气命处，而言其病。"气与位的高度统一，是打开生命、打开中医气化结构理论的一把钥匙。在此角度之下，人体就是不同的天地阴阳符号组成的生命体，中医气化之学就是研究天地阴阳符号之学（详见后面"人体阴阳符号学"一节）。

第四节　《内经》与《伤寒论》中六节专论

《象》曰："大哉乾元，万物资始，乃统天。云行雨施，品物流行。大明终始，六位时成，时乘六龙以御天。"

《道德经》："道生一，一生二，二生三，三生万物，万物皆负阴而抱阳，冲气以为和。"

《六节藏象论》："余闻天以六六之节，以成一岁，人以九九制会，计人亦有三百六十五节，以为天地，久矣。不知其所谓也？岐伯对曰：昭乎哉问也，请遂言之！夫六六之节，九九制会者，所以正天之度，气之数也。天度者，所以制日月之行也，气数者，所以纪化生之用也。"

《周易参同契》："天地设位，而易行乎其中。天地者，乾坤之象也；设位者，列阴阳配合之位也；易谓坎离者，乾坤二用。二用无爻位，周流行六虚。"

脏腑化气，一气周流而成六节；经分为六，含天地人三部；周身六节，唯太阳独大。

四象，四时之藏象，四时四脏；六节，一岁六甲子日循环天度之六节，脏腑之全部，周身六节。

一、六节简论

（一）《内经》及中医入手之处

"易与天地准。"《易经》论天道从上而下用两分之法，故有两仪、四象、八卦之别；万物由下而上应天地以六爻之变，天、地、人三分，故以人为本有六节三部之论。简之，从天俯瞰万物，两分，天之道；人仰观天地，三分，天道人化。

《内经》中《四气调神大论》《生气通天论》等皆是由天观人，皆仅有四脏；《阴阳别论》《灵兰秘典论》《六节藏象论》等皆是由人观天地，以三阴三阳统五脏六腑、十二经络，其要在于六节之内皆分天地人三部。前者独言四时、四象与心肝肺肾，四时而阴阳，以天领天人之相应；后者言六节三部、经络脏腑及人身之全部，阴阳而四时，以人合天人之相应。六节之中亦有心肺肾肝四脏，然四象之肝心肺肾与六节之肝心肺肾名同但气化功能已不同，具体体现在《四气调神大论》与《六节藏象论》中。

四象为乾坤立位之四象，六节为坎离立位之六节，四象六节共寓一体，四象为背景而演绎六节，六节之中阳无纯阳、阴无纯阴，此二者的不同为中医先天后天、天道人道不同之所在也。中华文明及其医道一以贯之，皆从此处入手。

（二）六节简论

1.《内经》中六节

六节一词出自《六节藏象论》，古人以甲子纪天度，甲子六十日一周而为一节，一年三百六十日故有六节，"天以六为节，地以五为制。周天气者，六天之期为一备；终地纪者，五岁为一周"。一岁六节，一身六节，一生六节，六节周天。

《黄帝内经》前九篇中有两种不同的六节规矩，分别在《阴阳离合论》《六节藏象论》中，《阴阳离合论》出于《阴阳应象大论》之后，《六节藏象论》出于《灵兰秘典论》之后，五脏、十一脏化气之不同也。《内经》对人体气化结构中两个最大系统，经络和脏腑，皆有六节之制，其中节经络以开阖枢体现在《阴阳离合论》中，绳脏腑以三部体现在《六节藏象论》中，此两篇定调了中医基础理论中经络和脏腑体系的构架和性质，凡学中医脏腑、经络理论者，皆应以此两篇为本。另有《素问·热论》以三阴三阳论外感热病，将人身经络脏腑之全部均置于三阴三阳之下，为仲景《伤寒论》六经体系之前身。

如前所论，六节虽有天道六节和天道人化（人道）六节之不同，然皆节制在天。

2.《伤寒论》中六节

《伤寒论》制三阴三阳以经纬人生理病理之全部，取法乎《阴阳离合论》《六节藏象论》，病形通应以《热论》。

"通天下一气耳"。人身中的阴阳二气就是天地的阴阳二气，天人一气，天人同源、同构、互感，人身中生气本乎天授故能通天也。一身而言，以经络分气化结构之内外，肢节九窍统于经络而属外，由经络入脏腑而属内。一身之中又有中与内外之分，阳明太阴居中为阴阳内外之分界，经络统肢节九窍外属太阳、内归于阳明，阳明胃乃六腑之长，"万物之所归也"，其外为外；太阴脾为三阴之门户，五脏之篱笆，其内为内。

《伤寒论》之三阴三阳非独言经络，经络脏腑、肢节官窍等一身之结构悉备。其中经络六腑之病皆归三阳，五脏之病皆归三阴，三阴之病皆是五脏精气不足之病，此与《热病》同理。在《阴阳离合论》《热论》中，三阴三阳皆分为三对而论，太阳少阴一对，阳明太阴一对，少阳厥阴一对。三阴三阳中有天地人三部，太阳少阴为天部，主天人相应，乃阴精阳气藏用之场所；阳明太阴为地部，有"转味而入出"之功，营之居；少阳厥阴为人部，乃血气藏运之处，发陈之机，人神之位，少阳通脑。

经有六节而太阳独大，其涵运人身内外之全部而统六经，其他五经之方证皆可见于太阳病篇中。

3. 略论三焦和奇恒之府

三焦为孤之腑，有名无形，寄在膀胱，属小心系统，为人气所发。六节中，三焦属少阳更属太阳，三焦病的证治皆在《伤寒论》太阳病篇中。"三焦，太阳之别"，《太素·本输》杨注："肾间动气，足太阳将原气，别使三焦之气……并太阳之正，入腹络膀胱。"经络系统中，足太阳膀胱经循行所布，在肩背，皆心肺气化之位，属六节太阳的位置，然五脏六腑的背俞穴皆为三焦气所发，三焦无形，寄在膀胱，故五脏六腑的背俞穴皆在足太阳膀胱经中，而足太阳膀胱经病候中却无其相应的主治，"三焦，太阳之别"也。《伤寒论》中，三焦病之治皆在太阳病篇而不在少阳病篇中，泻心汤、大小陷胸汤等皆为三焦病证治的代表方剂，此为仲景后千年未明之理（详见附篇"三焦识"一节）。

奇恒之腑为人体脏腑中，除五脏六腑之外的另一重要系统。相对而言，其不应四时而动，故不在四象、五行、六节规范之内，称为"奇恒"。奇恒之腑有六，统在脑，脑髓乃肾精化气之上聚，脑为元神之所居，脑与肾倒影互映，一也。奇经八脉隶属奇恒之府，奇恒之府与奇经八脉的关系如同五脏六腑与十二经脉的关系，奇经八脉乃先天所藏所发。经络而言，诸脑病之治必须于奇经八脉以及十二经脉可通脑者中寻找，详见于附篇"奇恒之府与奇经八脉识"一节中。奇恒之府与现代医学中的神经、内分泌、免疫系统等关系密切。

不能于六节中见三部者，为未得六节之要。

二、《六节藏象论》中脏腑性质的分类方式

《六节藏象论》："帝曰：藏象何如？岐伯曰：心者，生之本，神之变也；其华在面，其充在血脉，为阳中之太阳，通于夏气。肺者，气之本，魄之处也；其华在毛，其充在皮，为阳中之太阴，通于秋气。肾者，主蛰，封藏之本，精之处也；其华在发，其充在骨，为阴中之少阴，通于冬气。肝者，罢极之本，魂之居也；其华在爪，其充在筋，以生血气，其味酸，其色苍，此为阴中之少阳，通于春气。脾、胃、大肠、小肠、三焦、膀胱者，仓廪之本，营之居也，名曰器，能化糟粕，转味而入出者也，其华在唇四白，其充在肌，其味甘，其色黄，此至阴之类，通

于土气。凡十一脏，取决于胆也。"

这一段是五脏六腑按照天地人不同性质而进行分类的总论，脏腑按照天地人三部划分以定性，是中医生理病理的核心内容，是中医脏腑理论的基石，也是《六节藏象论》中经分为六节而暗含天地人三部的理论依据。其中，心肝肺肾四脏通四时、应天，天之性；六腑和脾通土气、应地，地之性；胆，天地之脏气交而成，人神之位，少阳之气也是发陈其他所有脏腑为用的发动机。人身中天、地、人三气俱存。

（一）《六节藏象论》中肝心肺肾的特点

《六节藏象论》中肝心肺肾的特点为：①分阴阳。始于心、终于肝，心、肺、肾、肝分别为阳中之太阳、阳中之太阴、阴中之少阴、阴中之少阳。②通四时之气。四脏为天脏，分应春、夏、秋、冬之气（非春夏秋冬四季），主天人相应，为人体阴精阳气生、长、收、藏之场所。③藏精神。分别藏魂、神、魄、精。④内藏外象。四脏之气其华皆在人体上、外之处，分别外应筋爪、面与血脉、毛皮、发和骨以及五官。

其中论述肝功能时，特别强调"以生血气"，血气者，为人之神气，六节中肝生天、地、人三气（《四气调神大论》中仅言"春三月，天地俱生"）。

（二）脾与六腑的气化功能特点

《六节藏象论》中论述脏腑，同样是依河图、洛书的模式，土居中也。

1. 脾与六腑通土气，至阴之性

"脾、胃、大肠、小肠、三焦、膀胱者，此至阴之类，通于土气。"土也，地也。

需要注意的是，非但脾、胃、大小肠，六腑中的三焦、膀胱等相火、水液代谢之官相对于天真之脏的肝心肺肾也是通于土气，至阴之性。脏腑的阴阳之性是认知脏腑功能的根本，后世对脏腑阴阳之性的认识多沦陷于十二经脉的名称中，十二经脉名称中的阴阳是言经脉的特性和说明经气的开合转化，其中有脏腑之名仅是言经脉和脏腑之间有密切关联，而非用来界定脏腑阴阳之性。

至阴，非二阴二阳之列，然比少阴、太阴的阴性更甚。《金匮真言论》中曾以脾为至阴区别与（阴中之阳）肝和（阴中之阴）肾的不同："腹为阴，阴中之阴，肾也；腹为阴，阴中之阳，肝也；腹为阴，阴中之至阴，脾也。"

阴阳之上，还有天地，天地不定，阴阳之性无法确立。至阴与《四气调神大论》中阴阳太少的区别是天地之性的区别。天德动而不止，地德静而顺天，天之阴阳，皆可动而周天，阳动阴亦动，皆为天之性，至阴之类的地性之官，本不动，需得天道四象的发动才能运化，故后世医家甚至名之曰"死阴"。至阴是"脾、胃、大肠、小肠、三焦、膀胱"之类脏腑的阴阳根本之性，后世皆以十二经脉名称推论六腑和脾的阴阳之性并以之为唯一，这是脏腑之性千年不明的原因。

天地之间，向来是天动地随，向来是天施地承，向来是天尊地卑，是四维枢土，然后才有地气上升，天气下降，天地合气周流。故"魄门为五脏使""三焦者，原气之别使""膀胱者州都之官，津液藏焉，气化则能出焉""土郁木达"等，皆指六腑之功用均需五脏精气的发动才能完成。如一身发陈之机全在肝（胆乃肝气之所余），不仅我们熟知的脾胃，膀胱、三焦等脏腑的气化也需要木之疏泄，这是《伤寒论》五苓散、猪苓汤等方证中见桂枝、阿胶的关键。

脏腑天地阴阳之性不明，何敢言治！

2. 转味而入出，营之居

"转味而入出"是对脾和六腑功能的概括，"营"是水谷水液被转化成精微之后的总称。水谷水液并不能直接进入身体为用，需要被运化成精微物质才能为我们吸收利用，简称为水谷之精气、谷气、水精等。当水谷水液不能运化成精微而留在我们身体中时，就会变成病理产物，如宿食、水饮、水气、痰、湿等。

《灵枢·刺节真邪论》："真气者，所受于天，与谷气并而充身者也。"经络、脏腑，概莫能外。虽然谷气是构成真气的物质基础，营、精、神、魂、魄乃一气之五变，但是六腑所化之营相对于五脏阴精而言，本质不同，仍有先后天之别，营卫血气不能等同于五脏阴精。

3. 胆的气化特点

（1）发陈

生命运转所需能量皆靠地性之脏的运化，地性之脏的功能发动皆须天性之脏的始运驱使，天地之脏的运转皆始于发陈，"春三月，此为发陈，天地俱生"。

"求其至也，皆归始春。"四象中发陈之机为肝，主阴精之发陈，疏泄肾中阴精化为心阳之用；六节中肝胆主五脏六腑天地人三气全部之启动。发陈之肝胆，人神所居，沟通天脏和地脏、先天和后天、天道和人道。

运气而言，"天以六六为节，地以九九制会，天有十日，日六竟而周甲，甲六覆而终岁，三百六十日法也"。甲子为首，胆纳干在甲，纳支在子，甲子列六十之首。

胆者，肝气之所余。"凡十一脏取决于胆"，此胆为功能气化上的少阳，亦肝亦胆。中医之胆不可以西医胆囊对待，可以以气化之少阳对待，少阳象春，其本义指可以疏泄其他脏腑功能之全部，阳中之少阳为胆，阴中之少阳为肝。中医少阳的功能非仅仅寄托在胆囊这个器官上，在胆更在肝，故胆囊切除后可影响部分疏泄功能，但是少阳功能的大部分都还在，这是人体气化结构和解剖结构的不同所在。绝不可用西医思维看待中医，用中医思维看人体才是中医。

（2）人神之位

肝胆为少阳，居人神之位，二脏虽同居左关，然有浮沉虚实之别，另胆之脉亦见于右关。

胆为甲木，肝为乙木，胆主气，肝藏血，血气者，人神也。人乃天地气交所生，人身中含天地之气、有天地之脏，人身中天部、地部交通之处就是人神之位，为人部。三阳之中，太阳天之位，阳明地之位，太阳阳明之间少阳也，阳中人之位也；三阴之中，少阴天之位，太阴地之位，两阴之间厥阴也，阴中人之位也。故经脉、经筋循行中，唯有少阳经、厥阴经可交通纵横于其他两经，而其他两经泾渭分明，未有交叉重叠。所谓半表半里，非与表、里明确分割，而是半在表内，半在里内，出表入里是也，故临床上多见太阳少阳同治表、阳明少阳同治里。

"所以任物者心"。心动则使气，后天乃行。后天精神情志乃心所发，然生理病理之要，在肝与胆。《灵兰秘典论》曰："肝者，将军之官，谋虑出焉。胆者，中正之官，决断出焉。"胆为中正之官，肝为之主，中之将也。肝与胆合，气性相通，先谋虑而后决断，成为后天精神活动异与常的关键。神，有元神、识神、人神之别，元神本于天，精真中自含，上寄在脑，无知无觉，其为后天一切信息之源，其化又可分为精、神、魂、魄。识神藏心，任物始生，意、志、思、虑、智为心识之所化，体在五脏阴精。人神之用为谋虑、决断、取舍，寓于肝胆，体为血气。人神之病，病在欲望过度、自我太强而又失中正，为取舍决断失偏过度之病。喜、怒、忧思、悲、恐惊虽为五脏神志病，然喜、怒、忧思、悲、恐惊的产生除与五脏本身虚实盛衰相关外，更多的是由于人欲望的泛滥、好恶标准偏失中正、取舍与决断的过度而产生，即责在肝胆之失偏。肝与胆二者之病为人精神活动偏差的主因，《伤寒论》中凡治情志疾病多责之在肝胆。

一切以自我为中心、为出发点的认识，是导致人心病进而身病的最主要因素，道家谓之有为、人为，儒家谓之利害、得失，佛家谓之我执、法执。人类社会几千年来，早已时空变换、物是人非，但是人性中固有的一些特点基本上没有太大变化，如欲得不欲失、纵情而奢欲、取舍决断皆以自我为中心等，表现就是狂妄自大、自私自利，或者犹豫不决、瞻前顾后等。只要人类存在，人神之病就会存在，此人性使然。

人一生的敌人就是自己。调整好自己的心态，以宽容大度的胸怀看淡得与失，理性思维，按规律办事，自然不会困在"数谋虑不决"中，对保养肝胆少阳之气、养护五脏之神与阴精有至关重要的作用。《上古天真论》中将人能尽天年的先决条件定为德全，"嗜欲不能劳其目，淫邪不能惑其心，愚智贤不肖，不惧于物，故合于道。所以能年皆度百岁而动作不衰者，以其德全不危也"，反复强调精神因素在健康中的重要地位，"恬惔虚无，真气从之，精神内守，病安从来"。这一点不仅是病者，也是医者需要反思和牢记的。

《阴阳应象大论》特别强调"七损八益"的重要性，认为"能知七损八益，则二者可调，不知用此，则早衰之节也"。所谓"七损八益"，非为房中之术，七八乃南东之数，对应心和肝。心需清净少欲故曰损，损心之外用也，所谓"五色令人目盲；五音令人耳聋；五味令人口爽；驰骋畋猎，令人心发狂；难得之货，令人行妨"是也，心需损，故《伤寒论》立泻心汤、黄连阿胶汤；"春三月天地俱生""帝出万物于震""人生于寅"，肝主一身气血、精气、天地人三气之生，故需常益，桂枝汤常服必有益健康。"七损八益"亦《道德经》中"虚其心，实其腹，弱其志，强其骨"所指。其中，虚心实腹为水火循环（后天），弱志强骨为精髓循环（先天）。虚其心才能实其腹，心火降才能肾水实；弱其志才能髓（脑、骨等）充实，才能将肾中精化气入脑充髓。志出于肾，人之志泛则髓空，人之志闲则髓实，髓实则天之志益坚，合于天道才能天真长存。

另外，不但肾主骨，胆也主骨，髓会绝骨，胆气入脑也。俗语"软骨头""胆小鬼""心惊胆战"，都是肾虚髓亏，心气不足，从而心不能任物、志向偏差的问题。骨与髓之病、志与神之病，胆与肾主之，十味温胆汤、柴胡加龙骨牡蛎汤、桂枝加龙骨牡蛎汤、肾气丸等就是对应的方剂。

故清净而为公，乃决断之正。根本之要在于得一。

（三）再论五脏六腑

天覆地载，万物生焉，上下相召，气交于中。天地更用、阴阳颠倒，天气下降、地气上升，上者下而下者上，内者外而外者内。

上外为阳位，在阳位者降，由于阳位中含阴根，阴根本出乎地而趋下，故阳降而生水，"浊阴积而为地""天气下为雨，雨出地气"（《阴阳应象大论》）；在内下为阴位，在阴位者升，由于阴位中含阳根，阳根本出乎天而趋上，故阴升化火，"清阳积而成天""地气上为云，云出天气"（《阴阳应象大论》）。阳升阴降，天道之行；阴升阳降，化气周流。此二者并行而不悖，此天地万物之道，亦是生命气化之道。

"本乎天者亲上，本乎地者亲下，而各从其类"，天地之性为脏气流转之本因，也是人体脏腑气机升降的根本动力。五脏六腑而言，五脏为五神脏，神者，出于天而应天，五脏本为天之性，五脏所藏精气乃天真所布，五脏精气皆上行外化，五脏皆为清阳所藏、天人相应之处。六腑为器，皆通土气，土者，地也，故六腑者皆为地之性，六腑皆降浊阴而趋下。脏腑本具天地之性，天人同气、同构、同步，故脏腑能感天地之气应而动之。方位而言，四象在四方上下而土居中央，天动而后引动地随，四时、四方、四象主动而中土被动相随，然后土化中气以灌四方，中气又能达于四维。天动地随者，本然也；地动天随者，自古未之有也。四时、四方、四象、四脏者，阴精阳气之互化，功在天人相应；中央者，土也，为器，功在转味而入出。

天之性本趋上，地之性本趋下，故五神脏之气趋向于外上（头面五官，五脏精气之所上聚，皮肉筋骨脉，五脏精气之所外化），六腑之气趋向于内下（前后二阴，六腑之通道）。同气相求、同气相归，天性之气归天、地性之气归地，此为人体气化的原动力。生生不息，生生之机，生气通天，天地模式，万物无处躲藏。所谓病者，人身中阴阳二气与天地不能同步，逆天地之行而动为病。五脏精真亏损，不能藏、不能升、不能主天人相应、不能外化，即为脏病；六腑气机不运，不能泻、不能降、不能内通，即为腑病。

《内经》中对脏腑另外一种分类的描述，也印证了这一点，《灵兰秘典论》："心者，君主之官也，神明出焉；肺者，相傅之官，治节出焉；肝者，将军之官，谋虑出焉；胆者，中正之官，决断出焉；膻中者，臣使之官，喜乐出焉；脾胃者，仓廪之官，五味出焉；大肠者，传道之官，变化出焉；小肠者，受盛之官，化物出焉；肾者，作强之官，伎巧出焉；三焦者，决渎之官，水道出焉；膀胱者，州都之官，津液藏焉，气化则能出矣。"十二官中有神之用者，心、肺、肝、胆、膻中、肾，天、人之脏也；无神之用者，脾、胃、大小肠、膀胱、三焦，地之脏也。后者皆器物之类，同《六节藏象论》。

三、《内经》中三阴三阳的论述

《内经》中详细论述三阴三阳者凡四处，所言分别涉及经络、脏腑、六气和外感热病。

（一）经络的三阴三阳

《内经》中三阴三阳的应用之一，是对经络理论中足六经定性和定位的描述，相关论述主要在《阴阳离合论》中，这是一篇关于经络理论构架形成的重要文献。

《阴阳离合论》：黄帝问曰：余闻天为阳，地为阴，日为阳，月为阴。大小月三百六十日成一岁，人亦应之。今三阴三阳不应阴阳，其故何也？岐伯对曰：阴阳者，数之可十，推之可百，数之可千，推之可万，万之大不可胜数，然其要一也。天覆地载，万物方生。未出地者，命曰阴处，名曰阴中之阴；则出地者，命曰阴中之阳。阳予之正，阴为之主。故生因春，长因夏，收因秋，藏因冬。夫常则天地四塞。阴阳之变，其在人者，亦数之可数。

帝曰：愿闻三阴三阳之离合也。岐伯曰：圣人南面而立，前曰广明，后曰太冲。太冲之地，名曰少阴；少阴之上，名曰太阳。太阳根起于至阴，结于命门，名曰阴中之阳。中身而上名曰广明，广明之下名曰太阴，太阴之前，名曰阳明。阳明根起于厉兑，名曰阴中之阳。厥阴之表，名曰少阳。少阳根起于窍阴，名曰阴中之少阳。是故三阳之离合也：太阳为开，阳明为阖，少阳为枢。三经者，不得相失也，搏而勿浮，命曰一阳。

帝曰：愿闻三阴？岐伯曰：外者为阳，内者为阴。然则中为阴，其冲在下，名曰太阴，太阴根起于隐白，名曰阴中之阴。太阴之后，名曰少阴，少阴根起于涌泉，名曰阴中之少阴。少阴之前，名曰厥阴，厥阴根起于大敦，阴之绝阳，名曰阴之绝阴。

是故三阴之离合也，太阴为开，厥阴为阖，少阴为枢。三经者不得相失也，搏而勿沉，名曰一阴。

阴阳𫘪𫘪，积传为一周，气里形表，而为相成也。

1. 足六经皆象地而属阴，手六经皆象天而属阳

如前所述，天地不仅对脏腑性质有着决定性的意义，也对经络分手足两类有着根本性的影响。足六经皆象地而属阴，手六经皆象天而属阳，这是经络系统中关于手足经划分最根本的原则。此处之天地，内外、上下也，肢节与脏腑也，"积阳为天，积阴为地"。

"太阳根起于至阴""阳明根起于厉兑""少阳根起于窍阴""太阴根起于隐

白""少阴根起于涌泉""厥阴根起于大敦",对照《灵枢·经脉》中十二经脉的循行分布和所属井穴来看,《阴阳离合论》中的三阴三阳并不是对整个十二经的论述,而是仅针对于足六经的论述。

尤其要注意的是,《阴阳离合论》对足六经虽分三阴三阳,但对足六经总体上的定性皆为阴。即便三阳,也是"太阳,阴中之阳""阳明,阴中之阳""少阳,阴中之少阳",明白这其中的道理,对于正确理解手足经的天地属性非常关键。《管子·内业》曰:"凡人之生也,天出其精,地出其形,合此以为人。"论理人形必须从天地始,不论脏腑还是经络。"天覆地载,万物方生。未出地者,命曰阴处,名曰阴中之阴;则出地者,命曰阴中之阳。"文中明确指出足六经为阴中之阳、阴中之阴的特性,是由于足经属地的缘由。至此,手足经的天地属性一目了然,足六经象地,故皆为阴,虽足之阳经亦为阴之性;手经的天地之性虽未明示,然对照足经属地的特点,手经则为天之属性,虽手之阴经亦为阳之性,这是手足经最根本的特性。

"天圆地方,人头圆足方以应之。"从循行分布上看也是如此,手经所过皆身半以上,居人身之中天之位,属天而为阳;足经皆过腰腹身半以下,过人身之中地之位,属地而为阴。然后,手足经再分阴阳,实际不过是阳中亦有阴阳,阴中亦有阴阳而已,"天地阴阳者,不以数推而以象之谓也"。从位置上言,人体气化结构中,肢节九窍、皮肉筋骨脉为外,居人体阳之位;脏腑为内,居人体阴之位。足六经出入脏腑,主治脏腑疾病,循行皆过腹部、腰部,出地、入地、属地,皆阴之性也;六手经循行主干皆不过脏腑,所过皆在腰腹以上,主要循行头面官窍、肢节肩背,尤其手三阳经徒有大肠、小肠、三焦之名而无腑病治之实,手六经在天位、天部、应天,皆阳之性也。

从手三阳经病候来看,手之阳经虽配以三焦、大肠、小肠腑之名,但是皆不治疗相应腑病如三焦、大肠、小肠等疾病,而是以外感病、头面官窍病、肢节躯干疾病为主，因头面官窍、肢节躯干都是气化结构之外也。如大肠手阳明之脉的病候"是动则病齿痛，颈肿。是主津液所生病者，目黄，口干，鼽衄，喉痹，肩前臑痛"；小肠手太阳之脉的病候"是动则病嗌痛，颔肿，不可以顾，肩似拔，臑似折。是主液所生病者，耳聋、目黄，颊肿，颈、颔、肩、臑、肘、臂外后廉痛"；三焦手少阳之脉的病候"是动则病耳聋浑浑焞焞，嗌肿，喉痹，是主气所生病者，汗出，目锐眦痛，颊痛"。正如《金匮要略》中三因法所描述："千般疢难，不越三条，四肢九窍，血脉相传，壅塞不通，为外皮肤所中也。"

脏腑经络的天地之性不定，阴阳之性就不能判别，先天地而后阴阳为中医紧要之处，亦为传统文化紧要之处。

2. 三阴三阳成三对，内含三部

《阴阳离合论》对足六经循行定位的描述是以一阴一阳成一对的形式出现的，"少阴之上，名曰太阳""太阴之前，名曰阳明""厥阴之表，名曰少阳"，即少阴太阳互为上下，太阴阳明互为前后，厥阴少阳互为表里，且皆先阴后阳，阴为阳之主也。这种阴阳之间成对的描述方式将三阴三阳分成三对，即三个系统，对后世将人体全部结构分为表里半表半里或天地人三部影响深远。

六经而三对，划分出人体天地人三部，对正确认识经络系统，对正确认识《伤寒论》中三阴三阳寓藏天地人三部有重要的意义。《伤寒论》中太阳少阴为一部，天部，阴精阳气藏用之处，主天人相应；阳明太阴为一部，地部，转味而入出；少阳厥阴为一部，人部，藏血用气、发陈疏泄，人神之位。

3. 内外、中的气化结构形式

内外与中的划分方式，在本篇也有明确提及，人体内外和中的气化结构是河图洛书模式在人的具体表达，这种分类方式隐藏在三阴三阳之中，对于理解人体气化结构非常重要。"岐伯曰：外者为阳，内者为阴，然则中为阴，其冲在下，名曰太阴，太阴根起于隐白，名曰阴中之阴"。其中，内外者，阴阳也，应天气之变化，太阳少阳与少阴厥阴；中者，土气，应地气之变化。太阴阳明详论在《太阴阳明论》中。这是天地立位在经络中的具体体现，是《金匮真言论》《阴阳应象大论》中四方与中的天地构架在经络中的延续。

这种气化结构的天地分类方式，对于理解人体经气、脏气流转的模式，人体与天地一气而同构非常有帮助，即"此皆阴阳表里，内外雌雄，相输应也。故以应天之阴阳也"。另外，《素问·刺禁论》中也有一段关于脏腑气化位置的论述也是采用了内外与中的方式，"肝生于左，肺藏于右，心布于表，肾治于里，脾为之使，胃为之市"，脾胃为上下、表里之中。

《阴阳离合论》中的三阴三阳是五行五脏化气所布，详在《金匮真言论》中，《灵枢·经脉》中的三阴三阳是脏腑全部化气所布，应接《六节藏象论》之后。

（二）五运六气的三阴三阳

五运六气之三阴三阳，主要体现在《素问·六微旨大论》和《素问·天元纪大论》等篇中。《素问·六微旨大论》言："少阳之上，火气治之，中见厥阴；阳明之上，燥气治之，中见太阴；太阳之上，寒气治之，中见少阴；厥阴之上，风气治之，中见少阳；少阴之上，热气治之，中见太阳，太阴之上，湿气治之，中见阳明。"古人以三阴三阳上应六气以说明天人一气而同构的关系。

六气的三阴三阳是运气学说中的核心内容。古人认为天地之间的万物皆是禀天地阴阳之气以化生，在天为六气，在地为五行，上下相召而气交于中，自然界四时的往复交替形成了五运六气周天之变化，进而形成了影响万物的生长化收藏的规律。《天元纪大论》："天有五行，御五位，以生寒暑燥湿风。人有五脏，化五气，以生喜怒思忧恐。论言五运相袭，而皆治之，终期之日，周而复始。"六气之中，唯火有二：一为君火，一为相火。其中相火属小心系统，为人独有的气化结构。故以人观天地，运虽五而化气为六，就产生了六气六节，如风化厥阴火化少阴及少阳、湿化太阴、燥化阳明、寒化太阳等。五运六气体系可以呼应《六节藏象论》中的相关内容。

（三）《素问·热论》的三阴三阳

《热论》是《内经》中一篇关于外感热病论治的重要文献，其揭示了外感病的发病原因、演变过程和论治规律，指出了人体功能气化的结构分层，并奠定了《伤寒论》三阴三阳理论框架的基础。对照本文和《伤寒论》可以看出，《内经》《伤寒论》中的相关理论构架一脉相承。

1. 本篇的注解

《素问·热论》："黄帝问曰：今夫热病者，皆伤寒之类也，或愈或死，其死皆以六七日之间，其愈皆以十日以上者，何也？不知其解，愿闻其故。岐伯对曰：巨阳者，诸阳之属也。其脉连于风府，故为诸阳主气也。人之伤于寒也，则为病热，热虽甚不死，其两感于寒而病者，必不免于死。"

注：巨阳，太阳也，系诸阳，太阳统表而为诸阳主气，六经皆有表证而主在太阳。《热论》下文中明确了五经所关联的各自脏腑，如"阳明主肉（胃）……少阳主胆……太阴脉布胃中……少阴脉贯肾络于肺……厥阴脉络于肝……"然未明示太阳关乎何脏，后世医家基本认为太阳所关联脏腑为膀胱，然这种推论是由足太阳膀胱经之名简单望文生义而来的。

纵观上下两段全文，五脏中独缺心，而《内经》前九篇中反复提到心为太阳、阳中之太阳，故太阳之脏为心而非膀胱。惟有心，为五脏六腑之大主、君主之官，能宣布营卫血气、统全身经脉血脉而为一身内外之主。世人仅知膀胱经循行过人体后背，不知心（包括肺）气化之位也在后背，《金匮真言论》言"背为阳，阳中之阳，心也"，故足太阳膀胱经虽冠以膀胱之名，然其循行分布的位置主在心肺，故临床上外感病治疗不当或病情严重，往往会引起心肺相关疾病。太阳脉为手足太阳经，太阳脏为心与肺，太阳腑为膀胱。

六节中，人生理病理上太阳独大，太阳病篇内容占《伤寒论》三分之二，六节之太阳，心与肺的功能皆包括在内，以心为主。

帝曰：愿闻其状。岐伯曰：伤寒一日，巨阳受之，故头项痛，腰脊强。二日，阳明受之。阳明主肉，其脉侠鼻络于目，故身热目痛而鼻干，不得卧也。三日，少阳受之，少阳主胆，其脉循胁络于耳，故胸胁痛而耳聋。三阳经络，皆受其病，而未入于脏者，故可汗而已。四日，太阴受之，太阴脉布胃中，络于嗌，故腹满而嗌干。五日，少阴受之，少阴脉贯肾，络于肺，系舌本，故口燥舌干而渴。六日，厥阴受之，厥阴脉循阴器而络于肝，故烦满而囊缩。三阴三阳，五脏六腑皆受病，荣卫不行，五脏不通，则死矣。

注：三阳病为经络、六腑病，五脏精气未虚之病；三阴病为五脏病，五脏精气已虚之病。病先阳而后阴，由经络、六腑入五脏是也。

其不两感于寒者，七日，巨阳病衰，头痛少愈；八日，阳明病衰，身热少愈；九日，少阳病衰，耳聋微闻；十日，太阴病衰，腹减如故，则思饮食，十一日，少阴病衰，渴止不满，舌干已而嚏，十二日，厥阴病衰，囊纵，少腹微下，大气皆去，病日已矣。帝曰：治之奈何？岐伯曰：治之各通其脏脉，病日衰已矣。其未满三日者，可汗而已；其满三日者，可泄而已。

注：单感者，五脏精气本不亏虚，外感寒邪仅经络受邪，然如误治或坏病则

由经络渐次内入脏腑。两感者，五脏精气本不足，又感受外邪，外邪直中五脏，内外同病也。"一阴一阳之谓道""一逆一从为之要"，内外者，外为阳而内为阴，太阳少阴为一对而分内外，阳明太阴为一对而分内外，少阳厥阴为一对而分内外，外以内为本。单感者，六日后六经又一轮回，当本经气旺时而病愈。

五脏精气本不虚者，病在阳而止于阳。经络外统于太阳内归阳明，病在三阳，初在太阳，止于阳明，阳明万物所归，十二经脉所止也。病在三阳，单感而未满三日，邪在表、在经络、在太阳，汗之而已；单感已满三日，病入于阳明，可泄而已。如误治或坏病，则病由阳而入阴，由经络六腑而入五脏，其中必经太阴，太阴为三阴之表，三阴之门户。阳明太阴为人体气机出入以及转化的分界线，亦临床诊断和治疗的关键处。病之变化，依人体气化之结构也。

病邪出入人体的方式：①病由经络入脏腑者，必由脏腑出经络；②病由阳入阴者，病愈也必由阴出阳，如太阴出阳明（腹减如故，思饮食）、少阴出太阳（渴止，舌干已而嚏）、厥阴出少阳（囊纵，少腹微下，大气皆去，厥阴主血少阳主气）；③阳邪由人体阳位而入，如风邪善袭人之上部，阴邪由人体阴位而入，如寒湿之邪多从人体下肢腰腹而入。

帝曰：热病可愈，时有所遗者，何也？岐伯曰：诸遗者，热甚而强食之，故有所遗也。若此者，皆病已衰而热有所藏，因其谷气相薄，两热相合，故有所遗也。帝曰：善。治遗奈何？岐伯曰：视其虚实，调其逆从，可使必已矣。帝曰：病热当何治之？岐伯曰：病热少愈，食肉则复，多食则遗，此其禁也。

帝曰：其病两感于寒者，其脉应与其病形何如？岐伯曰：两感于寒者，病一日则巨阳与少阴俱病，则头痛口干而烦满；二日，则阳明与太阴俱病，则腹满身热，不欲食、谵言，三日，则少阳与厥阴俱病，则耳聋囊缩而厥。水浆不入，不知人，六日死。

注：前文"四日太阴受之，五日少阴受之，六日厥阴受之"，是五脏精气本足，因误治、坏病，邪由阳逐渐入阴，由经络六腑逐渐入五脏，但病仍为单感；本段两感于寒则是五脏精气本虚而内外同病，经络、脏腑同时受邪。五脏已病，阴精阳气本不足而又受外邪，此为死之因，"其两感于寒而病者，必不免于死"。

《热论》从经脉循行和病候主论三阴病，《伤寒论》从五脏阴精阳气亏虚的状况言三阴病，此二者之不同。

帝曰：五脏已伤，六腑不通，荣卫不行，如是之后，三日乃死，何也？岐伯曰：阳明者，十二经脉之长也，其血气盛，故不知人，三日，其气乃尽，故死矣。凡病伤寒而成温者，先夏至日者，为病温，后夏至日者，为病暑。暑当与汗皆出，勿止。

注：阳明，胃也，为三阳之里，十二经脉所归，生死之关键。有胃气则生，无胃气则死，如"五脏已伤，六腑不通，荣卫不行"，本应死之期，如胃气仍在，阳明气存三日后乃竭，然后人亡，故曰"三日后死"。

"先夏至日"，夏至之前，春气主之，春气乃阴中之阳气，木生于水，木化水为火，火之体为阴。春气在人为肝胆，失偏的春气上头则成温病之因。"冬不藏精，春必病温"。温病，阴精不足相火过旺之病，温病之热乃内热，是阴分之热上溢而成，故温病本质为内伤病而非外感病，温病在《伤寒论》中非为典型的太阳病而是少阴病、厥阴病的热化证及部分阳明病。温病之脉为"脉阴阳俱浮"，内外皆病；太阳伤寒之脉"脉浮而紧"，阳浮阴不浮，外病内不病；太阳中风之脉"脉浮而弱"，卫强营弱。

详见附篇足阳明经络系统中的"温病识"一节。

2. 本篇要点分析及与《伤寒论》的关系

《阴阳离合论》论经络以三阴三阳而分内外与中;《六节藏象论》论脏腑气化以六节而分天地人三部;《热论》论外感病以三阴三阳统经络脏腑之全部而其中又有三对之出入、内外。

脏腑化气、一气周流、重叠交错、分为六节,故六节中有脏腑之用而不以其名为纲纪独以三阴三阳统之,此不仅是《热论》展开的主线,也是《伤寒论》理论构架的主线。

（1）人体气化结构不同的划分方式

就人体气化结构而言,可以有多种不同的划分方法,一种可以用外、中、内划分,外应以皮肉筋骨脉、肢节九窍等,统以经络系统,中为胃大小肠为主的六腑,内指五脏;一种依《金匮要略》以经络与脏腑分人体为外、内:"千般疢难,不越三条。一者,经络受邪,入脏腑,为内所因也;二者,四肢九窍,血脉相传,壅塞不通,为外皮肤所中也。"另外一种以阳明太阴为分界线,阳明统经络、肢节官窍乃万物所归统,为三阳之里,太阴为三阴门户、五脏之篱笆,为三阴之表,论在《太阴阳明论》中。

（2）单感与两感的区别

单感之病为五脏精气未虚而感受外邪,乃经络六腑之病。如误治、坏病则由经络六腑而逐渐深入五脏,因患者五脏阴精阳气本身未有亏虚,故仍为单感之病。两感之病为五脏精气本已亏虚又感受外邪,外经络六腑和内五脏同时受邪,即内外皆病。凡两感病者,皆以本身阴精阳气亏虚为因、为本、为先,后感受外邪为缘、为标、为后。单感之病,治外不治内,两感之病,治内兼治外,以内为主。

《伤寒论》中的三阳病仅仅是经络六腑为病,三阴病则是病在五脏,为阴精阳气之病。以五脏精气虚实的不同为病的原则界限划分,此不但是《素问·热论》的主线,也是《伤寒论》的主线。

（3）死证在三阴及胃气竭中

①死证多在三阴病中，缘于五脏精气亏竭而不治。《热论》中死证有两个途径：一为由三阳而逐渐入三阴，一为内外皆病，即两感病。如"三阴三阳，五脏六腑皆受病，荣卫不行，五脏不通，则死矣""其两感于寒而病者，必不免于死"。

②阳明，胃也，生死之关键，有胃气则生无胃气则死。阳明衰、胃气竭是死之关键："五脏已伤，六腑不通，荣卫不行，如是之后，三日乃死，何也？岐伯曰：阳明者，十二经脉之长也，其血气盛，故不知人，三日，其气乃尽，故死矣。"

（4）《素问·热论》与《伤寒论》的异同

《素问·热论》之三阴三阳，涵盖经络、脏腑，非为经络系统独受病。其中三阳病以经络、六腑受邪为主，为阳病；三阴病以五脏精气本病为主而又受外邪，为阴病。仲景《伤寒论》三阴三阳辨证体系深受其影响，《伤寒论》之三阴三阳系统也是包含经络脏腑在内人体整个气化结构之全部，其中三阳病篇之太阳病、少阳病以经络病候为提纲，阳明病以腑病病候为提纲；三阴病以五脏阴精阳气虚衰的病候为提纲，即三阳病为病在经络、六腑，三阴病为病在五脏。

《素问·热论》与《伤寒论》特点比较如下：

①二者皆以三阴三阳为主线，即以人为本。《素问·热论》中三阴三阳的顺序和《伤寒论》中三阴三阳的顺序一样，即太阳、阳明、少阳、太阴、少阴、厥阴。

②三阴三阳分三对三部，《素问·热论》中有明确论及，《伤寒论》隐喻其中。每一对阴阳之间为一体，内外、表里、出入一体，是气机流转、病情转归的要害之处。

③《素问·热论》中三阳的主证同于《伤寒论》三阳病的提纲，三阴主证不同于《伤寒论》三阴病的提纲，后者以五脏阴精阳气的亏虚为提纲而不以三阴经的经脉病候为提纲，这样使三阴病的病机更为明确。

④死证都是主要出现在三阴病中，同时二者皆重视胃气的重要性。

《素问·热论》《伤寒论》三阴三阳理论体系皆包括人体经络脏腑之全部，皆有经络、脏腑之用而不以其名为纲纪，独以三阴三阳统之。此不仅是认识《素问·热论》的法眼，也是认识《伤寒论》六经的法眼。《伤寒论》之所以成为经典，其不朽盖因经络脏腑皆统一在三阴三阳之下。

得天地阴阳者，得中医。

四、《伤寒论》中三阴三阳构架的特点

（一）《伤寒论》六经中三部的分析

1.《伤寒论》中三阴三阳的理论体系源于《内经》

很多《伤寒论》注家否认《内经》和《伤寒论》之间的必然联系，日本汉方家甚至提出废《内经》而独尊《伤寒论》。然如上文所示，仔细对照就会发现《伤寒论》与《内经》的理论体系非常密切，一脉相承。仲景在自序中明言其勤求古训、博采众方，《伤寒论》首要的参考依据就是《内经》，"撰用《素问》《九卷》《八十一难》《阴阳大论》《胎胪药录》等"。其中《阴阳离合论》《六节藏象论》《热论》三篇对《伤寒论》六经理论体系构架的完成影响巨大，尤以《热论》为重。《热论》中三阴三阳理论要点就是：①不以经络脏腑经纬人身而以三阴三阳，三阴三阳中又含有经络脏腑之全部；②对疾病首分三阴病与三阳病，病因分单感、两感两类；③三阴三阳中又含有三对、三部。

《伤寒论》或显或隐皆从之。

2.《伤寒论》之三阴三阳，首分阴阳、内外之不同

（1）首分阴病、阳病

《伤寒论》之三阴三阳，总的来看首分阴阳、内外两类。三阳病为阳病、外

病；三阴病为阴病、内病。阳病为经络、六腑病，阴病为五脏病，此为一定之规。精气本不足而病是阴病，即五脏病，阴病即使兼见外感症状也是五脏病，治在五脏；精气本不虚而受外邪为病是阳病，即经络、六腑病，阳病即使见脏腑症状也是阳病，治在经络、六腑。

（2）分为内外

阳有阳位和阳气、阴有阴位和阴精之别，然又有气位一体、精气一体之统。阴精与阳气不同，阴精阳气一体。三阴三阳本质上为一阴一阳，三阳一阳、三阴一阴，其中阴阳中各有开阖枢的气机流转模式；六经又分为三部，太阳少阴一部、阳明太阴一部、少阳厥阴一部，每一部又为一独立系统，每部之间又有气机出入流转的联系，每部之间都体现出一阴一阳之谓道的关系。三部之阳皆为三部之阴之外，三部之阴皆为三部之阳之内；外为本部之用，内为本部之本；外病甚则可由本部入内，内病愈则可由本部出外。

（3）总论六经病特点

阴精阳气不同，阴精阳气一体。三阴病为五脏病，为阴精阳气不足之病，三阴病总体上可分阳虚寒化和阴虚热化两类。寒化者内外皆虚，精亏阳虚，水湿泛滥，虚寒之证；热化者阴精亏虚而虚热沿经由内而上，见手足心热而烦、咽喉肿痛等。精亏虚热外溢者，为温病之因、虚劳之由。

病本在阳（经腑）治在阳，即使有阴之症；病本在阴（脏）治在阴，即使有阳之症。阴阳同病者，《素问·热论》谓之两感，为重病，则先治阴后治阳。仲景在《伤寒论》中或以表里对待阴阳、内外、两感，表里同病者必先治里，此不变之规，"伤寒医下之，续得下利，清谷不止，身疼痛者，急当救里；后身疼痛，清便自调者，急当救表。救里宜四逆汤；救表宜桂枝汤""病发热，头痛，脉反沉，若不差，身体疼痛，当救其里，宜四逆汤"。

三阳病以阴精阳气不亏为根据。外邪由外而入，正邪交争在阳，在经络、在

六腑。三阴病以阴精阳气亏虚在先，外邪因本虚而入里。三阴热化也发热，但是
和三阳发热之病机完全不同，三阴热化为阴精精血不足为本，阴虚所发之热为内
热，为内伤病，为温病之因，如少阴病之黄连阿胶汤、厥阴病之麻黄升麻汤等皆
为温病正治之方剂；三阳之热为外邪在表导致经络闭阻、六腑不能通降，从而阳
之开合不利、气机郁滞而热，如麻黄汤、白虎汤等方证之类。

3. 三阴三阳含三对三部

凡从人论，必以天、地、人三部对待，《易经》《道德经》《内经》《伤寒论》
皆是如此。《阴阳离合论》《热论》中三阴三阳皆分为三对，《伤寒论》三阴三阳中
也隐含天、地、人三部。

三阳、三阴各有开阖枢，每部之间，阴阳也互为表里，内外一体，气机亦可
互相流转出入。一部之内分阴阳，一部之内阴阳本一体，三部皆是如是。一部之
内，正气不足则由阳入阴，正气来复则由阴出阳。故太阳病虚寒者有附子汤、真
武汤证治；少阴病表证分寒化、热化，亦有麻黄附子细辛汤、黄连阿胶汤等分别
对待。阳明病中寒、胃中冷者，在太阴之桂枝汤、吴茱萸汤中求之，如"阳明病
脉迟，汗出多，微恶寒者，表未解也，可发汗，宜桂枝汤""食谷欲呕者，属阳明
也，吴茱萸汤主之"；太阴病阳气来复则外出阳明，有桂枝加大黄汤、桂枝加芍
药汤加减。厥阴病中见头痛、胸胁满闷、心悸等上部、外部症状者，有四逆散、
桂枝加龙骨牡蛎汤等方证对待；少阳病入内者，则有柴胡桂枝干姜汤、大柴胡汤
（白芍）应之。

4.《伤寒论》中治疗的部分原则

病邪从何处入则需从何处引出，治三部中阴之病终需从三部的阳位引出，治
三部中阳之病，万勿误治而入三部之阴。

阳病外之主在太阳，内之主在阳明；阴病外之主在太阴，内之主在少阴。三
阳合病枢转在少阳；三阴合病枢转在少阴。

治太阳多需兼治少阳，治阳明亦须分清在阳明还是少阳，少阳为游部，出太阳而入阳明是也。

太阳、少阴，坎离立位是也。三阳之本在太阳，离中真阴以领三阳之降，泻心汤是也；三阴之本在少阴，少阴中真火以领三阴之升，四逆辈是也。

（二）《伤寒论》六经中风与伤寒的对照研究

"今夫热病者，皆伤寒之类。"十二经脉皆有皮部，故《伤寒论》六经皆有表部，六经病中皆有中风与伤寒。风为阳邪，同类相求而善从人身上位侵入，手、足三阳经为主外应之；寒湿为阴邪，阴性趋下而常从人体下位犯人，手、足三阴经为主内应之。六经皆有表部，但统在太阳，"巨阳者，诸阳之属，为诸阳主气"，故太阳主表。

《伤寒论》六经中皆有中风、伤寒。其中三阳中风与伤寒是手足太阳经、手足阳明经、手足少阳经的经络病，即便部分表证伴随脏腑症状（如葛根芩连汤、小柴胡汤等方证），也是外经络之气不谐而引动内脏腑之气不调，是经络病而不是脏腑病，治在经络肢节不在脏腑；三阴中风与伤寒则是五脏病而不是经络、六腑病，即便三阴表证往往伴随如外感发热、肢节疼痛等症状，也是五脏本病（阴精阳气不足）在先，外感风寒等在后，治疗应内外同治，或以治五脏为主。五脏表证治在五脏不在经络，治在内不在外，治在三阴不在三阳。

其中三阳伤寒、中风为临床最为常见，三阴伤寒、中风需分寒化和热化的不同，临床中最难鉴别。

1. 三阳中风与伤寒

风属阳邪，寒为阴邪。风性疏泄是风的特点，风为阳邪是风的本质；寒性收引是寒的特点，寒为阴邪是寒的本质，此中风与伤寒之不同也。《伤寒论》中三阳中风、伤寒描述的比较清楚，三阴中风、伤寒描述比较简略且较难理解。

（1）太阳中风与伤寒

《伤寒论》太阳病篇从有汗无汗、脉缓脉紧、恶风恶寒等方面对伤寒与中风进行鉴别。

太阳主表，心肺化气主外之开合，开之过度为泄，为汗出恶风，合之过度为闭，为恶寒、身痛、无汗。开之过度责于卫强营弱，桂枝汤主之；合之过度责在卫气失司，麻黄汤主之。不论有汗还是无汗、脉缓还是脉紧、恶风还是恶寒，都是营卫之间不协调所致。营卫之主在太阳，太阳为心肺功能的表达，肌表腠理为营卫之气布散的场所，经脉血脉为营卫所行之道，营卫生于脾胃三焦而布散之主在心肺。为太阳病者，当有在经、在脏之别，经主在手足太阳经，脏为心与肺。

（2）阳明中风与伤寒

阳明病不论伤寒还是中风，其外感病的特点有两条：①恶寒轻、发热重而汗出（身汗出或但头汗出），如"阳明病，外证云何？答曰：身热，汗自出，不恶寒，反恶热也"。②阳明外病即便有恶寒，常一两日即去，转而恶热。原因皆在于阳明之性多气多血，邪入阳明则化热，阳明为土居中乃万物所归，"虽得之一日，恶寒将自罢，即自汗出而恶热也""问曰：恶寒何故自罢？答曰：阳明居中，土也，万物所归，无所复传。始虽恶寒，二日自止，此为阳明病也"。

阳明病中风与中寒明显不同。"若能食者名中风，不能食者为中寒"，风为阳邪，中风而能食，病轻；寒为阴邪，中寒故不能食，病重。阳明中风具体症状为"阳明中风，口苦咽干，腹满微喘，发热恶寒，脉浮而紧"，阳明中寒为"阳明病，若中寒，不能食，小便不利，手足濈然汗出，此欲作固瘕，必大便初硬后溏。所以然者，以胃中冷，水谷不别故也"。中风苦肺胃，中寒苦脾胃。

中医对外感病（包括其他疾病）的界定是外邪加于人方为病，即致病因素加上个人自身虚实状况才能成病、命病，西医则根据病原体的性质统一诊断和治疗，此二者之不同。凡外邪中人之病，疾病的症状和病性首先决定于自身正气盛衰、虚实的状况，然后阴阳之性自显。阳明伤寒症状与治疗皆似太阴病，但是仍为阳明病，因脏（脾胃）之精气仍不甚虚故也。

（3）少阳中风与伤寒

三阳外感皆是经络、六腑之病，三阳外感发病位置与相应经脉的循行所过高度一致。如太阳病提纲之"头项强痛而恶寒"、麻黄汤证之"头痛，身疼，腰痛，骨节疼痛"，阳明中风之"面色缘缘正赤""口苦咽干，腹满微喘"，少阳中风之"两耳无所闻，目赤胸中满而烦"等，皆和手足三阳经经脉的循行高度吻合。其中"两耳无所闻，目赤，胸中满而烦"即为外邪直中少阳，少阳经气不舒、郁而化火留滞在经脉之上部的表现。

少阳之气被郁，郁而化火，风火上扇，出现头面五官症状，此为少阳中风。如果患者仅头痛、发热、脉弦细，没有"两耳无所闻，目赤，烦满"等风火上扰之症状，表明郁热较轻相对属于阴，为少阳伤寒，"伤寒，脉弦细，头痛发热者，属少阳"。二者治疗皆以小柴胡汤加减为主，鉴别要点在于郁热的程度、上犯的位置以及脉象。

《伤寒论》中三阳中风、伤寒的症状表现，和其相关经脉循行所过部位有着密切的关联，并且病证的描述和《热论》中相关条文惊人相似，二者应认真对照，以求相得益彰。

2. 三阴中风与伤寒

（1）三阴中风与伤寒的实质

《素问·热论》中三阳病指手足三阳经及六腑病，三阴病指手足三阴经与五脏病，"三阳经络，皆受其病，而未入于脏者，故可汗而已"，《伤寒论》三阴三阳也采用类似的构架。五脏的基础是阴精阳气，脏病以阳衰精亏继而气机升降出入乖离为特征，三阴之伤寒、中风皆以阳气不足的寒化和阴精亏虚、虚热上扰的热化而分。

三阴病为五脏病、阴病，三阴之中风或伤寒是脏本有病而后外感所出现的表证。脏病为本，表证为标。

《生气通天论》言阴精阳气总的功能为"阴者藏精而起亟，阳者卫外而为固"。故三阴之中风、伤寒病因有二：或由于阳气亏虚，阴寒之邪内侵；或由于阴精亏虚，阴虚而热、虚热上扰，"阳强则不能密"，进而感受外邪。后者尤易感邪，然其主症非恶寒、打喷嚏、流鼻涕等寒邪外侵之类，而是直接咽痛、发热、口渴而不喜饮、咳嗽，以舌绛红、脉细数为主的虚热郁闭之症。《伤寒论》三阴病都可以分为寒化、热化二途看待，尤以少阴病、厥阴病为著。

《伤寒论》三阴中风、伤寒的相关条文非常简单，有的还没有相应症状的描述。三阴中风除了太阴中风提出"四肢烦痛"这一症状，并有"脉阳微阴涩而长者为欲愈"这一脉象外，其余如"少阴中风，脉阳微阴浮者为欲愈""厥阴中风，脉微浮为欲愈，不浮为未愈"等，都只有欲愈的脉象，且未提任何症状。

（2）太阴中风与伤寒

①太阴中风

《伤寒论》太阴病篇中关于太阴中风的明确论述只有一条，"太阴中风，四肢烦痛，阳微阴涩而长者，为欲愈。"太阴中风的主证是"四肢烦痛"，未论主脉，脉象只能从"为欲愈"的脉象中反推而得，即"阳微阴涩而长者为欲愈"的反推。

太阴主湿，主四肢。故太阴中风、伤寒皆应是表里湿邪为患之证，区别是前者为风湿、后者为寒湿。另外，太阴风湿与太阳风湿的区别应是四肢痛与身痛的轻重之别。太阴中风的脉象则为"阳微阴涩而长者，为欲愈"的反推，"阳微阴涩而长"的反面自然是阳脉不微，阴脉涩而不长。阳脉不微，应当是浮取即得，浮为风，涩主湿，阳浮阴涩而小短应为风湿之脉也。

然风与湿邪合病又有太阳、太阴的不同。太阳风湿，风与湿相搏于太阳之位，当见太阳之身体烦痛、不能转侧；太阴风湿，脾主四肢，本脾虚湿困，后外感风湿，身痛以四肢为主，并伴随平素大便溏稀、疲乏纳呆、畏寒肢冷等太阴症状。

此亦为《金匮要略·痉湿暍病脉证》中湿家与病家的区别，"太阳病，关节疼痛而烦，脉沉而细者，此名湿痹。湿家之为病，一身尽疼，发热，身色如熏黄也"。病家（湿痹），内无病，外则反复感受风湿之邪而为湿痹之病，病在太阳；湿家，是平素内湿重浊，由于脾主湿，湿家之病多因脾虚湿困，病在太阴。《金匮要略》中二者证治有别，前者为麻杏苡甘汤，后者为麻黄加术汤；见杏仁者在太阳，见术者在太阴；一个天之湿，一个地之湿，"湿家身烦疼，可与麻黄加术汤，发其汗为宜。病者一身尽疼，发热，日晡所剧者，名风湿，此病伤于汗出当风，或久伤取冷所致也。可与麻黄杏仁薏苡甘草汤"。另，风湿在太阳则身痛多于四肢痛，在太阴四肢痛多于身痛，盖因太阳主筋所生病，太阳遍行一身上下，而太阴属脾，脾主四肢是也。

故，太阴中风，宜桂枝汤、理中汤或麻黄加术汤对待，前者治其根，后者治其标。"太阴病脉浮者，可发汗，宜桂枝汤。"

③太阴伤寒

太阴脉浮，宜桂枝汤，为太阴中风；太阴内有寒，宜服四逆辈，属太阴伤寒。"太阴病脉浮者，可发汗，宜桂枝汤。自利不渴者，属太阴，以其藏有寒故也。当温之，宜服四逆辈"。太阴伤寒，内有寒湿，外中风湿，亦可服《金匮》桂枝附子汤、白术附子汤、甘草附子汤等。仲景凡太阴有湿必用白术，凡太阴有寒必用四逆辈，肾阳生脾土是也。

（3）少阴中风与伤寒

少阴、厥阴之外感病，根本上讲是五脏精气已伤的外感病。由于本身阴精阳气不足导致其偏亢、偏衰，而后感受外邪，其实是内伤病不是外感病，治在内而不在外。

少阴病的提纲为"脉微细，但欲寐"，是肾中阴精亏虚、阳气衰少之证。少阴病分为两类，或肾中阴精亏虚导致阴虚有热的少阴热化证，或肾中阳虚精亏之少阴寒化证。少阴病篇只有一条涉及少阴中风，"少阴中风，脉阳微阴浮者，为欲愈"。我们依然只能从欲愈的脉象来反推其未愈时的脉象，其必是阳脉不微、阴脉不浮。此阳与阴指左脉之寸和尺部。少阴病是心肾水火之病，阳脉不微，寸脉浮也，阴虚虚热上扰，心火偏炽而不降；阴脉不浮则偏沉，阴精亏虚，肾水枯而不升。水不升、火不降，火水未济，就必然导致"心中烦，不得卧"，这就是注家们所说的少阴热化证。少阴中风相关病证脉条文虽未明示，但是结合以上分析，"少阴病，得之二三日以上，心中烦，不得卧，黄连阿胶汤主之"，基本就是少阴中风的主证和治疗方剂。正如李克绍教授所言"少阴中风，脉阳微阴浮者为欲愈，这说明少阴中风亦有得到自身调节，水升火降而自愈者"。自拟温病属少阴热化证一方：黄连 6g，白芍 10g，桔梗 10g，牛蒡子 12g，蝉衣 5g，白僵蚕 6g，生甘草 6g，荆芥穗 10g，芦根 20g，白茅根 20g。

少阴伤寒相对于少阴中风应是少阴阳气更加衰少之证，证脉对比可知为"少阴病，始得之，反发热，脉沉者，麻黄附子细辛汤主之""少阴病，得之二三日，麻黄附子甘草汤"两条，治亦在其中。

（4）厥阴中风与伤寒

厥阴病的提纲为阴尽阳生之来复异常，表现为典型的上热下寒之证，"厥阴之为病，消渴，气上撞心，心中疼热，饥而不欲食，食则吐蛔，下之利不止"。

厥阴主在肝，为将军之官而发陈疏泄，病则冲逆为患。肝为阴中之少阳，出阴而入阳，根于少阴、过经太阴阳明、发成少阳、生化太阳。厥阴为两阴交尽，阳复太过则入少阳、太阳之位见热郁于上，如"消渴，气上撞心，心中疼热"；阳复不及则凝滞于三阴之地见寒凝于下，如"下之利不止"。

厥阴中风病机为厥阴热化。"厥阴中风，脉微浮为欲愈，不浮为未愈"，从脉微浮为欲愈可知，未愈时脉象沉微而不浮，为风热郁于内之征。病欲愈，脉由沉微而转稍见浮象，这是风火由厥阴外出之象，"东风生于春，病在肝，俞在颈项"，肝经循行过"循喉咙之后，上入颃颡，连目系"，故厥阴中风典型症状为外感伴发热、咽痛喉肿、头痛、心烦易怒等。风火由里出表，其渴也必由重转轻，由消渴转到渴欲饮水，然厥阴之热终究非三阳之热，口渴必不甚、饮水必不多，亦可勉强不饮，所以"厥阴病，渴欲饮水者，少少与之愈"。

厥阴热化的病症特点多为口渴而不多饮，舌绛红或绛暗，足冷手热，逢外感多发热同时常伴咽喉肿痛等。厥阴热化（中风）对待以麻黄升麻汤方证，"咽喉不利，唾脓血，泄利不止者，为难治。麻黄升麻汤主之。"自拟一方，取升降散合麻黄升麻汤之意，对待温病之厥阴中风证：赤芍 10g，蝉衣 5g，白僵蚕 6 片，姜黄 6g，牛蒡子 12g，连翘 10g，麦冬 15g，桔梗 10g，生甘草 6g，柴胡 10g，黄芩 10g，荆芥穗 8g。

厥阴寒化为当归四逆汤方证，厥阴伤寒可以参考此条文进行加减论治。要点：手足逆冷、恶寒咽痛、少腹冷痛，舌绛暗或瘀暗，脉沉细。

临床少阴、厥阴热化证多于寒化证，皆为外感病中难治之证，为医者应详察。后世医家治疗温病时多受明清温病学影响，认为早用寒凉恐有闭门留寇之嫌，故不敢用芍地之类，往往贻误病情。过非在芍地，过在医者理之不明也。

（三）《伤寒论》三阴三阳实质探讨

1. 理解《伤寒论》三阴三阳实质的难点

理解《伤寒论》三阴三阳实质的难点，在于三阴三阳的由来。从四象到五行再到六节，由阴阳之太少到至阴的引入，再到阳明、厥阴的加入，一气之三阴三阳囊括了经络脏腑功能之全部。人体经四象、五行、六节三遍揉搓之后，四象依然为六节之主，然肝心肺肾的功能已经发生了重大的异用，从四象到六节，五行隐于其中。

《伤寒论》所论六经不仅包括经络脏腑，而且囊括了整个人体解剖结构和气化结构之全部，仲景同时根据外感病的特点，重点对人体皮肉筋骨脉、肢节九窍、经络脏腑、精气神等按照三阴三阳的方式进行分类归属。由于人体解剖结构与气化结构的不对等性（解剖结构的唯一性，气化结构的多重性），气化结构往往更复杂，具有多信息、多系统、多维度、交叉重叠、多重异用等特性，所以伤寒六经中经络脏腑功能的分配不是按照一对一的与三阴三阳对等对应，可能在一经之中有多个脏腑、多条经络功能表达，一个脏腑的功能气化也可以异用在多经之中。在学习研究《伤寒论》过程中如果机械的用经络或脏腑一对一的机械对应三阴三阳，往往难以理解《伤寒论》的全貌，结论必然也是矛盾和不准确的。在五运六气的研究中，同样需要注意这一点。

由于中医研究的对象是生命，生命是道生而来、根于天地、阴阳二气周流变化的表达，《伤寒论》三阴三阳中又含有多种不同的气机流转模式，包括内外表里之间、三阳之间、三阴之间、六经三部之间、经络脏腑之间、天地人之间等，这些都是理解《伤寒论》三阴三阳实质的关键。

2.《伤寒论》三阴三阳和《素问·热论》三阴三阳的关系

《素问·热论》和《伤寒论》都是以生命为观察对象，以研究外感病的发病及证治规律为主线，二者具有高度的一致性，理论构架上具有明显的传承性，但也有一定的差异。

二者都是以外感病为入手点，进而讨论全身所有气化结构及其相应疾病的发病特点、流转变化和证治规律。就外感病而言，外邪对人身的侵入是沿着皮肤肢节、经络、六腑、五脏的层次和过程渐次深入的。多数情况下，外邪在经络系统层面就被人体正气阻断，故经脉的循行、病候和气化规律在两者之中都占有重要的地位，《素问·缪刺论》："夫邪之客于形也，必先舍于皮毛，留而不去，入舍于孙脉，留而不去，入舍于络脉，留而不去，入舍于经脉，内连五脏，散于肠胃，阴阳俱感，五脏乃伤，此邪之从皮毛而入，极于五脏之次也。"

《素问·热论》《伤寒论》一脉相承，所用的三阴三阳体系不仅仅涉及经络，还包括脏腑之全部。《素问·热论》认为外感热病皆是经络系统先受邪，并为主要的抗邪结构，三阳病为手足三阳经受邪，止于阳明，病为经络病、六腑病；三阴病为手足三阴经受邪，进而入五脏，病为五脏病。这是从外感病角度对人体气化结构内外划分的重要认识，并直接影响着《伤寒论》六经辨证体系的构建。

《伤寒论》三阴三阳也是囊括经络脏腑、肢节官窍之全部，二者同根同源，但是在对疾病病机、特征的描述上略有不同。仲景在《伤寒论》三阳病提纲中，太阳病和少阳病是以经络病候为提纲，阳明病是以腑病（胃家）证候为提纲；三阴病的提纲中，皆是以五脏精气的盛衰虚实、气机的升降出入乖离为特征进行描述。

3.《伤寒论》三阴三阳是否是中医唯一的辨证体系

答案是否定的。

仲景在杂病之论的《金匮要略》中，除在"痉湿暍病脉证"篇采用三阴三阳体系之外，其他篇章均未见采用。

《金匮要略》一书的体例主要运用了脏腑、精气神、气血津液、气位一体等理论体系，以及根据病理产物（湿、暍、寒、血瘀、水气、痰饮、水饮、宿食等）的不同进行分类论述，《金匮要略》与《金匮真言论》的关系非常密切，皆是以"五脏元真"为核心进行展开的。如果仲景认为三阴三阳是唯一的辨证体系，就不可能在《金匮要略》中还会出现别的论治体系。《伤寒论》的三阴三阳系统虽然可以"钤百病"，但主要是以外感病为入手点，是以人观天地的表达，体现了人体一气开合应天、脏腑化气后离合出入的生命结构关系。在《金匮要略》的论病论治中，以四象、五行为主线进行论述，其是从上而下、以天观人的体系。

《伤寒论》中诸方为疾病的起手方、对应方，《金匮要略》中诸方为疾病半治后的调理方、根本方；《伤寒论》治人之中见天地，《金匮要略》从天地往下治人，转折之要在《黄帝内经》前九篇的《金匮真言论》和《六节藏象论》中。但见

《伤寒论》而不见《金匮要略》，于医者而言只能算半治，对病人而言只能祛病不能续命。

4.《伤寒论》中有多种不同的气机流转模式

气机流转是生命的基本特征之一，人体的气机流转根在天地。气机流转也是《伤寒论》三阴三阳体系中的重要内容之一，《伤寒论》中含有多种不同的气机流转模式。

（1）气机流转的重要性

中医的研究对象是生命。天地立位，一气周流，阴阳两分，气机升降沉浮于中，人气随天地气化流转不息。气机流转是生命的本质特征之一，如《六微旨大论》所言："出入废则神机化灭，升降息则气立孤危。故非出入则无以生长壮老已，非升降则无以生长化收藏。升降出入，无器不有，器散则分之，生化息矣。"

毫无疑问，气机流转也应该是《伤寒论》三阴三阳体系的重要内容，但同时也是难点。气机流转从脏腑、经络角度分别有：脏气流转、脏腑之间流转、经气流转、经络脏腑之间流转等不同形式，从阴阳角度则有一阴一阳、二阴二阳、三阴三阳等三套不同的模式，根本上讲则是先天和后天的共存。这其中，脏气流转是人体气机流转的核心。脏气流转之根，在于五脏的天地之性而不在于脏腑本身，其要在于脏腑之外而不在脏腑之内。

（2）《内经》中气机流转的相关内容对《伤寒论》的启示

《伤寒论》三阴三阳的排列顺序与《热论》《阴阳离合论》一致。三阳的顺序为：太阳、阳明、少阳，言阳气的开阖枢，并且"三经者，不得相失也，搏而勿浮，命曰一阳"；三阴的顺序为：太阴、少阴、厥阴，言阴气的开阖枢，并且"三经者，不得相失也，搏而勿沉，名曰一阴"。"阴阳𰀁𰀁，积传为一周，气里形表而为相成也"，这种阴阳之间气机的开合模式，对于认识《伤寒论》的三阴三阳体系非常有帮助。其中，厥阴阴尽而阳生，生命中又一个轮回，新生命的开始，阴阳流转一周的标志，足厥阴经最后一穴为期门，周期之门也。

《素问·热论》以经络之三阴三阳为主线，经纬外感热病以及所涉及的经络脏腑之全部。就气机流转而言，主要有经络之间和经络脏腑之间的气机流转，表现有单感与两感、经络六腑与五脏的不同。从《内经》到《伤寒论》一以贯之，《伤寒论》以三阴三阳经纬人体经络、脏腑之全部，论三阴三阳总以阴阳、表里两分，继以六经三部的模式，包含了几乎气机流转的所有内容。

气机流转是生命的特征之一。人体气机流转总的来说有经络之间的流转；脏腑之六节三部天地人的气机流转；五脏之内心肝肺肾与脾的天地相应流转；经络脏腑之间外内表里流转等。另外，三阴三阳之中，三阳之间、三阴之间各有流转；三阴三阳分为三部，三部之中，每部一阴一阳之间又有流转。其他还有如经络中营卫之气的流转，九窍和脏腑之间流转（脏窍在上，腑窍在下），皮肉筋骨脉与五脏之间流转等的不同，这些在《伤寒论》中皆有体现。气机流转复杂而有序、并行而不悖，然总的主线是天地阴阳。

气机流转是明《内经》《伤寒论》的关键，是明气化结构理论的关键，也是明人体生理之用、病理之治的关键。详见于后章"脏气流转"的内容。

总之，四象、五行和六节对中医理论的重要意义在于说明生命的根本和演化的方式，在于说明生命状态下人体自身气化与天地的同构、同步。中医认识人体的生理病理是从功能气化角度入手，如跳过天地阴阳、四象五行六节，直接就脏腑经络而论脏腑经络，就会对生命的由来根本、人体结构、脏腑经络的基本属性、气机升降出入和脏气流转的模式、天人相应等产生根本的错误认知。离开天地阴阳、四象五行六节的中医临床，基本上就是凭经验累积和运气的应对，就是经验医学，治病就像买彩票、讲概率一样，无异于瞎子摸象。

中医不是也不应该是经验医学。中医是一门严谨有度的学科，中医的殿堂是建立在天地之上的生命自觉，功能气化是其外在的显现和表达，天地阴阳就是打开这个恢宏宫殿之门的钥匙。年轻中医学子应尽早转换思维模式，建立起根于经典而又以客观实际为准的理论框架，这是毕业十年之内的当务之急。

结　语

阴阳可大论，阴阳之上不可论。

阴阳者，天地之道，天地者，万物之父母。天地更用，合气生生，颠倒离合，应象无穷。阴阳者，于万象之中可大论，阴阳之上，天、一、道，皆不可测、不可知、不可言，无为也，故不可论，所论皆非也。

第三章

脏气流转

《周易·乾》："同声相应，同气相求。水流湿，火就燥。云从龙，风从虎。圣人作而万物睹。本乎天者亲上，本乎地者亲下，则各从其类也。"

《道德经》："道生一，一生二，二生三，三生万物，万物皆负阴抱阳，冲气以为和。"

《阴阳应象大论》："故清阳为天，浊阴为地；地气上为云，天气下为雨，雨出地气，云出天气。故清阳出上窍，浊阴出下窍；清阳发腠理，浊阴走五脏；清阳实四肢，浊阴归六腑。"

《阴阳应象大论》："寒极生热，热极生寒。寒气生浊，热气生清。清气在下，则生飧泄。浊气在上，则生䐜胀。"

《刺禁论》："肝生于左，肺藏于右，心部于表，肾治于里，脾为之使，胃为之市，膈肓之上，中有父母，七节之傍，中有小心。"

气机流转是生命的本质特征之一。人体气机流转的根本动力在于经络、脏腑的天地属性和天性趋上、地性趋下的自然运动法则，即"本乎天者亲上，本乎地者亲下，则各从其类也"。这种天地气化模式表达在人体的气机流转中，从阴阳上看，结果就是"阴升阳降"与"负阴抱阳"；从脏腑、经络上看，结果就是"脏升腑降"与"阴经升阳经降"。这再次表明，生命的原点在天而不在人。

经气流转是指经络之气的流转，主要形式包括：手足三阴三阳经之间、同名经之间、表里经之间以及营气卫气各自的流转等。脏气流转是指脏腑之气的流转，主要形式包括：脏腑之间的六腑以五脏为本的天动地随的流转方式、五脏之内心肝肺肾居四旁和脾居中的天地分应的流转方式、四脏之内人体阴精阳气生藏化用的流转方式，另外还有先天到后天的流转等。

　　生命所有一切气机流转根本之因皆是本于天的天人相应，主导在天，"先天而天弗违，后天而奉天时"。这里重点探讨的是脏气流转。

第一节　五脏气化之本位和流转之位

　　五脏本于天的气机运动，在人体中流转出五脏本位之外的气化之位。

　　人体结构有解剖结构和气化结构的不同，特点各异，解剖结构具有形质的唯一性，气化结构则是功能的多重性。相对于解剖结构而言，人体的气化结构更为复杂，具有功能的多信息、多系统、多维度、交叉重叠等特点。由于人是生命的个体，根于天地，禀天地之气而生，生命状态下人体气化结构所具有的根本之性就是天地之性，人体气化结构中各系统能应天且随天地的变动而流转是生命中最大的消息和根本动力。

　　随着五脏本于天的气机运动，可在人体中气化出不同于五脏本位的的流转之位，就五脏而言，人体中有静态的五脏气化之本位，和脏气随天而动的流转之位。

一、人体五脏气化本位

　　关于人体五脏气化本位的详细论述是在《金匮真言论》中："背为阳，阳中之阳，心也；背为阳，阳中之阴，肺也；腹为阴，阴中之阴，肾也；腹为阴，阴中之阳，肝也；腹为阴，阴中之至阴，脾也。"

（一）阳外阴内

阳外阴内为生命外在的表达，是精气化用的结果。然，如只知用不知藏，如嗜欲过度、强力体劳等，则阴枯精竭，为早衰之因。

"积阳为天，积阴为地。"人身阴阳之位，背为阳腹为阴、上为阳下为阴、外为阳内为阴、心肺在背肝脾肾在腹，这是脏腑功能气化后在人体中的表达之位，也就是五脏气化的本位，如《金匮真言论》所言，"夫言人之阴阳，则外为阳，内为阴。言人身之阴阳，则背为阳，腹为阴。言人身之脏腑中阴阳，则脏者为阴，腑者为阳……故背为阳，阳中之阳，心也；背为阳，阳中之阴，肺也；腹为阴，阴中之阴，肾也；腹为阴，阴中之阳，肝也；腹为阴，阴中之至阴，脾也。"

如果将人体向内弯曲成一个头股相连的圆圈，阴阳就变成了位置上的外阳和内阴，以五脏为例就变成了心肺为外、为上（气化之位在背），肝脾肾为内、为下（气化之位在腹）的结构，此为天地之气在人体中的统一化用分布。如与五脏解剖位置对比，则心肺解剖之位在胸，气化之位在背部；肝肾脾解剖之位在腹，气化之位在腹部。

（二）负阴抱阳

阳内阴外，为生命内在的本质，为精气生生内藏的模式。

1. 负阴抱阳

负阴抱阳为生命的根本模式，是生命守中含藏、生生不息的模式。生命始于一，根于天地，合气而成，阳以阴为本，气以精为本，精起亟化气为用，神藏于其中，神气时时以归根内藏为本。万物而言，出于天地，归于天地。能归天地根而抱元守一，为长生久视之道也。

四脏而言，肝肾位于阴之位，内藏阳根，阳根动而上行化气成用，人身阳气皆因阴升而化成，阳生于阴；心肺位于阳之位，内含阴根，收敛肃降、气下行成精，人身阴精皆因阳降而生，阴始于阳。五脏六腑而言，五脏为阴，然藏天真之精，为天性之脏，本乎天，动而周天，化阳周行；六腑为阳，为地性之脏，本乎地而运化水谷，通降浊阴而下行。如此自天而人，层层同构，阴升阳降，周而复始，生生不息，万物化焉。故《道德经》言："万物皆负阴而抱阳，冲气以为和。"

肾藏精而抱元阳，居下而能起亟为用，为"负阴抱阳"之式；营卫之气夜半大会，卫气入阴，为"负阴抱阳"之式；婴儿纯阳，人情未动，载营魄抱一，专气致柔，为"负阴抱阳"之式；能知七损，恬惔虚无，心用不过，虚心实腹，弱志强骨，合道而行，为"负阴抱阳"之式；寒极生热、热极生寒，夜半子时一阳初生、午时一阴初生，为天地"负阴抱阳"之式；有涵于无中、阳气涵养于阴精中，为"负阴抱阳"之式。

天下一式，同构也，故《道德经》曰"天下式"。

2.《生气通天论》中紧要之处

《生气通天论》："苍天之气，清静则志意治，顺之则阳气固，虽有贼邪，弗能害也，此因时之序。故圣人传精神，服天气而通神明。失之则内闭九窍，外壅肌肉，卫气解散，此谓自伤，气之削也。阳气者，若天与日，失其所，则折寿而不彰。故天运当以日光明。是故阳因而上，卫外者也。因于寒，欲如运枢，起居如惊，神气乃浮。因于暑，汗，烦则喘喝，静则多言，体若燔炭，汗出而散。因于湿，首如裹，湿热不攘，大筋缎短，小筋弛长。短为拘，弛长为痿。因于气，为肿，四维相代，阳气乃竭。阳气者，烦劳则张，精绝，辟积于夏，使人煎厥；目盲不可以视，耳闭不可以听，溃溃乎若坏都，汩汩乎不可止。阳气者，大怒则形气绝，而血菀于上，使人薄厥。有伤于筋，纵，其若不容。汗出偏沮，使人偏枯。汗出见湿，乃生痤疿。高粱之变，足生大丁，受如持虚。劳汗当风，寒薄为皶，郁乃痤。阳气者，精则养神，柔则养筋。开阖不得，寒气从之，乃生大偻。陷脉为瘘，留连肉腠，俞气化薄，传为善畏，及为惊骇。营气不从，逆于肉理，乃生痈肿。魄汗未尽，形弱而气烁，穴俞以闭，发为风疟。故风者，百病之始也，清静则肉腠闭拒，虽有大风苛毒，弗之能害，此因时之序也。故病久则传化，上下不并，良医弗为。故阳蓄积病死，而阳气当隔。隔者当泻，不亟正治，粗乃败之。故阳气者，一日而主外。平旦人气生，日中而阳气隆，日西而阳气已虚，气门乃闭。是故暮而收拒，无扰筋骨，无见雾露，反此三时，形乃困薄。岐伯曰：阴者，藏精而起亟也，阳者，卫外而为固也。阴不胜其阳，则脉流薄疾，并乃狂。阳不胜其阴，则五脏气争，九窍不通。是以圣人陈阴阳，筋脉和同，骨髓坚固，气血皆从。如是则内外调和，邪不能害，耳目聪明，气立如故。风客淫气，精乃亡，邪伤肝也。因而饱食，筋脉横解，肠澼为痔。因而大饮，则气逆。因而强力，肾气乃伤，高骨乃坏。凡阴阳之要，阳密乃固，两者不和，若春无秋，若冬无夏。因而和之，是谓圣度。故阳强不能密，阴气乃绝。阴平阳秘，精神乃治；阴阳离决，精气乃绝。"

《内经》自天贯下而言人事，前三篇言天、言本。《生气通天论》居第三篇，重点言人身之中的生生之气如何与天通应并与之同步，以及何种模式为生生模式、何种模式为病理模式，结论依然是"负阴抱阳"为生命的根本模式。

"阳气者，若天与日，失其所，则折寿而不彰。故天运当以日光明。是故阳因而上，卫外者也"。日之所，天；阳之所，阴；气之所，精。所为本源、为根本，失去本源外用就会枯竭，失去根本就会"折寿而不彰"。文中举例日以天为所、为本源，是为了说明人体阳气的所和本源，但是阳气之所接下来文中未明示，仅言"是故阳因而上，卫外者也"，此句点明阳之所在下（阴抱阳状态），外邪之侵而导致其振奋于外，目的是为了防御外邪。接下来指出，"因而上"的因是寒、暑、湿、风之邪外侵，如"因于寒，欲如运枢，起居如惊，神气乃浮。因于暑，汗，烦则喘喝。因于湿，首如裹。因于气，为肿"。这指明人体发病的机制就是阳气因外邪导致过度外浮而被消耗。除了外邪，文中紧接着又指出烦劳和大怒也是导致阳气失其所的重要因素，烦劳与大怒阳气则"张"、则"上"，失其静藏于精中的生生模式。而阳气失其所的结果就是导致阴精的匮绝，"阳气者，烦劳则张，精绝""大怒则形气绝，而血菀于上，使人薄厥"。至于阳气之所，后面文中点明就是阴精，阳气仅是阴精起亟之化用，"阴者，藏精而起亟也，阳者，卫外而为固也。"其后文中又强调肝肾为人体藏精之处，"风客淫气，精乃亡，邪伤肝也。因而强力，肾气乃伤，高骨乃坏"。紧接着总结出生命以阴精抱阳为本，养阳气之要在于"精"。何为"精"，阳处于阴精涵养之中为阳气"精"的状态，"阳气者，精则养神，柔则养筋"。文中最后重点强调阳气的过度亢奋外用，进而导致阴气的消耗殆尽是导致生命终结的根本，"故阳强不能密，阴气乃绝"。

总之，后天之中，阳从阴中出、气从精中化，阳以阴为本、阳气以涵于阴精之中方为生生之道。识此，即识生命之大体；识此，即知中医之所奉；识此，摄生之大旨毕矣。

二、脏气随天气而动的流转之位

在天四象为春、夏、秋、冬，应于人为肝、心、肺、肾四脏。四象理论见于《四气调神大论》中，四象理论是中医理论的核心内容之一。

春夏秋冬四时而产生四时之气，其特点为春温、夏热、秋凉、冬寒，变动产生风、暑、湿、寒，应人则引起肝升、心布、肺敛、肾藏之变动，这种变动产生了人体气化结构中除五脏气化本位之外的脏气随天而动的流转之位。

四季的产生实际是太阳远近地球运动的结果，四时之气的产生，则是在此基础上产生的天地合气、一气周流的表达。四时之变引起地球上大气层内温度的变化，这种温度上的变化引起自然界气机的升降沉浮，简而言之地气上升、天气下降，并随之引动地球上万物气机的同步变化，进而产生个体形态上的聚散变化，简而言之曰生、长、收、藏。

就人而言，人身中气机的升降沉浮同构、同步于自然界四时之气的升降沉浮，人身四脏为天真之脏而本通乎天，四脏各成一系统而独应一季，这样就通过天之四时的变动影响四脏，进而引起全身气机升降沉浮、内外出入的变化，结果就是人身气化结构中产生出了相对于五脏气化本位的随天气而动的流转之位，此即天人相应、天人同构的主要内容。

四气所调之神非神志，阴阳不测是也，人肝心肺肾四脏，乃是天真之脏，本于天，能应天而动，天出玄，玄出神。

（一）《金匮真言论》中两段重要的论述

"背为阳，阳中之阳，心也；背为阳，阳中之阴，肺也；腹为阴，阴中之阴，肾也；腹为阴，阴中之阳，肝也；腹为阴，阴中之至阴，脾也。"（《金匮真言论》）这一段为五脏静态之下气化之本位。应河图。

"东风生于春，病在肝，俞在颈项；南风生于夏，病在心，俞在胸胁；西风生于秋，病在肺，俞在肩背；北风生于冬，病在肾，俞在腰股。中央为土，病在脾，俞在脊。"（《金匮真言论》）这一段为脏气随天之四时变动而产生的流转之位。应洛书。

（二）两种脏气的不同

这两段内容，对于理解气化之下，人体生理病理的特点和机制至关重要。这两段内容，对于理解人本于天，天人一气而相应的本质非常重要。从疾病的角度讲，后一段的内容更为关键。

1. 对认知人体生理病理的意义

脏气应四时之气的变动而产生运动，升降沉浮各有不同。其中，肝心肺肾四脏之气随四季变动产生的流转之位，与四脏的静态气化之本位明显不同。上段为脏气之本位，下段为脏气之时位。所谓时位，即脏气随四时变动而流转之位。

从上文中，我们可以清晰看到气机流转的路线：春时，肝气从腹部升到颈项，如精不足则虚热升而成温病之因；夏时，心气由背降到胸胁，由于夏季心气过度外布而内里空虚，内气不足则病在五脏；秋时，肺气依然在背，由于秋季阳气肃降，背为表之王，如肺气虚则背部阳气不足易外感而病咳喘；冬时阳气更加内藏，如肾气不足则肾之外候腰股易受寒邪而病痹。

通过以上两段文字对比，就可以把人体五脏气化之本位和脏气随天气流转之位的生理变化和病理特点表达清楚，这对于认知中医视角下人体生命的规律非常有意义，对于临床诊断和治疗非常有帮助。这才是真正的关于生命的人体生理病理学的内容。

这一切都是人体阳气同步天之四时的变动而升降浮沉的结果。

2. 四时主脏、四时主病

由于四时变化人体脏气随之升降沉浮，一脏之气外达主应一季，此脏为四时之主脏。春，肝为主政之脏，以领人气之生；夏，心为主政之脏，以领人气之长；秋，肺为主政之脏，以领人气之收；冬，肾为主政之脏，以领人气之藏。当四脏本身有病而强为主政时，就会加重本脏的负担，不能很好应对外界的变化从而会出现一系列有特点、有规律的病证，称之为四时之主病，如"故春气者，病在头；夏气者，病在脏；秋气者，病在肩背；冬气者，病在四肢。故春善病鼽衄，仲夏善病胸胁，长夏善病洞泄寒中，秋善病风疟，冬善病痹厥"。(《金匮真言论》)

总之，以上是关于脏气流转的重要内容，由于两段看似矛盾，千百年来诸多注家反复争论莫衷一是，如果不能从天人同构的角度，不能从脏气随天动而流转的角度，如不能从河洛异同的角度来认知，依然会是千古悬案。

关于气机流转之于人生命的重要性，《金匮真言论》中有明确论述，"此皆阴阳、表里、内外、雌雄相输应也，故以应天之阴阳也"。一言蔽之，以天为本、人体气机依天地之性而流转是一切变化的核心，是中医各种分类方式如阴阳、表里、内外、雌雄等具体表达的根本。

附　录：

《内经》中还有其他关于脏气流转的描述，皆对于临床深有启发，部分摘录如下：

《灵枢·论疾诊尺》："四时之变，寒暑之胜，重阴必阳，重阳必阴；故阴主寒，阳主热，故寒甚则热，热甚则寒，故曰寒生热，热生寒，此阴阳之变也。故曰：冬伤于寒，春生病热；春伤于风，夏生飧泄肠澼，夏伤于暑，秋生疟；秋伤于湿，冬生咳嗽。是谓四时之序也。"

《灵枢·邪客》："黄帝问于岐伯曰：人有八虚，各何以候？岐伯答曰：以候五脏。黄帝曰：候之奈何？岐伯曰：肺心有邪，其气留于两肘；肝有邪，其气流于两腋；脾有邪，其气留于两髀；肾有邪，其气留于两腘。凡此八虚者，皆机关之室，真气之所过，血络之所游。邪气恶血，固不得住留。住留则伤筋络骨节，机关不得屈伸，故拘挛也。"

《素问·奇病论》："人有身体髀股胻皆肿，环齐而痛，是为何病？岐伯曰：病名曰伏梁，此风根也。其气溢于大肠而着于肓，肓之原在齐下，故环齐而痛也，不可动之，动之为水溺濇之病也。"

第二节　脏气流转之因

以五脏流转为核心的脏气流转是天人一气、天人同构、天人相应的必然，是生命存在的标志，脏气流转同时也是气化结构理论的重要主线，是认识生命的重要角度和工具，更是临床诊断和治疗重要的思考依据，而"本乎天者亲上，本乎地者亲下，则各从其类也"是脏气流转之因。

"本乎天者亲上，本乎地者亲下，则各从其类也"是脏气流转之因，是天地之间那只看不见的手，是生命无形的原始推动力。天命地生、合气生人，人命在天而不在人。从人而讲，人体脏气流转或者天人相应的前提条件在于，人身中有天地之气、人身中有天地之位、脏腑经络有天地之性，如此才能"本乎天者亲上，本乎地者亲下，各从其类也"。

一、生气通天

人体中可通天、应天之气为营卫之气和五脏之气，二者皆可通天而主天人相应。《生气通天论》是一篇关于人生气通天与天人相应的重要论述。生气者，生生之气，通天者，本于天而能应天而动。"其生五，其气三"，人生于地而命在天，成形于地，主在五味，故曰"其生五"；人命在天，主在三气，故曰"其气三"。

"圣人抟精神，服天气而通神明"为一切学问之终始和目的，中医学更是如此。抟精神者必以集义，集义合道而气生，"我善养吾浩然之气……是集义所生者，非义袭而取之也"（《孟子》）。"服天气"即指明天理、明自然客观之真理并能笃行之。阴阳不测之为神，一切神明、神用皆是由天地之根所出、乃无中之信的投射。明天理而遵行，就可以通应自然本原而天人神明自通，此谓"通神明"。《内经》前九篇凡论人身脏腑经络，皆以四时阴阳为纲，立天地而论阴阳，然后广论人之经络脏腑与之通应。所谓通应，同源、同构、同步，顺之、随之、合之。

二、天地脏腑

脏腑整个而言，五脏本乎天，天真之脏，六腑本乎地，至阴之脏，"本乎天者亲上"，故脏气上升，"本乎地者亲下"，腑气下降，人体整个气机之动，不过是天地之脏"各从其类"的结果。亲上，脏中所藏精气皆上注外化；亲下，腑中所行浊气内降下达。脏腑的天地属性是脏腑之气升降出入的根本之因，四季更迭、天人相应是升降出入的主线，亦是"高下相召，升降相因，而变作矣"的背景。

五脏之精气主升、外化、主上，人体头面五官、脑髓、皮肉筋骨脉成形与功用，皆五脏精气所外化、外应，也是五脏"藏精气而不泻"所在。六腑"转味而入出"、"传化物而不藏"，故六腑之气主降而内下，前后二阴皆为六腑之通道。

（一）元真四象模式

"天何言哉，四时行焉。"四象，四时之象，天真四脏。

《四气调神大论》仅论四时和心肝肺肾的相应，未言脾。四气，指春夏秋冬四时之气，即春温、夏热、秋凉、冬寒。四气调神者，随春夏秋冬四时之变而肝心肺肾四脏与之相应。天之气动，四脏之气通应，故可得而调之。

（二）天地五行模式

"五脏应四时，各有收受。"五行，天地五行，五脏、九脏，天地之脏。

1. 五脏

《金匮真言论》："东风生于春，病在肝；南风生于夏，病在心；西风生于秋，病在肺；北风生于冬，病在肾；中央为土，病在脾。"从文中可以看出，春夏秋冬应肝心肺肾，脾并没有对应长夏，这是其一；其二，在五脏描述时，肝心肺肾用"风生于……"描述，而脾用"土"对应。风者天之气，土者地之气。所以，就五脏之内而言，《内经》作者从一开始就很明确，将五脏各按其天地属性之不同分类，按照四时、四方和中央的河图天地时空观将其定性、定位。其中，心肝肺肾为天气所生所应，分应四时、四方，脾为地气所生所应，应中央。

2. 九脏

"形脏四，神脏五。"九脏模式是别于五行五脏的另外一种天地脏腑分类方式。

《六节藏象论》："形脏四，神脏五，合为九脏以应之也"。胃、大肠、小肠、膀胱六腑之代表，为形脏（三焦无形而有名，故非形脏）；心肝脾肺肾，应天之动而各藏神、魂、意、魄、志，故称为五神脏。神者，天气之所化，五神脏也；形者，器也，地气所化，四形脏也。"人生于地，悬命于天。"天定命、地成形，天命所藏在五脏之阴精，人成形在六腑之运化。

注：中医的脾，表达的是消化系统某些特定的功能，是生命状态下胃肠系统功能活动后产生的一个神脏，脾无形而结构上依附于胃肠系统，其运化水谷精微而供心肝肺肾所用，虽不独主时，但是"常以四时长四脏，各以十八日寄治"。故五脏六腑全体而言，脾亦可归之为神脏之一。

（三）人道六节模式

"天以六六为节。"六节，周身六节，节制在天，天地人三部，脏腑之全部也。

六节模式言人身脏腑之全部，《六节藏象论》中言，"脾、胃、大肠、小肠、三焦、膀胱者，此至阴之类，通于土气。"土气，地也，脾胃大小肠三焦膀胱，地之性。"心者，通于夏气；肺者，通于秋气；肾者，通于冬气；肝者，通于春气。"心肝肺肾依然通四时之气（非四时），天之性，应天。"凡十一脏取决于胆"，胆，天地合气所生，人气之脏，居人神之位。

第三节　中医血气运行的方式和精气化生的途径

《经脉别论》："食气入胃，散精于肝，淫气于筋。食气入胃，浊气归心，淫精于脉。脉气流经，经气归于肺，肺朝百脉，输精于皮毛。毛脉合精，行气于府，府精神明，留于四藏。气归于权衡，权衡以平，气口成寸，以决死生。饮入于胃，游溢精气，上输于脾，脾气散精，上归于肺，通调水道，下输膀胱，水精四布，五经并行。合于四时，五脏阴阳，揆度以为常也。"

这一段是中医关于水谷、水液代谢过程的论述，对认识人体血气、精气的化生和循环的方式非常重要，与现代医学中血液循环系统的相关论述有相似之处，但也有明显的不同。

一、现代医学的体循环、肺循环在中医中的认识

从中医功能气化角度来看，人体的体循环和肺循环是中医四象功能主导下的具体体现，是谷气、血气、精气相互转化流转途径，脾胃运化的水谷精微在肝发陈生精、心肺开合的主导下，完成化血气、生精与藏精的先后天精微的转换。其

中血气、阴精等的生成与肝密切相关，与现代医学门静脉系统的功能惊人吻合。

血液的大小循环与人体心肺开合关系密切，心为阳中之太阳而主布散，将百脉放出；肺为阳中之太阴为华盖，阻遏心之阳气，将百脉收回，经吐故纳新后治节到全身。西医有体循环和肺循环，中医也有心肺分别主导的大循环和小循环。人体气血的大小循环，从形质上看中西医无差别，但是中医认为人体大小循环是血气、精气生成与分布的循环，是先后天精微交通、转化的途径，是天人相应的必然，这与西医有本质的区别。

（一）关于血液循环的认识

1. 现代医学的认识

（1）体循环

体循环的过程是，左心室射出的动脉血流入主动脉，流向全身各器官的毛细血管，然后血液经过毛细血管壁，借助组织液与组织细胞进行物质和气体交换，经过交换后，使动脉血变成了静脉血，再流回右心房，进入肺循环。体循环以动脉血滋养全身各部，并将其代谢产物经静脉运回心。血液经过体循环后，由鲜红的、含氧丰富的动脉血变成颜色暗红、含氧稀少静脉血。

（2）肺循环

从右心室射出静脉血入肺动脉，经过肺动脉在肺内的各级分支，流至肺泡周围的毛细血管网，在此进行气体交换，使静脉血变成含氧丰富的动脉血，经肺内各级肺静脉属支，最后合成四条肺静脉，注入左心房。

2. 中医理论中的血液循环

中医关于血液循环的相关描述见于《经脉别论》中："食气入胃，散精于肝，淫气于筋。食气入胃，浊气归心，淫精于脉。脉气流经，经气归于肺，肺朝百脉，输精于皮毛。毛脉合精，行气于府，府精神明，留于四藏。"

这一段翻译如下：

食物经运化后，其中精微物质分为精与气两类，精为阴，气为阳；阴者归下，阳者归上；下归于肝，上归与心。

"散精于肝"。水谷精微中之清者，为精，直接在肝脏转化为部分五脏阴精。精化气滋养肝之筋，即"淫气于筋"。肝为罢极之本，因肝能生精（转化）是也，凡肝病者皆自觉疲劳异常者，皆源于精之不生。这一段类似于现代医学中的门脉循环，由胃肠吸收之营养经由门静脉进入肝脏，在肝脏进行合成、转换、解毒等后，转化为人体所需要的精微物质，此即中医理论中的一个重要原则，"生精在肝"。

"浊气归心"。浊气，谷气中之浊者，亦水谷精微所化，相对于"精"而言为阳。浊气是水谷精微在三焦作用下所化生的宗气、营卫之气等，"荣者水谷之精气也"，"卫者水谷之悍气也"（《素问·痹论》）。营卫归心为心所主，即"浊气归心"。其中营行脉中，卫行脉外，营卫之中，营为阴，卫为阳，营卫之气又可入脉转为血液的一部分，即"淫精于脉"。

"脉气流经"。营卫之气，既可以充于经络之中，也可以化血充脉之内外，故从营卫角度，血脉与经络有着天然的联系而不可分割，不过血脉者有形可见，经络者无形不可见。营卫之气通过血脉与经络流经全身内外之全部，此即"脉气流经"。

"经气归于肺，肺朝百脉"。营卫之气通过经络和血脉皆回归于肺为"肺朝百脉"。

"毛脉合精"。百脉经过肺的朝聚收拢，又通过肺主呼吸、主皮毛而吸入天气之精微，两精微合在一起即"毛脉合精"。

"府精神明，留于四藏"。这样水谷地气之精微与呼吸而来的天气之精微合在一起，重新汇聚在血脉中，然后在肺肃降主治节的作用下，通过血脉和经络的升降出入运行分判至全身，转化为脏腑之精，进而有神明之用。其中，谷气与天气之精微合并转化为阴精，分别归藏于心肝肺肾四脏中，即"府精神明，留于四藏"。

以上阶段相当于西医体循环、肺循环阶段，主要是在心气鼓动血脉外布与肺气肃降收敛作用之下完成的。

（二）要点解析

1. 肺朝百脉

朝，朝见，封建时期臣见君为朝，如《左传》："盛服将朝，尚早，坐而假寐。"心君主之官，肺相辅之官，百脉心所主，百脉入肺，肺伏而朝之。血液循环而言，心肺之间主在心不在肺。心主血脉，运行全身，然后再回归肺，肺再进行第二次代谢。心肺之间，心为太阳之气，布散于外；肺为太阴之气，阻遏心气，肃降于内。故，心主出气而向外，肺主受气而向内。此为"肺朝百脉"的气化基础。

运化的水谷精微物质和呼吸交换后的清气，进入身体后，由外而内，沿着血脉和经络，流经四脏而化精藏精，成脏腑精气之基础。故人之精气，既有外用又有内藏，内藏为了外用，外用为了再次内藏。

2. 毛脉合精，行气于府

"毛脉合精"，《素问·五脏生成》曰："心之合脉也，肺之合皮也，其荣毛也。"肺主气合在皮毛，心主血合在血脉，食气之精微入脉通心，天气之精微入毛通肺，"毛脉合精"则水谷之精微和天气之精微合在一起（西医叫动脉血）营养全身而为用。

"行气于府"，府为脉，《素问·脉要精微论》曰："夫脉者，血之府也。"水谷合天之精气"毛脉合精"后，复归于血脉之中，然后通过血脉经络再流经身体的各个重要部位，最后以阴精的形式留于心肝肺肾四脏。

3. 留于四脏，气归于权衡，权衡以平，气口成寸，以决死生

阴精留于四脏，阳气归于权衡，权衡与天地准。阴精藏于肝心肺肾四脏，成天真之脏，阳气应天之变化升降浮沉、内外出入，而后阴阳权衡以平表达在寸口部位，医者凭脉以察人体精气之盛衰虚实，天人同步或偏失，然后言治。

这句话说明了天人之间的高度统一，人体谷气真气的高度统一，阴精和阳气的高度统一。此句论述的重点在于，随水谷精微的运化、气血的内外交换，形成了人体阴精阳气的物质基础，然后人以天为准，随天地而权衡人身之气，以天地为模式，从而在天地之内实现生命的循环往复。而此过程在人天年之数未尽、有生之年内，永不间断，与天人相应一样，成为生命的一个永恒主题。

"权衡以平，气口成寸，以决死生。"这种阴阳权衡后的气血，最后表达在寸口中。故脉乃天地气化模式的投影，脉有阴阳二气，又有精气神三象，含天地人三部，分五脏六腑之位，故可以"决死生"。

言四脏，不言五脏，后世注解多认为四脏是五脏之简称，如《黄帝内经素问校释》注："心统领，留于肺脾肝肾四脏。"（人民卫生出版社1982年版）其实非也，此四脏为四象，同《四气调神大论》《阴阳应象大论》《六节藏象论》所论之四脏，心肝肺肾是也，无脾者，脾非天脏，脾乃消化系统启动后神化之脏，寄于胃肠，脾本性至阴，通土气属地。心肝肺肾天真之脏，通应四时，领后天生命之变化，四象所主只关乎人阴精阳气之生长收藏，血气谷气之化生和运转只是形成精气的物质基础。精气神才是生命的主线，天才是人命的主导。

精气不离血气，精气不是血气。如人年老之后，可能血容量不会下降，但是肝脏转化水谷精微为阴精的能力已经下降，此是年老而精气不足的原因。

4. 中医血液循环中要点的分析

本段经文所描绘的是，谷气与营卫、血气、精气之间如何在天人相应背景下，在体内代谢、转化、循环、交换的过程。要点如下：①饮食入胃，游离出精微物质，按阴阳分为精（清）与气（浊），精则归于肝，再化气供肝之外候筋为用，此即"生精在肝"。生精在肝，收精在肺，藏精在肾，阴精之用在心，此为四气调神之核心。浊气则归心与肺，浊气即营卫之气、宗气之类，饮食之精微在三焦作用下转化为营卫、宗气，营卫、宗气气充脉归心与肺，经毛脉合精后再行全身以化血气与五脏阴精，"谷始入于胃，其精微者，先出于胃之两焦，以溉五脏，别出两行，营卫之道。其大气之搏而不行者，积于胸中，命曰气海，出于肺，循咽喉"（《灵枢·五味》）。②两次代谢运化后（通过脾胃、三焦等）的饮食精微与天气之精微（通过呼吸、皮肤的交换），再次汇聚到血脉经脉中，流经全身脏腑，主要目的是再次转化为人体阴精，以精的形式留在心肝肺肾四脏中，最终四脏以阴精为物质基础化气应天，继续完成天人相应这一人生最根本的目标和任务。③通过原文的论述，勾勒出了中医所认知的血液循环和物质转化代谢的简单轮廓。在这样一个轮廓里，实际上也已包含了现代医学的门脉循环、大循环、小循环、微循环等整个血液循环的全过程。但是与之不同的是，中医气化的本质是以天为本，以四时阴阳为模式，围绕着精气的生藏化用，谷气、血气、精气之间的相互转换来实现的，即四时四象四脏为一身功能之本。后天精微物质的转换，目的在于"留于四藏，气归于权衡"，最终还是为了天人相应，即"合于四时，五脏阴阳，揆度以为常也"。

尤其珍贵的是，本段论述中明确提出了人体生精在肝的论断，这对于分清肝、心、肺、肾在阴精阳气生藏化用中的不同作用极为重要，对于理解"春三月，天地俱生""求其至也，皆归始春""肝者，罢极之本，魂之居也，以生血气"等非常重要，对于理解《金匮要略·虚劳病》主方用小建中汤（桂枝汤类方）的目的以及为何桂枝汤为《伤寒论》第一方极为重要。

需再次强调的是，中医之血与阴精阳气不是同一个概念，中医对生命的根本理解是用精气神来进行表达的（提挈天地，呼吸精气，独立守神），血气是后天生命中的结构（阴阳者，血气之男女）。

5. 水饮代谢

《素问·经脉别论》曰："饮入于胃，游溢精气，上输于脾，脾气散精，上归于肺，通调水道，下输膀胱。水精四布，五经并行。"

饮的循行有两个系统：一为脾胃，居中；一为膀胱、肺、肾与三焦，居内外。两套系统皆主在肾，故有"肾主水"之说。详细论述见附篇的"三焦病专论"中。

然而人体不论水液代谢还是水谷代谢，不论血液循环以何种方式运行，都受四时阴阳的天道控制，沿天道的根本模式而变化，此即"合于四时，五脏阴阳，揆度以为常也"。

人即天，天即人。

二、生精在肝

"春三月，天地俱生。"人身中生之本在肝，不论天之脏、地之脏、人之脏，不论谷气、血气、阴精。生精在肝是中医基本理论中的一个重大命题，"精，身之本也"。桂枝汤，阳旦汤，八益之方，《伤寒论》中第一方。

（一）血气与精气不同

西医有血的概念，中医也有，但精气神作为生命特有的概念，唯中医才有，精气神是中华文化中特征性的标志。

"精气为物，游魂为变。"精、气、神是生命的特征，其所指为活着的、动态的、功能的、形而上的，随生命有而显现，随生命无而消失的那部分存在，如"阴平阳秘，精神乃治；阴阳离决，精气乃绝"等。人死血仍在，人死精气神则消亡，这是中医认知生命特有的概念和模式，学习中医不在思维上转变是不可能登堂入室的。

精、气、神不离水谷精微、血、津液、皮肉筋骨脉等物质和形质，但不是水谷精微、血、津液、皮肉筋骨脉等物质和形质。"中焦受气取汁，变化而赤，是谓血""天有精，地有形"，血为后天精微所化生，精为先天所藏、靠后天滋养。五脏阴精的构成，一部分来自于先天，一部分靠后天精微补充。血与精的一部分皆来源于外界水谷，但是其转化的脏腑在肝。天地人三气皆生于肝，精、营、血气生之本皆在肝。

补血不等于补精，补气更非补精，《伤寒论》精亏之治，绝无直接用四君、四物汤者，基本都是在桂枝汤、肾气丸基础上化裁，医者于此处应慎之又慎。

（二）食气与水谷

食气不等同于水谷，食气指的是水谷进入胃中后被化生成精微物质的那部分。

这里的"食气"亦可以称为"食精""谷气""谷精"等，然后精微物质按阴阳性质分为清与浊，名之以精与气。精为阴、气为阳，阴者归下、阳者归上，精下归肝、浊气上归心肺。

（三）生精在肝，收精在肺，藏精在肾，用精在心

五脏阴精由两部分构成，一部分源于先天真气，无形但含有一切信息，一部分源于后天水谷、血气的转化，其构成了五脏功能活动的物质基础。五脏的功能活动是阴精气化的表达，精化气，阳气的物质基础是阴精，五脏阳气根于五脏阴精，即变化在阳，一身之本在阴。

六腑为五脏使，六腑的功用只是转味而入出，只是将水谷转化为以"营"为主的精微物质，而能否将水谷精微转化为精与血的关键是以肝为主导的少阳（胆、

三焦、肝），而不是脾胃。这是中医理论中非常重要的一环。

关于肝、肾和精的关系，最重要的表述在《六节藏象论》中，"肾者主蛰，封藏之本，精之处也；肝者，罢极之本，以生血气"。肾藏精，藏五脏六腑之精气，重点在藏。"散精于肝""以生血气"，后天谷气、血气为转化五脏阴精的重要物质基础，转化之要皆在于肝，故曰肝主一身之生精。生精的途径，一则为直接，食气散精在肝；一则为间接，通过血脉经脉而将谷气、血气化为精。气血之生，在于脾胃，更在于肝，现代医学的门脉循环也表明，由胃肠吸收的营养经由门静脉进入肝脏，在肝脏要进行合成、转换、解毒等后，才能转化为人体所需要的精微物质，才能构成动脉血中主要的成分，故言"肝者，罢极之本，以生血气。"

肝病必精亏，此为疲乏虚劳之根也。肝，罢极之本，肝主筋，人的运动由乎筋力的盛衰，精足即可化为气，气运全身，精力十足而身体健运。肝病则生精化血不足，气源匮乏，筋疲无力，责之在肝。罢极，疲劳困累之义也。"风客淫气，精乃亡，邪伤肝也"，对照《生气通天论》中关于风、寒、暑、湿之邪所伤之物，唯独风邪伤精，而所伤之脏在肝而非肾。《伤寒论》太阳中风见"阳浮阴弱"，对待以桂枝汤者，助肝而益精气，营卫调则外邪自祛也。此理不明，则精亏不知病之根在哪里，不知如何补精，亦不明虚劳病之所言与治。

生精在肝，但亦不离肺金之收，《天元纪大论》："金木者，生成之终始也。"木为春令，其气动故万物生，金主秋令，其气动则收敛万物成，金木生成之终始所谓。金与木如轮之两端，木气之病其治不仅在木之本身，也在于金之肃降。金气虚损，肃降不得，则木气生发过度可成虚劳之病，即薯蓣丸之方义。生精在肝，肝之根则在肾，故肝之疏泄过度亦可由于肾中阴精阳气之不足，对待以肾气丸。

《金匮要略》中的虚劳病，为精之病，即肝肾之病。虚劳之因，绝无"脾胃为后天之本"之说，而皆在于肝以及与肝相关的肺与肾。生精在肝，精为身之本、为生命之本，是小建中汤对待之本义。虚劳病占内伤杂病三分之一以上，桂枝类方理解与应用的准确程度是一个医生水平高低的标志。可以说，不明桂枝汤之义，《伤寒论》难以入门。对于临床上大量左关沉弱而疲劳乏力的虚劳病人，坚持以"脾胃为后天之本"为论治者，尤其要慎之。

（四）小建中汤和理中汤之别

理中汤见于《伤寒论》，理中者，理脾胃中焦之虚寒也，中已建而脾胃虚寒者，理中汤或四逆辈。脾胃主运化，阳气受伤，则其运化及升清降浊功能失调，寒邪入又湿气不化，壅滞不通而见诸症。

小建中汤见于《金匮要略》虚劳病篇，方证对待为相火外溢而不归中，中不得建。此方主治精亏阴虚，虚热上扰诸症。虚劳病主症为虚劳里急、内寒外热、上热下寒之证，久则肌肉消瘦，貌似气血生化不足，实则为精亏阴分虚热之证。世医皆认为虚劳病疲劳之因在于脾胃，而不知脾胃发动之机在于甲乙之木。木乃人生之始、生精化血之源、建中土运之根，故精血不足似在中而不在中，详见后文"虚劳病篇解"。

结　语

"天有阴阳，人有十二节；天有寒暑，人有虚实。能经天地阴阳之化者，不失四时；知十二节之理者，圣智不能欺也。"

第四章

五行学说的两种模式

《彖传·乾卦》："大哉乾元、万物资始，乃统天。云行雨施，品物流形。大明终始，六位时成，时乘六龙以御天。乾道变化，各正性命，保合太和，乃利贞。首出庶物，万国咸宁。"

《彖传·坤卦》："至哉坤元，万物资生，乃顺承天。坤厚载物，德合无疆。含弘光大，品物咸亨。"

《汉书·律历志》："以阴阳言之，大阴者，北方。北，伏也，阳气伏于下，于时为冬，水润下。大阳者，南方。南，任也，阳气任养物，于时为夏，火炎上。少阴者，西方。西，迁也，阴气迁落物，于时为秋，金从革。少阳者，东方。东，动也，阳气动物，于时为春，木曲直。中央者，阴阳之内，四方之中，经纬通达，乃能端直，于时为四季，土稼啬蕃息。阴阳之义，四方、四时之体，五常、五行之象。厥法有品，各顺其方而应其行。"

《金匮真言论》："帝曰：五脏应四时，各有收受乎？岐伯曰：有。东方青色，入通于肝，开窍于目，藏精于肝。其病发惊骇，其味酸，其类草木，其畜鸡，其谷麦，其应四时，上为岁星，是以春气在头也。其音角，其数八，是以知病之在筋也，其臭臊。南方赤色，入通于心，开窍于耳，藏精于心，故病在五脏。其味苦，其类火，其畜羊，其谷黍，其应四时，上为荧惑星。是以知病之在脉也。其音徵，其数七，其臭焦。中央黄色，入通于脾，开窍于口，藏精于脾，故病在舌本。其味甘，其类土，其畜牛，其谷稷，其应四时，上为镇星。是以知病之在肉也。其音宫，其数五，其臭香。西方白色，入通于肺，开窍于鼻，藏精于肺，故病在背。其味辛，其类金，其畜马，其谷稻，其应四时，上为太白星。是以知病之在皮毛也。其音商，其数九，其臭腥。北方黑色，入通于肾，开窍于二阴，藏精于肾，故病在溪。其味咸，其类水，其畜彘，其谷豆，其应四时，上为辰星。
是以知病之在骨也。其音羽，其数六，其臭腐。"

《内经》中最核心的内容是什么？从《内经》前九篇来看，天人一气而同构同
步和道、天地、阴阳应当是中医理论的指导思想和唯一主线。脏腑经络、肢节九
窍、精气神形等中医全部气化结构以及中医视角下人体生理病理变化的全部，都
是在此之下的一一展开。

现今教科书中中医基础理论的相关体系则与之大不相同，现行的基本通识是：
中医理论的核心为阴阳五行，阴阳为中医理论的源极和天花板，五行则是指生克
乘侮五行，并且在生克五行学说指导之下形成的五行脏腑理论一直在中医临床中
占据着统治地位。但是这些是否就是《内经》所要表达的核心内容？阴阳之上是
否还有源头？生克五行学说指导下的脏腑理论和临床实际之间出现的诸多矛盾，
问题到底出在哪里？这些就是本章要讨论的重点内容。

第一节　两种五行观

中华文明以及其延伸而来探讨生命的经典著作《黄帝内经》中，皆有两种五
行观。一种是以河图（图3）为代表的天地时空五行观，其以道为统，以天地立
极，四时、四方与中央分别对应木火金水和土以象天地之位，表达的是，五行为
天施地受的结果，四时为五行之主，阴阳气之多少和性质为五行之性，其特点是
客观自然、开放有容、天地人生。另一种是以生克乘侮（图4）为主要内容的生

克五行观，其特点是木火土金水五行无天地的配属，五行如环、封闭平等，其以五行之间复杂的相互联系、相互制约为特点。前者源于河图洛书，是中华文化主线一以贯之的表达；后者光大于道教，为后世医家所推崇，现行中医教材中的五行学说完全以后者为唯一，前者未有提及。

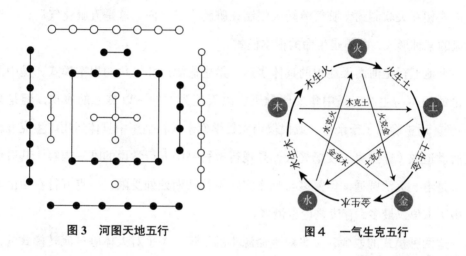

图3 河图天地五行   图4 一气生克五行

天地五行与生克五行是古人从不同角度，认知自然、生命以及人体气化规律的模式。天地五行将人置于天地自然之下，从天人同构、天人相应的角度观察生命，即"人生于地，悬命于天，天地合气，命之曰人"。五行，乃四时之气所变、天地合气所成，表达的是阴阳气多少和性质的不同。于生命而言，天行四时以有四象四脏为人身的根本，五脏收受四时以成天地之合气，五脏化气一气离合成六经六节的基础。河图五行表达的是人体运行同构于天德地气、天动地随、天地合气的根本模式，人体脏气升降浮沉的根本动力在于肝心肺肾四脏本于天而能应天之动。而生克五行多被直接引入到脏腑理论中，就脏腑论脏腑，将脏腑孤立在人体中，在五行如环封闭的循环中探讨生命。后世医家仅用生克五行来解释脏腑之间的相互依存与对立统一，割裂了人与天地，尤其是与天之间的根本联系。

《内经》中也明显同时存在着这两种五行模式，具体而言：①天地五行。以天地立极，五脏的基本属性分为天地，肝心肺肾通四时、属天脏而居四方，脾不独主时，通土气、属地脏而居中央，表达的是人身中脏气的流转，根本上讲是同构于天地之气的流转模式，人体生生之气开放并与天地同源一体，人之命在天不在人。天地五行观出于河洛，为《内经》前九篇中五行学说的主要内容，并作为主线贯穿《内经》的始终。②生克五行。五脏配五时（脾应长夏），五脏以生克乘侮的形式相互关联制约，脏气流转被限制在脏腑本身之内。这是五脏化气后，一气周流的某种形式，并不是生命的根本模式。

天地五行是河图天地观的具体表达，是生命源出和气化的根本模式，是中医理论的根本与主线，是中华文明敬天、以天地为本的一以贯之的表现，但是自《内经》后被隐晦了千余年，或仅仅当做哲学而未被在临床中具体运用。生克五行被后世道教（非道家）发扬光大，是现行教科书中五行学说的唯一内容，其看似头头是道、灵活圆通，但是多与临床实际不符从而处处受限，生克五行在中医学界中历来争议最多，存废之论也最多。

这两种模式的取舍，关乎对生命源头的认识、关乎对人体脏气流转模式的认识，即人体脏气流转的根本是根于天地，还是自身循环，是尊天卑地、天动地随，还是封闭单一、五行平等。这是中医理论中的原则问题，是大是大非的问题。近现代中医理论，尤其是脏腑理论基本上沦陷在后者之中，严重阻碍了中医理论与临床的进步和发展，为医者不可不察。

第二节 河图天地五行观

河图、洛书与《易经》一起，构成了中华文明的源头。《易经》主言天地阴阳而万物变化其中的规律，被认为是群经之首，是中华文明的起点。河图、洛书是研究中国早期历史、地理、天文、数学、哲学的源头，太极、阴阳、五行、八卦、六甲、九星等皆可追溯到此，河图、洛书被认为是《易经》天地观的根据与源头，所谓"医易同源"，源头就在河图、洛书。

天地设位以生天地之气，天地合气以生万物，河图、洛书的模式都是天地五行，《内经》前九篇所言五行模式的主干也是天地五行。

一、四方与中央

四方与中央，象天与地，是河图天地五行观的规定性表达，影响着整个中华文化的走向，并成为《黄帝内经》前九篇中论述人体五脏生理病理的根本方式。

（一）时空一体

四时四方与中央，是天地立极、天地配位的具体表达，四时四方与中央是地球上的时空一体观：时即空，空即时。

1."立表测影"定时空

早期古人为了获取准确的时间，做了一些非常有意义的观测活动，代表性的如"立表测影"。由于日影在一日之中的方向是随着太阳的移动不断变化的，同时日影在一年之中每日正午时的长短也是不断变化的，如能够掌握日影的这些变化规律，进而就可以获得白天的准确时间。古人就采用"立表测影"的方式进行测绘，测日影的表被称作髀。方法就是首先立于平地上一杆，随着太阳的位置变化这根杆子的日影就会出现长短变化以及位置的游移，再根据一种测量工具土圭进行相应的计算。这样古人就可以通过测量一天之中日影的变化，获得一天中的准确时间，进而通过测量正午日影的长短，建立历年的观念。关于这些测定方法在《周礼》《周髀算经》《淮南子》等书中都有相应的记载。应该说古人的"立表测影", 实际上是通过对日影变化的测量, 进一步确定时间和方位的一种方法。

从河图的构成上来看, 方位是由中央和四方组成, 即中与东、南、西、北四方。在将空间与时间进行结合时, 古人选择了直观具体的空间方位, 将相对抽象的春、夏、秋、冬四季分别对应到东、南、西、北四方上, 这样就将时间与空间统一了起来, 东、南、西、北四方就同时具有了春、夏、秋、冬四季的含义。中国古代的空间观念与时间观念是密不可分的, 即时空一体。

2.《内经》中的时空一体观

《内经》就是运用这种时空一体观的典范。《内经》在河图的基础上将天地时空和人体有机结合起来, 展现了天人合一、天人相应这一宇宙间的基本原则, 如《金匮真言论》:"东风生于春, 病在肝; 南风生于夏, 病在心; 西风生于秋, 病在肺; 北风生于冬, 病在肾。"《阴阳应象大论》:"东方生风, 风生木, 木生酸, 酸生肝, 肝生筋; 南方生热, 热生火, 火生苦, 苦生心; 中央生湿, 湿生土, 土生甘, 甘生脾; 西方生燥, 燥生金, 金生辛, 辛生肺; 北方生寒, 寒生水, 水生咸, 咸生肾。"

《内经》以河图天地五行观为基础, 将人体五体、五官、五液、五音等与五脏、五气、四方与中央等相连, 这样就构成了本于天地, 时空一体的、完整的、五脏为中心的生命体系, 并从根本上指导中医临床诊断和治疗。

(二)四方与中央

天圆地方是古人对天地认识的描述, 但是在天统地而地纳天圆之后, 就形成了以四方和中央分别代表天地的模式。《内经》前三篇中仅言天, 根本没有方位的概念, 中三篇开始, 地的概念开始引入, 四方和中央的模式就随之确立, 其中四方应天、中央应地, 此四方乃四时应于地的异用, 如《金匮真言论》所言:"东风生于春, 南风生于夏, 西风生于秋, 北风生于冬, 中央为土。"风者, 天之气也;

土者，地之气也。

1."中"的概念起源

中的概念也是起源于测量。中，地中之意。土圭是一种立表测影的工具，通过测量土圭可以显示日影长短，并在此过程中求得不东、不西、不南、不北之地，也就是"地中"。古人认为"地中"是天地、四时、风雨、阴阳的交会之处，也就是宇宙间阴阳冲和的中心。古人在立表测影的过程中测得了准确的东、南、西、北四方，并且与中一起组成中国人独特的方位体系，这就是四方与中央的关系，代表着天地的关系。四方与中央除了包含基本的空间观念外，对传统政治及文化体系的影响也极为深远，甚至《周礼》中记载国都地点的选择，也是通过土圭来确定的。《周礼大宗伯》云："以土圭之法测土深，正日景（影），以求地中……日至之景（影）尺有五寸，谓之地中。天地之所合也，四时之所交也，风雨之所会也，阴阳之所和也。然则百物阜安，乃建王国焉，制其畿方千里而封树之。"中国传统文化以"中"为尚的哲学思想出于斯，以五为进制的五行学说的建立亦出于斯。

《内经》天地五行中，脾对应中。中者，地也；脾者，亦地也。故《六节藏象论》言："脾、胃、大肠、小肠、三焦、膀胱者，此至阴之类，通于土气。"

2. 四方与五方

以天地立极，地应中，天应东、南、西、北。

提到方位时，很多书中往往都说"五方"，这种说法是错误的。从中华文化的源头及方之本意来看，"方"只有四，即东、南、西、北，仅代表地纳天圆后的天，是与地之中央相对而言的。因此只可能有"四方"，而不能把地之属性的中央拿来与天之属性的"四方"合称"五方"。中华文明的这种天地时空观深刻地影响着由此而衍生出的文化、政治和社会构成等各个方面，尤其是中医理论的源头《黄帝内经》。

二、河图天地五行观

河图由内外两圈、中与四方、黑白两点构成，五白点居中，十黑点包于五白点之外，一白点六黑点居下，二黑点七白点居上，三白点八黑点居左，四黑九白居右。这一图式与洛书一起被看作是中华传统文化的一个重要源头，其主要原因就是这一图式中蕴含了中国人对天地自然、生命起源以及运行模式的独特认识。中国人对天地自然及生命本身认识的起点皆是始于天地时空，中国传统文化对世界几乎所有认知都是以此模式为原点渐次展开的。

（一）河图之理，天地之理

1. 天地设位

河图首先分四方与中央，四方象天，中央象地。推而广之，东西南北四方象天行四时，其类木火金水；中央象地，类土。

2. 天生地成

天主生，地主成。河图分四方与中央，每个又分两圈，四方之内圈为生数，1234，象天行四时，本也，天之阴阳；四方之外圈为成数，6789，象天地之合，气也，天地合气之阴阳。

5分阳5、阴5，皆居中，5言天、地之大数。阳5为太阳，阴5为地。河图内圈，以阳5为中，太阳进退（远近）以有四时之分、寒暑往来、阴阳之别，13和24皆其所出，皆为天之阴阳；河图外圈，以阳5和阴5（合为10）为中，13、24皆需合地气，即天地合气以有外圈的6789。天地合气，一气周流，万物乃生，外圈阴阳，阳无纯阳，阴无纯阴。天之阳5为日、为神，以天为所，乃《素问》之所问，"天有五贼，见之者昌"；人之阳5在心、为灵，以精为所，乃《灵枢》

之所指，"五贼在心，施行于天"。生命与天同构，表达在《金匮真言论》中。

生者，天主生，天有日，行四时以有万物之生，生数为1234；成者，地主成，天施地受，以有天地合气万物乃成，故生数合中阴5以有6789。虽同居四方，但是内外圈中的天地非指一个，内圈天地为乾天坤地，本也，先天；外圈天地为天地之气，化也，后天。"天一生水，地二生火，天三生木，地四生金，地六成水，天七成火，地八成木，天九成金，天五生土。"（《尚书大传·五行传》）天地合气，然后一气周流，洛书象之。

河图内圈的阴阳，源于乾坤，13与24，真阴真阳；外圈的阴阳，源于坎离，68与79，天气与地气，凡阴凡阳。1234的顺序为由天而人之正序、为本；1324的顺序为四时之序，生长收藏之序。生命本于道生，始于肾，生命展开的模式有两种：①1然后2，然后3、4再出，生命的1234为肾、心、肝、肺，如《灵枢·本神》用精、神、魂、魄出现的先后顺序，表达由天到人生命演绎的过程，"故生之来谓之精；两精相搏谓之神；随神往来者谓之魂；并精而出入者谓之魄"；②1其后3，然后再2、4，此为天道四时之序，为万物化生之序、生长收藏之序，如《四气调神大论》中的四时之序，"后天而奉天时"。

外圈6789是天地合气的表达，在人则为象心任物之后产生的五脏，心立为君主之官、五脏六腑之大主，是后天生命确立的标志。"所以任物者谓之心；心有所忆谓之意；意之所存谓之志；因志而存变谓之思；因思而远慕谓之虑；因虑而处物谓之智。"后天一气周流是在以太阳心为主之下的运行，《内经》《伤寒论》中以太阳为序之首的四象、六节，皆示为后天一气之流行。

外圈的6789为天地合气之阴阳，四时动天地气生，然后合气周流，故外圈皆为合5所成。天地同构在人，表达则是，精神魂魄然后以有心意志思虑智、心肝脾肺肾（《灵枢·本神》）。五脏应四时各有收受，五脏者，已是天地合气所生，故《金匮真言论》中五脏配以6789与中5。

治病能归于一者，为合道而行，原也、始也；守天地五行、守心肾者，守其本也；守五行生克者，拘其化也。外化而内不化。

3.阴阳颠倒

河图内圈为天行、为四时、为本，外圈为天地合气、为用。以阴阳论之，白点为阳，黑点象阴，内圈为有阴真阳，阳升阴降，外圈凡阴凡阳，反之为阴升阳降。位置与性质而言，内外圈阴阳颠倒。天地更用为阴阳颠倒的本因，阴阳颠倒为生命化生的关键。

天地之间，气机左升右降，此为一定之规，河图左旋为生长，右降为收藏。先后天而言，先天阳升阴降，先天乃四时之动，为本，春夏升、秋冬降，故内圈生数表达的是阳升阴降；后天阴升阳降，后天为气，为化，地气上升、天气下降，故外圈成数表达的是阴升阳降。

"阳自阴中生"，外圈后天阳气的展开也是从左边，自水始，经木升，而旺于火；"阴自阳中始"，后天阴气的展开是从右边，自火始，经金降，而藏于水。简而言之，阴升阳降。

河图的天地模式是万物负阴抱阳的表达，是生命化生演绎的基本模式，人体脏腑之气、经络之气的运行模式皆是与之同构。这种先后天阴阳颠倒的模式在《黄帝内经》中有对应的表达，《四气调神大论》中言先天天行四时，故肝心肺肾四脏为少阳、太阳、太阴、少阴，应春夏秋冬，阳升阴降；《金匮真言论》中言后天天地合气，肾、肝、心、肺四脏为阴中之阴、阴中之阳、阳中之阳、阳中之阴，阴升阳降。

由于《内经》前九篇中不同的认知角度，造成了不同背景下对肝心肺肾四脏阴阳性质的界定各有不同。四时四象四脏，是天行四脏；五脏收受四时之四脏，是天地框架下的合气四脏；六节中的四脏，则是一气周流中的四脏。不同背景下，四脏字同而义不同、功能不同。人身中脏器虽一，然功能的体系为多系统并存，此为气化结构理论的核心之一，"天地阴阳者，不以数推以象之谓也"。

河图的天地五行观和《内经》前九篇中中医理论的基本模式和主线完全吻合，或者说中医基本理论的核心就是天地五行，这是中华文化一以贯之、一脉相承的具体体现。

4. 天地更用

内圈为天行。内圈之阴阳，为天之阴阳，皆天行。阳本居乎上、阴本居乎下，然天地设位、日月周动之后，寒极生热、热极生寒，一阳生于冬、一阴生于夏，变成了阳居下、阴居上。因"积阳为天，积阴为地""本乎天者亲上，本乎地者亲下，各从其类"，故1、3居下，左升而亲上，2、4居上，右降而亲下。此是天地之动的根本，生命化出的源头，是天地，也是生命的模式。

外圈为气化。四时动而生天地之气，天地合气然后万类方生。内圈动合于中5，天施地受以成外圈，外圈术数所象者，天地之合也。"天一生水，地二生火，天三生木，地四生金，地六成水，天七成火，地八成木，天九成金，天五生土"，生数之天地为天地，成数之天地为天地合气，天地所生也。如6、8者，1、3真阳涵于地气之中，故地气上升；7、9者，2、4真阴涵于天气之中，故天气下降，此天地更用。

天地更用、阴阳颠倒是天地变化的重要环节，是万物所生的必要条件，是生命模式的所出和所成。

（二）天人同构，天人相应

四时而有天气地气，天地一气而万物化生，天地与人一气同源，同构而互感，天地的气化模式就是生命的气化模式，河图的模式就是人身中的模式，人身中一切生理变化的模式皆是同构于天。

《黄帝内经》言生命，生命为道生而法天则地，其理论源于《易经》，而《易经》之数理又源于河洛。《黄帝内经》所展示的中医理论的体系与河图的天地之理一也，此为医易同源也。

1. 四时四脏以有生长收藏

天行四时而生天气地气，一气周流升降浮沉而有万物之生长收藏。《四气调神大论》言"春三月，天地俱生；夏三月，天地气交；秋三月，天气以急，地气以明；冬三月，此谓闭藏，水冰地坼"，人以肝心肺肾应四时而有生长收藏。

"先天而天弗违，后天而奉天时"，天即人，人即天。

2.《内经》五脏五行模式，取法乎河图

《黄帝内经》首次系统论述五行是在《金匮真言论》中，其模式与河图的模式完全相同。"帝曰：五脏应四时，各有收受乎？岐伯曰：有。东方青色，入通于肝，开窍于目，藏精于肝。其病发惊骇，其味酸，其类草木，其畜鸡，其谷麦，其应四时，上为岁星，是以春气在头也。其音角，其数八，是以知病之在筋也，其臭臊。南方赤色，入通于心，开窍于耳，藏精于心，故病在五脏。其味苦，其类火，其畜羊，其谷黍，其应四时，上为荧惑星。是以知病之在脉也。其音徵，其数七，其臭焦。中央黄色，入通于脾，开窍于口，藏精于脾，故病在舌本。其味甘，其类土，其畜牛，其谷稷，其应四时，上为镇星。是以知病之在肉也。其音宫，其数五，其臭香。西方白色，入通于肺，开窍于鼻，藏精于肺，故病在背。其味辛，其类金，其畜马，其谷稻，其应四时，上为太白星。是以知病之在皮毛也。其音商，其数九，其臭腥。北方黑色，入通于肾，开窍于二阴，藏精于肾，故病在溪。其味咸，其类水，其畜彘，其谷豆，其应四时，上为辰星。是以知病之在骨也。其音羽，其数六，其臭腐。"

特点如下：①天地设位。四方与中央分应天地，四方应四时之气，中央应土，分象天与地。②天施地受。天动地随，天施地受，四时行而五脏收受。③用成数而非生数。文中肝心肺肾用成数6789而不用生数1234，可知五脏的性质已是天

地合气的后天，后篇《阴阳应象大论》中的七损八益则为后天治身奉生的点睛之笔。④四时而五行。先言四方应四时之气，再言其类五行（类草木、类火、类土、类金、类水），从天而地，从四时而五行，指明五行的本质是四时之气所变，是阴阳的五种状态。

五脏收受四时以有人身五柱，五柱化气以有人身中气象万千。天即人，人即天。

3. 天地更用以有地气上升、天气下降

生命而言，天本乎上而贵在居于下、地本乎下而贵在居于上，如此才会有地气上升、天气下降，然后万物方生，生命大昌，《素问·六微旨大论》："帝曰：其升降何如？岐伯曰：气之升降，天地之更用也。帝曰：愿闻其用何如？岐伯曰：升已而降，降者谓天；降已而升，升者谓地。天气下降，气流于地，地气上升，气腾于天，故高下相召，升降相因，而变作矣。"

人身中的阴阳二气就是天地的阴阳二气，天地气化的运行模式就是人身中气化的运行模式，人身中气机的升降出入与天地之气的升降出入同构。清阳本上而居下、浊阴本下而居上，才有天人同构的相同表达，"故清阳为天，浊阴为地；地气上为云，天气下为雨，雨出地气，云出天气。故清阳出上窍，浊阴出下窍；清阳发腠理，浊阴走五脏；清阳实四肢，浊阴归六腑"。

寒极生热、热极生寒。冬至一阳生，进而春温，引起地气上升，夏至一阴生，进而秋凉，引起天气下降，这是自然界的法则，也是人身中气象变化的法则，也是清浊之气升降的根本。后天生命皆是以心肾为中轴，心降而胃气降（泻心汤），胃生于心；肾升则脾气升（四逆辈），脾生于肾，故"寒极生热，热极生寒。寒气生浊，热气生清"。

人身中的气象变化就是天地气化的具体表达。天即人，人即天。

4. 生命河图、洛书的模式

生命河图的模式是生命根本的模式，生命洛书的模式是生命气化的模式。

（1）河图模式

生命的模式是负阴抱阳，表现为阴升阳降，"道生一，一生二，二生三，三生万物。万物负阴而抱阳，冲气以为和"。

如河图模式所示，真阳本上而居下，真阴本下而居上，真阳上升、真阴下降以成气机升降之根本，引动天地间地气上升、天气下降，同构在人身中为阴上奔、阳下行。故经络来看，十二经中阴经皆上行，阳经皆下行；脏腑来看，五脏中，肝肾之气皆上行、心肺之气皆下降，五脏六腑中，五脏之气皆上行、六腑之气皆下降。

天人一气，天人同构。天即人，人即天。

（2）洛书模式

河图为天地设位，先天四方与中，各有收受；洛书为天地设位，后天如环，一气周流。河图、洛书之于生命的对应以及生命先后天转化的特点，皆在《金匮真言论》中有所表达，故名真言。

洛书中的气化观秉承河图，依然是天地时空观，土居中央，气化四旁，只不过是从河图四方与中的设位，演化到天气地气、一气流转的阶段，从四时演化到八风（两分两至）阶段。

河洛转化过程中发生的一个重要转变，是"金火异位"，或"七九异位"，即原来的火居南方之位（七），转移到了西方，原来的金居西方之位（九），转移到了南方。这是河洛中的千古之谜，但是在《黄帝内经》中已有明确的对应和答案，先后天转化所表达出的金火异位，是气化的必然结果。

《金匮真言论》："东风生于春，病在肝，俞在颈项；南风生于夏，病在心，俞在胸胁；西风生于秋，病在肺，俞在肩背；北风生于冬，病在肾，俞在腰股；中央为土，病在脾，俞在脊。"这一段表达的是五脏化气以及五脏气化之位，应洛书，故心之俞在胸胁（气化由背到胸胁，由表到里，降也，应西方），而肺之俞在肩背（气化由背到肩背，始终居外，表也，应南方）。

"帝曰：五脏应四时，各有收受乎？南方赤色，入通于心，开窍于耳，藏精于心，故病在五脏，其数七；西方白色，入通于肺，开窍于鼻，藏精于肺，故病在背，其数九。"这一段是五脏天地之本位，应河图，故心南方，其数七，肺西方，其数九。

先后天转变导致了五脏本位和气化之位的不同，至于在从五行到三阴三阳转化中，气化又再次发生了明显异用。六节中，西方已经是阳明胃家而非肺之位，肺和心气化之位共同隐于太阳之内，故《伤寒论》中肺主皮毛之治皆在太阳病篇中，心肺之治皆在太阳病篇中。

天地设位不变，而气化有先后天以及不同阶段的异用，这是天地更用、阴阳颠倒的必然结果，是从天到天地，再到天地人演化过程中的必然结果。

三、五行本义

五行，本于天地设位，乃天施地承所出，四时之气所变，阴阳之义成性。四方与中央为五行之根基，金木水火土为五行之比类。

五行，成于四时之动，乃天地之所合，象阴阳之变化。五行由天地的阴阳二气的升降沉浮所成，实际就是阴阳气不同阶段的具体表达。

人身中天地五行五脏为生命之五柱，然后五脏化气离合以成三阴三阳。

1. 四时之变，阴阳之义

五行源于古人从地对天的天文气候观测，五行本义非指五种物质木火土金水，而是取此比类于天地上下之相召，表达的是阴阳二气的五种不同状态。如《汉书律历志》所言："以阴阳言之，大阴者，北方。北，伏也，阳气伏于下，于时为冬……水润下。大阳者，南方。南，任也，阳气任养物，于时为夏……火炎上。少阴者，西方。西，迁也，阴气迁落物，于时为秋……金从革。少阳者，东方。东，动也，阳气动物，于时为春……木曲直。中央者，阴阳之内，四方之中，经纬通达，乃能端直，于时为四季，土稼穑蕃息。阴阳之义，四方、四时之体，五常、五行之象。厥法有品，各顺其方而应其行。"

《内经》中首次系统言及五行是在《金匮真言论》中，明确五行是四方与中央的模式，指出四方之风生于四时，乃四时之气所变，"东风生于春，病在肝；南风生于夏，病在心；西风生于秋，病在肺；北风生于冬，病在肾"。

五行五脏的生成、运行皆受四时之统控，五行本义为天行四时之气在地的比类，并以上应天为本，故有"五运周天"之说，"五脏应四时，各有收受乎""东方青色，入通于肝，其应四时，上为岁星，其类草木；南方色赤，入通于心，其应四时，上为荧惑星，其类火；中央色黄，入通与脾，其应四时，上为镇星，其类土；西方白色，入通于肺，其应四时，上为太白星，其类金；北方色黑，入通于肾，其应四时，上为辰星，其类水"。

以阴阳言之，四方与中央的五行实际就是天地的阴阳二气不同阶段的表达形式，依然按照先定天地之性再定阴阳之性的方式论述，如《金匮真言论》中就首先明确四方与中央的天地性质，然后对五行五脏的阴阳性质进行了确定，"天之阳，阳中之阳也……阳中之阳，心也；天之阳，阳中之阴也……阳中之阴，肺也；天之阴，阴中之阳也……阴中之阳，肝也；天之阴，阴中之阴也……阴中之阴，肾也""阴中之至阴，脾也"。天地不同背景之下的阴阳类分，是五脏阴阳属性的根本划分方式，是中医脏腑理论的基石，不可动摇。

2. 天地合气乃有五行

天道四时，天地之道五行。四时四象为天道之行，五行五脏则为天地之道而行，天动地随、天施地受、天地合气以有五行。

四时行则天地之气俱生并变化以生降浮沉，万物随之生长收藏。"春三月，此谓发陈，天地俱生；夏三月，此谓蕃秀，天地气交；秋三月，此谓容平，天气以急，地气以明；冬三月，此谓闭藏，水冰地坼。"

天施地受、天地更用、阴阳颠倒，然后地气上升、天气下降；人身之中五脏收受四时，然后负阴抱阳、阴升阳降，天人一气而同构也。天地合气，一气周流，金木水火土之五行就是天地间周而复始运行的一气不同阶段的表达。所谓"五脏应四时，各有收受"，就是五行五脏成于四时之气并受之统控，天行四时是天地间以及人身中周而复始运行之气的总领，"后天奉天时"。然人身中真气，又非天地之气，其所受于一，与天地之始同。

《金匮真言论》中所论五行五脏的术数仅是 5 与成数之 6789，而非生数之 1234，指明五脏乃是天地合气所成，"天地合气，命之曰人"。

3. 五行成于四时，五行化出六节

四时为天道，五行乃天地之道，六节为人道。《内经》首次系统论述六节三阴三阳体系是在《阴阳离合论》中，位于《阴阳应象大论》之后，此篇通过足六经的循行和阴阳性质，明确了三阴三阳乃天地之道所出："天覆地载，万物方生，未出地者，命曰阴处，名曰阴中之阴；则出地者，命曰阴中之阳。阳予之正，阴为之主。"

五脏收受四时，五行成于四时；五脏化气离合出入以有六节，六节节制在天。五行为六节之主，四时为五行和六节之主。

四、生命的天地时空观

河图、洛书及《易经》对万物和生命的认识是站在天地的高度来俯瞰的，天

地气化的模式即万物气化的模式，故人必须恒以天地为准，人法天则地才能保命全形。

天地即万物，万物即天地。万物的产生皆是天地之气交感的结果，万物的变化皆遵循天行四时阴阳的运行规律，天地运化的模式就是万物运化的模式。具体而言，天地合气周流而万物化生，人身中皆含天地之气、皆有天地之位、脏腑经络皆具天地之性，人体的气化结构本质上与天地气化结构同构，生命的气化模式就是天地运行模式的再现。河图立于天地，制用时方、术数以演理，《黄帝内经》从之，其以四时、四方、肝心肺肾四脏来应天，以不独主时、中央、脾来应地，天地气化表达在人身中就是肝心肺肾四脏与脾之间天动地随、德合无疆的互生化用的展开。

四象为五脏之本，五脏为六节之本，人身中气象万千、升降浮沉、离合出入就是这三种气化模式的叠加和表达。其中五行五脏的论述，在《金匮真言论》与《阴阳应象大论》中。

（一）从天到人的生命天地时空观

道一、天地、阴阳（四时五行六节）就是从天到人的气化演变过程。

由天到天地再到万物的演化过程以及对生命模式的准确描述是在《道德经》中，"道生一，一生二，二生三，三生万物，万物皆负阴抱阳，冲气以为和"。

道无始、无名、无上、无为，道法自然者，道只法其自身，道就是宇宙万有最根本的原则。道之用为一，一含诸元而未分，然后从一到二，天地始出，乾坤始立。乾为天、坤为地，"大哉乾元，万物资始，乃统天。云行雨施，品物流形"，"至哉坤元，万物资生，乃顺承天。坤厚载物，德合无疆，含弘光大，品物咸亨"。三，一与天地也。三生万物，天地设位以生天地之气，万物乃天地合气刚柔交感所生、阴阳二气相推相荡所成，负阴抱阳为生命的根本模式。一为背景，一冲而下之，中和万物，《咸卦》："咸，感也，柔上而刚下，二气感应以相与；止而说（悦），男下女，天感地，而万物化生"。《系辞下传》："天地氤氲，万物化醇；男女媾精，万物化生。"

六节三部为生命的具体表达模式。天地间天地合气、一气周流统于天以成六节，在人为脏腑化气、一气周流、天人同构而成三阴三阳，六节中有天、地、人三部。所成六节者，需从四象、五行再演化到六节。乾坤生六子后，乾坤已成为背景，坎离立位，六子动而万物生杀其间，六节之中阴无纯阴、阳无纯阳。

故，天道以两分，有两仪、四象、八卦之演绎，以天观万物也；人道以三分，有六节三部之表达，以人观天地也。《伤寒论》以人为本而言生命，故以六节（六经）统之，然言四象四脏、五脏五行，言本者，在《金匮要略》。

（二）中医学为天地之学

《黄帝内经》合之为道统，散之为医理。

《黄帝内经》专言生命，生命乃真气之流行，极源于一，根于天地，天地合气所生。《黄帝内经》前九篇所论中医理论的主线、中医生理病理的模式，皆是以道为统、以天地为框架、以阴阳为模式、以精气神形为表达，自上而下依次展开。天地间四时阴阳而一气周流，人形与之同构。生命圜道周天，本四时、基五行而节制以六节，《内经》论理经络、藏象皆是以此为规矩。

"后天而奉天时"。《四气调神大论》中首论人体藏象，即按天运四时之理，将人体肝心肺肾四脏相应于春夏秋冬、生长收藏、阴阳太少的有序循环中，并反复强调"夫四时阴阳者，万物之根本也"、"故阴阳四时者，万物之终始也，死生之本也"，以呼应《易经》"变通配四时""变通莫大乎四时"所论。

《金匮真言论》与《阴阳应象大论》则是对应由天到天地的过渡阶段。由天真、四时四脏到天地五行五脏的演化，其本质是"五脏应四时，各有收受"。其中

《金匮真言论》所描述的是天地的阶段，此阶段是天施地受的过程，是天地合气生人的前提。《阴阳应象大论》所描述的是天地合气生人的阶段，是天气地气、一气周流的天人同构的阶段。两篇文章一起所揭示的是，生命以先天为背景、后天为表达、先后天一体的实质，揭示了生命负阴抱阳根本模式的由来，此二篇是六节经络、六节藏象理论产生的基础。

《阴阳离合论》《六节藏象论》表达的是由天、天地再到人的最后阶段。其以天度正气的象数思维方式，表达了从天道的四时经过天施地受的天地五行进一步拓展和异用为人道六节的实际，确立了六节周天以囊括人身经络、脏腑全部而成为中医理论的核心内容——六节经络与六节藏象，演化出了"心为君主之官""太阳独大"等生命特征。

生命从天而出（悬命于天），经过以上三阶段的反复揉搓与演化，确立了天人同源、同构、互感的基本模式，构成了天人合一的基础。天人合一、天人相应、天人一气而同构同步是生命根本的特点和原则，是中华文明的根本特征，是华夏民族生生不息的原点。医为道用、道为医源，中华文明是天地文明，中华文化是天地大道，中医学是天地之学。

第三节　《内经》中的河图天地五行观

中华文明源起于河洛与《易经》，其理一以贯之。以生命为研究对象的中医学作为中华文明的一个分支和延续，其理论的核心也是起源于其中、根植于其中。《内经》中关于五行的论述有两种模式，一种是以天地为中心的河图天地五行模式，一种是以生克制化为中心的生克五行模式，其中前者为主线、为根本。

一、《内经》中的天地观

生命的起点是道一、是天地，而不是阴阳，更不是五行。以生命为研究对象的《黄帝内经》，其中医理论的起点和主线也是如此。

中医气化理论中的阴阳、五行、脏腑、经络等所有核心内容，都是标定天地后，在天地框架下形成的，即天地而阴阳、天地而五行、天地而脏腑、天地而经络、天地而人身、天地而气化。

《上古天真论》中所列真人、至人、圣人、贤人四类，是以不同境界的人表达对自然和生命认知角度和高度的不同。真人、至人者，以天观天，一切皆为道化、皆为天行；圣人、贤人者，以天观人，效法天地以制人。其中，真人为道生，合道而行，要点有三：一是生命之始从天地立；二是生命之法从阴阳出；三是生命核心表达为精气神形，即"提挈天地，把握阴阳，呼吸精气，独立守神，肌肉若一"。根于天地、表达以阴阳、具体为精气神形，这些就是人体生命之学的根本之处，也是学习中医登堂入室的阶梯。只有天地立位，人之脏腑经络、精气神、上下内外表里等一切气化结构才能定性与定位，各功能结构和组织根据天地之性而各有不同的阴阳之性，人身气机的升降浮沉才能根于天地的、天人一体的开放运动，如此人体功能气化下生命的生理病理体系才能确立。此基本法则贯穿中医理论终始，为源头、为根基、为过程、为终始、为唯一，其超越时空、亘古不变。中医理论中，所有论理人形、生理病理、临床治则治法等，皆依乎此而出。

凡偏离天地阴阳者，不为中医。

二、脾不得独主于时与脾为孤脏

《内经》中的这两句话，是天地五行观之于脾胃的重要认识。

前文已经论述，中医的脾是生命状态下胃肠系统功能活动后产生的一个神脏，脾无形而结构上依附于胃肠系统。

（一）脾不得独主于时

"脾不得独主于时"首见于《素问·太阴阳明论》："脾者土也。治中央，常以四时长四脏，各十八日寄治，不得独主于时也。"从天地言，四时和四方皆天所行、所应，在脏为肝心肺肾；中央者，地所应，在脏为脾。脾通土气，不独应天之四时，故"脾不得独主于时"。此天地之于脏腑的不同，亦脏腑应天地之不同。

然万物生于天地之间，必得天地二气的交感和合而化生，生命独天而不成。万物虽命在天，若没有地之"德合无疆"，则无法呼应天度，万物无法成形，故言"天地合气，命之曰人"。河图中5应中，1234皆需合5以成四方，所成6789分别居北南东西，6789已是天地合气。同样的道理，五行中木火金水亦皆需合土而成。河图的外圈揭示，木火金水中皆含有土之气，在人则是应天的肝心肺肾也必须同样含有脾胃运化之气才能成性、成用。故脾虽为地之性居中央，然其气通于四方、四时，脾化水谷精微而长养肝心肺肾，故言"常以四时长四脏，各十八日寄治"。简而言之，先天动地随、天施地受，然后再土运谷气以成四维之用，前者为本，后者为用。

脾因非天之性而"不独主于时"，又因"德合无疆"而"各十八日寄治"。天地合气生人，独天独地皆不可有生。

（二）脾为孤脏

"脾为孤脏"出自《素问玉机真脏论》，"脾脉者，土也，孤脏，以灌四旁者也"。如从五行生克制化的角度，五行并列平等，何来孤之有？如从河图五行观之，则土居中央，木火金水居四旁，天脏有四而地脏唯一，肝心肺肾应天，升降出入完整轮回，土独居中，得天气始动、始运，故为孤脏。

（三）土之本性决定脾胃之性

地者，土也。五行中脾胃属土，又分阴阳而为阴土阳土，即太阴阳明之谓也。要想认识清楚脾胃的气化功能特点，一个绕不过去的门槛是五行理论，然选择哪种五行理论决定着对脾胃生理病理规律认识的不同，决定着临床诊断和治疗的高下。

1. 坤静顺承

乾天坤地。乾道施变，坤道顺承，乾动坤静，天动地随，如《彖传·乾卦》："大哉乾元，万物资始，乃统天。乾道变化，各正性命。"《彖传·坤卦》："至哉坤元，万物资生，乃顺承天。"地随天动，四维相系寰道周天而中土随之，此为天地运行的基本原则，也是中医气化理论中的核心内容之一，绝不可能有中土动四维相随之论，此背天地运行之至理，《四圣心源》立论即错。

2. 至阴之性

土，至阴之性。至阴者，地之性，死阴也，地之至阴必得天之阴阳的鼓动才能始动，"脾胃大肠小肠三焦膀胱者，仓廪之本，名曰器，此至阴之类，通于土气""此皆阴阳、表里、内外、雌雄相输应也，必以应天之阴阳也"。脾运本自天行，然后才能行液于全身。天之四脏为脾胃之主。

乾道施变，坤道顺承。"帝出万物于震""春三月天地俱生"，肝主人身中天地人三气之生，中之建不在脾胃而在肝，故有建中汤之名。坎离立位，后天始出，真火足则生阴土，故四逆辈本少阴主方然亦为太阴病主方，"自利不渴者，属太阴，以其脏有寒故也，当温之，宜服四逆辈"；心火（凡火）降则生阳土，心火降则一身皆降，降乃顺胃之性，顺其性则为生，故泻心汤类方所治皆为脾胃清浊反逆诸症，然名之以泻心，盖因心用过度，七不损则阳土不降。肺与胃家互为表里，阳明为肺之异用，肺气不降则胃家不降，故外感病多伴见胃肠症状，太阳病篇诸咳喘方证中如见腹满等者必加枳实、厚朴。无它，脾胃本不能自运，其运必得人体天脏发动后才能始运。天动地随，此为恒也。

中医的脾是四象启动胃肠系统功能后产生出的一个神脏，其无形而寄在胃肠等消化系统中。脾与胃家是解剖结构的一个，气化结构的太阴与阳明。

3. 土王四季

脾化营为诸脏腑、经络、肢节提供能量，如"四肢皆禀气于胃而不得至经，必因于脾乃得禀也。今脾病不能为胃行其津液，四肢不得禀水谷"，故《内经》言"脾者土也。治中央，常以四时长四脏，各十八日寄治"。亦有"土王四季"之论，"土王四季……土所以王四季何？木非土不生，火非土不荣，金非土不成，水非土不高，土扶微助衰，历成其道，故五行更王亦须土也"（《白虎通·五行》）。

河图每一方皆分内圈外圈，外圈皆为内圈加5，天气地气合为一气也。先天后天共寓一体，真气谷气并而充身，成数皆为生数加5，故"木非土不生，火非土不荣，金非土不成，水非土不高"。然需要明确的是，脾可以长养四脏，土为诸脏提供为"营"的能量物质，然并非言土能引动四脏之功能，实际是四脏启动中土之功，中土化营又供四脏为用，功能上讲是四象枢土而非土枢四象。

这种天地的关系在《周易参同契》中也有准确表达："坎戊月精，离己日光。日月为易，刚柔相当。土王四季，罗络始终。青赤黑白，各居一方。皆秉中宫，戊己之功。"

先天动地随、天施地受，再土王四季、长养四脏，此为天地之大序，生命逆顺之旅，本末终始不可颠倒，"物有本末，事有终始，知所先后，则近道矣"。

4. 厚德载物

"地势坤，以厚德载物。"土的特性之一是厚，并以厚为德。厚则不易伤，伤亦可久持，故脾胃本病者少而他病者多。本病者，因脾胃自身问题而导致发病为本病，如《伤寒论》中阳明病、太阴病。因心肝肺肾的问题，或情绪、压力、紧张等，间接导致脾胃气机升降出入乖离、寒热虚实错杂而为病，称之为他病，如《伤寒论》其他四经中所见脾胃之病。

由于土具有化生、长养、承载万物的作用，故有"土载四行""土为万物之母""万物土中生，万物土中灭"之说。仲景在《伤寒杂病论》中也有"阳明居中，主土也，万物所归""四季脾旺不受邪，即勿补之"的论述。《素问·太阴阳明论》亦曰："脏腑各因其经而受气于阳明，故为胃行其津液……脾脏者，常著胃土之精也。土者，生万物而法天地。"这些既言脾胃之于人的重要性，同时也暗示由于土性本厚，脾胃病往往骤病者少，多是长期积劳成疾，并且与生活习惯和长期精神情志波动密切相关。

土久病则其性由厚变薄，四维更易受病，如土不病而厚，即便四维病也会进展缓慢，病情较轻。

5. 脾胃居中

脾胃在人体气化结构中是一个重要的独立系统，是五脏和经络之间重要的纽带。脾胃居中，也是人体气化结构内外、阴阳的重要分界线。

6. 土病的特点

由于"脾者土也，治中央，常以四时长四脏，各十八日寄治"，故一方面脾胃能化生营卫、气血进而转化为阴精供心肝肺肾藏用，另一方面因每季中皆有脾气，心肝肺肾四脏气机的升降出入皆经由土，所以如心肝肺肾出现病变都必然会导致中土气机升降出入的乖离，进而影响到土的功能，故临床上可见心之土病、肺之土病、肝之土病、肾之土病。

土之为病特点：①本病者少，它病者多。先由其他脏腑患病再进而引起脾胃患病是土病最主要的原因，《伤寒论》中有脾胃症状而治在阳明太阴者少，治在太阳、少阳、少阴、厥阴者多，如太阳病篇的泻心汤类方证、少阴病篇的四逆辈类方证、少阳病篇的大、小柴胡汤类方证、厥阴病篇的乌梅丸方证等，方证中皆有脾胃症状但皆非为脾胃本病。②寒热、升降、燥湿错杂者多。土居中，四维气机之升降浮沉、性之寒热温凉皆会涉及并影响中土的运行。

三、《素问·刺禁论》中的一段重要论述

《素问·刺禁论》："脏有要害，不可不察，肝生于左，肺藏于右，心部于表，肾治于里，脾为之使，胃为之市，膈肓之上，中有父母，七节之傍，中有小心。从之有福，逆之有咎。"

这一段是《内经》中关于人体脏气流转规律的重要论述，是脏腑气化功能的重要内容，是理解人体气机升降出入的关键，也是河图天地五行同构在人体中的具体体现。

《六微旨大论》曰："出入废则神机化灭，升降息则气立孤危。故非出入则无以生长壮老已，非升降则无以生长化收藏。升降出入，无器不有，器散则分之，生化息矣。"气机的升降出入是人体生命活动的基本特征，天人一气而同构是人身气机升降出入的根本之因，生命的气机运动根于天地而非人体本身，中医的气机升降观、五行观一定要落脚在天地上方为正解。

1. 左右为人体气机升降的道路

"大道泛兮，其可左右。"左右是大道布于天地间引动气机升降的通道，从河

图可以看出，左主升右主降，此乃天地之规，人体中气化与之同构。中医的左、右配以肝、肺代表气机的升、降，上、下（或表里）配以心、肾代表气机的浮、沉，此天道在人也。天地间一气的升降浮沉本身就是天地上下相召、阴阳二气权衡后的运动结果，人身通应之。

根据五脏、五行与四方四季与中央对应的规律可以看出，肝应东方、肺应西方，肝象木、肺象金，肝王于春、肺王于秋。肝所主、所象、所王的东、木、春，在自然及人身之中都是主升浮之气，地气上升也；肺所主、所象、所王的西、金、秋，都主肃降之气，天气下降也。

"左右者，阴阳之道路也。"古人面南而立，根据天体运行的自然规律，左为太阳由东方升起的道路、右为太阳由西方降落的道路，人体气化结构与天地同构，故"肝生于左，肺降于右"。临床中，解剖之肝虽居右，然肝气化之位则在人体左侧，如切诊见于左关，疼痛多位于左下腹；肺虽位置两侧皆有，然肺气化之位在人体右侧，如切诊多见于右寸。当然，临床中左右又不能机械的对待，有人把所有左半身疾病都归于属肝而治血、右半身疾病归于属肺而治气则又过于教条，有时与临床实际不符。

2. 上下为人体气机浮沉的表达

心肾而言，心应南方属火，肾应北方属水；心为太阳，肾为少阴；心主一身阳气之布散而达一身内外，肾主五脏六腑精气的收藏而为一身之本；心布散阳气在上，阳气在上而又亢龙有悔，凡火领一身之阳降，肾藏精气在内，阴精在里而又有起亟为用之能，真火主一身之阴升。虽"心部于表，肾治于里"，然其要在于心肾一也、精气一也。

心肝肺肾的升降浮沉、精气的生藏化用都离不开脾胃的运化和涵养，土居中乃升降沉浮所必经之路、木火金水必经之途，所以又言"脾为之使""胃为之市"。如能深刻理解"左右""表里""使""市"所代表的天地与人同构的原则和特点，就能更好的理解中医视角下人体的生理病理。

一言以蔽之，此段论述为人体脏腑河图五行观的具体体现，是人体脏气流转方式的具体表达，这些都深刻地影响着中医的理论和临床。

另注：心布于表非仅指外部，而是主人体内外、经络脏腑全部的功能活动。

四、《内经》中生克制化五行观

生克五行观，为《内经》中的另一种五行观。

（一）生克制化五行的问题

《内经》中另一种五行观是生克五行，其以土应长夏、五行平等、生克乘侮、封闭循环为特点。这种五行观与河图五行观最大的区别是，不强调五行的天地属性与时方关系，用在脏腑中则是脏腑之气被封闭在人体内循环和关联，从而断绝了人和天地之间的根本联系以及人受天地主导的原则。生克五行是现行中医基础理论的核心内容之一。

生克五行有一定的临床价值，但是这种理论的部分内容往往机械而唯心，五脏之间的生克乘侮教条而复杂，与临床实际多有不相符合之处，后世关于生克五行存废的争议非常激烈，如现代李克绍在《五行的产生应用及前途》（《山东中医学院学报》1977 年第 4 期）一文中指出："以五行生克指导临床，如果运用不当，就可能流入迂曲繁琐的泥坑。而更需要注意的是：要防止走上机械五行论，陷入形而上学的邪路。"亦如任应秋在《任应秋论医集》指出："五行学说（生克五行）作为一种朴素的理论，其本身亦存在着一定的缺点甚至某些错误。第一……不能科学地反映系统结构的一般关系和一般规律。作为普通系统模型，显然是不适用的。第二，违反了特殊与一般的辨证法。因而在指导人们以系统整体观点观察问题的同时，势必发生限制和束缚人们思想的消极作用。它像一个框子，一方面妨碍人们根据新的材料概括出更具一般性，更科学的系统原则"等。

（二）《内经》中生克五行的相关论述举例

1. 五行相生

《内经》应用五行相生次序说明人体中藏腑之间的相互资生关系，如《玉机真脏论》"肝脏受气于心""心受气于脾""脾受气于肺""肺受气于肾""肾受气于肝"。《难经》中言这种关系为"母子"关系。

2. 五行相克

如《保命全形论》："木得金而伐，火得水而灭，土得木而达，金得火缺，水得土而绝。"五行的相克在《内经》中更多的是通过与五时相关联而论述的，如《素问·金匮真言论》："春胜长夏，长夏胜冬，冬胜夏，秋胜春。"

3. 五行乘侮

如《玉机真脏论》："五脏受气于其所生，传之于其所胜，气舍于其所胜……肝受气于心（母病及子），传之于脾（乘），气舍于肾（子病及母），至肺（传至所不胜，及侮）而死。"

第四节 《伤寒论》中的五行观

五行学说在《伤寒论》中有明确的应用，仲景在《伤寒论》自序中说："天布五行，以运万类，人禀五常，以有五脏，经络府俞，阴阳会通，玄冥幽微，变化难极。"《伤寒论》所用的五行学说一脉相承于河图的天地时空五行，摒弃的是生克制化五行。体现在两点：①土的位置；②假借四方星宿之名对方剂的命名。

一、河图天地五行观

（一）土居中央

仲景在《伤寒论》中明确应用了五行学说，但是所采用的是河图天地五行。

《伤寒论》中明确指出阳明、太阴属土而位置居中，《伤寒论·阳明病篇》："问曰：恶寒何故自罢？答曰：阳明居中，主土也，万物所归，无所复传，始虽恶寒，二日自止，此为阳明病也。"太阴病中虽未明确指出太阴居中，但是在治疗太阴虚寒的方剂如理中汤和理中丸中，明确用"中"之名来指明太阴在五行中的位置，凡三条："医以理中与之，利益甚""大病差后，喜唾，久不了了者，胃上有寒，当以丸药温之，宜理中丸""霍乱，头痛发热，身疼痛，热多欲饮水者，五苓散主之，寒多不用水者，理中丸主之"。

（二）四方假借星宿之名

河图五行观的特点是土居中应地，木火金水居四旁应天。《伤寒论》中对升降沉浮的表达是通过东西南北四方星宿的名称来体现，即青龙（汤）、白虎（汤）、泻心（汤）、真武（汤）。

青龙、白虎、朱雀、玄武之名出自《三辅黄图·未央宫》："苍龙、白虎、朱雀、玄武，天之四灵，以正四方，王者制宫阙殿阁取法焉。"古人把天分为东西南北四宫，分别命以青龙（苍龙）、白虎、朱雀、玄武之名，实际上是对天之方位的四分法。仲景以青龙、白虎、泻心（《辅行诀》中以黄连阿胶汤为小朱雀汤，亦可）、真武、理中命以方剂之名，对应东西南北与中之位，明确是用天地两分法命名，即依天地时空的五行。

太虚寥廓，肇基化元；天地立极，四时阴阳；天布五行，五脏收受；五脏化气，升降沉浮；木火金水，土居中央。从《内经》到《伤寒论》皆是如此，皆是以道、天地、阴阳立生命之主线。

二、生克五行观

有人言《伤寒论》之五行为生克制化五行，依据有二。

（1）《伤寒论·平脉法第二》："脉有相乘，有纵有横，有逆有顺，何谓也？师曰：水行乘火，金行乘木，名曰纵；火行乘水，木行乘金，名曰横；水行乘金，火行乘木，名曰逆；金行乘水，木行乘火，名曰顺。"

（2）《金匮要略·脏腑经络先后病脉证》："见肝之病，知肝传脾，当先实脾，四季脾旺不受邪，即勿补之。中工不晓相传，见肝之病，不解实脾，惟治肝也。夫肝之病，补用酸，助用焦苦，益用甘味之药调之。酸入肝，焦苦入心，甘入脾。脾能伤肾，肾气微弱，则水不行；水不行，则心火气盛，则伤肺；肺被伤，则金气不行；金气不行，则肝气盛。故实脾，则肝自愈。"

关于此两段的描述，历来医家争论最多。后世多认为《伤寒例》以及《金匮要略·脏腑经络先后病脉证》为王叔和自己的添加，非仲景原著。如尤怡《金匮要略心典》云："酸入肝以下十五句，疑非仲景原文，类后人谬添注脚，编书者误收之也。盖仲景治肝补脾之要，在脾实而不受肝邪，非补脾以伤肾，纵火以刑金之谓，果尔，则是所全者少，而所伤者反多也。且脾得补而肺将自旺，肾受伤必虚及其子，何制金强木之有哉。"现代胡希恕、李克绍等人也持相同的观点。

关键的是此种生克乘侮的五行学说在《伤寒论》《金匮要略》其后的条文中再也没有出现过类似的描述，而河图时空五行观的青龙、白虎、泻心、真武、理中等方证条文贯穿始终，如此这般如何证明仲景《伤寒杂病论》是以生克五行学说立论的呢？

深以为然。

三、论火生土

《阴阳应象大论》："寒极生热，热极生寒。寒气生浊，热气生清。清气在下，则生飧泄。浊气在上，则生膜胀。此阴阳反作，病之逆从也。故清阳为天，浊阴为地；地气上为云（不得热不上），天气下为雨（不得寒不下），雨出地气，云出天气。故清阳出上窍，浊阴出下窍；清阳发腠理，浊阴走五脏；清阳实四支，浊阴归六腑。"

《医法圆通》："真君二火不可分，而二火亦不可胜合，所以一往一来，化生中气。"

火生土，非生克五行之火与土，乃河图五行之天与地。

进入生命状态之后，先、后天共运，天、地气合气，真、凡火并存，阴阳土共在，然皆是以心肾为轴展开。

顺其本性则为生，逆其本性则为病。火能生土者，上之君火生阳土，君火降则领胃气降，顺戊土之性则阳土生，泻心汤、黄连阿胶汤所治；下之真火生阴土，真火能潜而温则脾气升，顺己土之性则阴土生，四逆辈所为。简而言之，真火足而潜藏则阴土生，亢龙有悔而知损则阳土生。

1. 日月坎离

坎水离火。在天成象，日月有易，坎离为后天生命的中轴。水火者，阴阳之征兆、坎离之表达；燥湿者，中土之秉性、脾胃之特征。"同声相应，同气相求。水流湿，火就燥。"（《易传文言传》）后天中，水、湿同阴而共升，火、燥共阳而偕降。肾脾为阴，根在肾，心胃为阳，本在心。坎水中真阳温升以生太阴，离火中真阴肃降以领阳明。"寒极生热，热极生寒，寒气生浊，热气生清"，寒热者天行，清浊者地出，天动地随、天施地受、天生地，此天地之大旨、生命之同构、中医之主线、脾胃之缘起。脾胃论者，不从天地论，不从四时论，不从肝心肺肾而论，不为论也。

2. 升降之因

君火与真火，一上一下，一降一升，一往一来，化生中气。

人之先天应天行四时，阳升阴降，人之后天乃天地合气，阴升阳降。后天反行缘于乾中一阳入于坤中、坤中一阴入于乾中，故坎藏乾天而在下，离藏坤地而居上，此后才有后天之天地更用、阴阳颠倒，地气上升、天气下降。

生命气化六节中，三阴俱升，根在坎中之真火；三阳俱降，根在离中真阴。心火降、肾水升，水火既济为坎离立位的后天之中轴，然后才有五行生克之轮转。坎中真阳动，三阴俱升，由下而上，少阴水化气、厥阴风木起、太阴湿土运，皆依乎坎中真阳，皆上行，故经曰"寒极生热，热气生清"，清阳自下升；离中真阴动，三阳俱降，由上而下，太阳心火收肺气敛、阳明燥金降、少阳甲木疏皆依乎离中真阴，皆下行也（胆先升后降，心先布后收），故经曰"热极生寒，寒气生浊"，浊阴从上降。

3. 天动地随为火生土之因

天生地，地法天，天动地随。天有四时以生寒热温凉，寒热温凉起则中气升降有司，人身与天地同构。"寒极生热，热极生寒。寒气生浊，热气生清。清气在下，则生飧泄。浊气在上，则生䐜胀。此阴阳反作，病之逆从也。"

故君火、真火往来则中土生矣，病如真火不足或外溢，则太阴不生，清气不得温升在下则生飧泄，三阴病皆以腹泻为主症；病如君火在上不降或神意外驰过度，则阳明不降，浊气不得其领而聚集则生䐜胀，三阳病中皆可见心下胀满之症。治之至理在《道德经》中，"虚其心，实其腹，弱其志，强其骨"，亦在《内经》中，"能知七损八益，则二者可调"。然二者皆为河图、洛书之表达。

4. 火生土

土分戊己，戊土为胃，已土为脾，胃属阳明，脾属太阴。戊土之降本于心，此为火生土；己土之升本于肾，此亦为火生土。

戊土必得君火之降才能有生，如心火过旺在上，或由于识神过度为用（所以任物者心也），如思虑不解、工作紧张、节奏过快等，心亢奋在上而无悔意，离火不降诸阳不降，胃气亦不降也，泻心汤类方之治虽皆为脾胃之症但却以心之名，乃究其所主也。泻心汤所用黄连者，降君火是也，离火降则浊气降，胃气下行，否则胃气反逆、湿热居中，或见腹胀痞满（金匮腹满寒疝病篇），或见口腔溃疡（金匮狐惑病泻心汤方证），或见泛酸胸痛（小陷胸汤、乌梅丸方证）。

己土必得真火之温煦才能有生，太阴生之根在坎中真阳，故四逆辈本少阴寒化之方，却又为太阴病主方。因肾中真火不足（对应以四逆辈），或真火不能潜藏而外溢（对应以建中汤），真火不得温养中土，己土不生，发为飧泄。

5. 真气与中气

真气动，以生中气；中气生，以养真气。真气谷气并而充身。

结 语

五行者，四时之变、天地之合、阴阳之义、六节之基，五行统于天、出于天。"天有五贼，见之者昌。"（《黄帝阴符经》）

第五章

——

气与位的统一

兼论经络与脏腑的关系

人体解剖结构无交集，气化结构有重叠，气机流转为一体。中医视角下的人体，是气与位高度统一的，由不同天地阴阳符号组成的，解剖结构唯一但气化结构是多系统、多维度、多信息并且重叠交叉、开放有序的生命体。

第一节　人体天地阴阳符号学

中医研究的对象是生命，生命的载体是人形，从本质上讲，人体中各个部位、组织、器官等都是不同天地阴阳性质的表达，故中医学实际上就是天地阴阳符号之学。

天地阴阳符号学的基础是天人一气而同构，人体本身就是天地与人统一、气与位统一、功能和结构统一的生命个体。其中气与位高度统一就是指，人体各个解剖部位必然也是含有特定天地属性和阴阳性质的气化结构，人体各个部位就是不同天地阴阳符号的表达。

一、人体天地阴阳符号学是气与位统一的必然

气与位的统一，就是人体气化结构与解剖结构的统一，即精气神与形、天地与人的统一。中医研究的对象是有生命的个体，生命状态下人体结构的划分、疾病分类的原则就是"以名命气，以气命处，而言其病"。

生命是自然根本消息的泄露，生命本质的表达是以天地为根据，以阴阳为经纬，以经络脏腑、肢节九窍等为构架的气化体系。在天地之下，从功能气化角度

来看，生命乃天地之气所化，人身中有天地之位、经络脏腑有天地之性。

阴阳是言天地的工具，虽有一阴一阳、二阴二阳和三阴三阳等不同的分类方式，但不论如何划分，人体气与位的统一都是一种必然，即一定性质的阴阳气必然表达在身体特定的位置上，身体某一位置必然对应着一定性质、多少不等的阴阳气。在这种思维认知下，人体的不同部位就变成了不同天地阴阳符号的表达，而研究生命的中医学就变成了研究不同天地阴阳符号之间关系的学科。人体的经络脏腑、皮肉筋骨脉、肢节九窍、头颈项肩背胸腹、精气神、气血津液、表里内外上下等皆成了含有天地之性不同、阴阳气多少不等的符号。故简而言之，中医学也可以被称为人体天地阴阳符号学。

其中，经络脏腑就是这种天地阴阳符号学的典型代表。以经络为例，经脉十二可分手足两类，手经应天，足经应地。经脉十二，实为三阴三阳六气所化所布，同名手经足经为一经，同名手经为足经之外候，同名足经为手经之内应。决定每条经脉循行分布和这条经脉病候主治特点的就是其天地阴阳性质，每个腧穴就是阴阳气出入身体内外并通应天地变化的通道（"所言节者，非皮肉筋骨也，乃神气之所游行出入也"）。

中医认为，人体疾病及症状虽然千差万别各不相同，但是绳之以阴阳，皆可归为不同性质阴阳气的偏差，如《难经》以脉言病皆以阴阳比例之不同定性定病，"脉有一阴一阳，一阴二阳，一阴三阳；有一阳一阴，一阳二阴，一阳三阴"等。如此，医者就可以通过人体本身具有的阴阳性质不同、阴阳气多少不等的部位（腧穴），或自然界草木金石中含有的阴阳性质不同、多少不等的特点进行相应调节，使身体在疾病情况下失衡的阴阳恢复到相对的平衡状态，这就是中医治病的原理。

中医认知生命的基本规律是"一阴一阳之谓道"；中医诊断的方法是"察色按脉，先别阴阳"；中医的治则为"调阴与阳，以平为期"。一言蔽之，天地之下，识阴阳、用阴阳、调阴阳为中医识人、断病和治疗的准则。

得天地阴阳者，得中医。

二、人体中的两种结构

（一）《内经》中中医理论的主线

从《内经》前九篇中可以看出，《内经》中中医理论的主线一直非常明确，生命之源极为道生，论理人形必依乎天地，天地之下以阴阳的不同模式展开，天地之间以天为本，阴阳之内以"负阴抱阳"为根本模式，《内经》所有中医理论的展开都是围绕这个主线进行的。

天地阴阳模式才是中医理论尤其脏腑理论的基石，而绝非是我们现在教科书中尊崇为唯一的生克五行的脏腑模式。

（二）人体中两种不同结构

1. 解剖结构与气化结构

生命状态下，人体中存在着两种不同的结构：一为解剖结构，其以形质为研究对象、以器官组织为分类；一为生命状态下的气化结构，其以功能气化为研究对象、以天地阴阳分类。然形气一也，形不离气，气不离形，二者不同但不可分割。

人体是解剖结构和功能密不可分的一体，解剖结构的"形"与"位"和功能的"气"与"性"必然是统一的一体。气以形显，形以气统。

人体解剖结构是物质聚散的形质结构，人体功能气化结构是生命状态下特有的、本于天的，由天人一气同构而产生的，天地阴阳性质不同、气机升降沉浮、表里内外一体的规律性的信息表达系统。解剖结构的特征是形质的唯一性和精确性，如心是"人和脊椎动物器官之一，位于横膈之上，两肺间而偏左。主要由心肌构成，有左心房、左心室、右心房、右心室四个腔，是循环系统中的动力"。但是心的功能气化结构则完全不同，功能气化结构的特征为多信息、多系统、相互交叉重叠，具有多重性和不能被精确性。比如藏象而言，心为太阳、为阳中之阳、为阳中之太阳，心的气化之位可在胸胁部，如"南风生于夏，病在心，俞在胸胁"；也可在背部，如"背为阳，阳中之阳，心也"；可在一身之表部，如"肝生于左，肺藏于右，心布于表，肾治于里"；也可在一身之里，如"南方色赤，入通于心……故病在五脏"。经络角度，心还可为手厥阴经、手足少阴经、足阳明、足少阳经等诸经脉所过，并受之影响。以上心功能气化所涉及的部位如胸胁、后背、表部、五脏，以及相关经脉中的筑宾穴、膻中穴、冲阳穴、心俞穴和内关穴等，都是心功能信息表达的重要特定部位，同时也是中医临床中诊断和治疗之所在。

以上可以看出，气化结构的复杂性、多重性、多系统性远远大于解剖结构。另外，二者的不同还在于：解剖结构随生命的消亡依然存在，气化结构随生命的消逝而消失。

2. 两大结构的统一性

结构与功能的统一，是形与气的统一，是位与性的一体，"以名命气，以气命处，而言其病"就是气化构架下人体生理病理认知的原则。

在讨论人体生理病理时，既不能脱离形质结构而单独论气、论天地阴阳，这样容易脱离实际落入虚幻的空对空之中，更不能就形质而单论形质，忽略为其主的功能气化的一面，忽略生命根本的天地属性和阴阳之性，这样会更容易造成割裂和孤立。这种有形和无形的统一、器与道的统一、功能和结构的统一是中国传统文化的紧要之处和核心之处，在中国传统文化中比比皆是，如"有无同出""不二""唯心有物""心物一元""空不空是真空""不离是非，于是非处得出无是非"等。

善言天者必验于人。《内经》中讲天道，必从四时变化入手对应心肝肺肾；讲人道，必从六节入手以经纬人体上下内外、肢节九窍、经络脏腑之全部。在认识《伤寒论》六经时也要在此思维下，从人体两种结构高度统一的角度，做到形与气、位与性的统一。

第二节 经络与脏腑

中医视角下的人体是解剖结构与气化结构统一的一体、是气与位高度统一的一体，而经络和脏腑是中医气化结构中两个重要的、密切联系而又独立的系统。

一、经络与脏腑之异同

天地一气，性分阴阳，离合为三阴三阳，应于人而成内外之经络、脏腑两大系统，内而外、外而内，升降出入一气流转不息而皆本于天。

在天地阴阳框架之下，经络、脏腑的功能虽各不相同但又相互关联而成一体。厘清二者之间的异同，是由《内经》三阴三阳入《伤寒论》三阴三阳的关键一步。气机流转也是解读天人合一的关键，从气机流转来看，人身中气机发动始于天，气机是在天地、万物、人之间开放流转，在人身中则是以五脏为核心、进而五脏六腑、再进而脏腑经络。五脏有六腑，五脏六腑天地人三部化气周流而有十二经脉。

经络为生命状态下特有的气化结构，有生命则有经络，无生命则无经络。藏象为脏腑功能气化之表达，有生命则内之脏有外化之象之用，无生命则内之脏无外化之象之用。从精气神角度来看，气为神之御、精之化，精为气与神之舍之本，生命是沿着精神、精神魂魄、心、五脏、五脏六腑、经络，从核心到全部，螺旋而出的。从人体气化结构来看，外以内为本、上以下为基，阳以阴为根、神气以精为本，经络以脏腑为本。

《素问》问天，主论天道领天、地、人三道的变化；《灵枢》言人，主论人气之经络上奉四时阴阳。人以天为本，先天地而后人形；《灵枢》以《素问》为本，先《素问》而后《灵枢》，"三部九候为之原，九针之论不必存也"（《八正神明论》）。

（一）经络和脏腑在《内经》中的地位不同

从功能气化角度看，经络和脏腑是人体中皆具有天地、阴阳属性的两大系统，二者的首次提及是在《上古天真论》关于男女生理节律的论述中，如"女子七岁肾气盛""五七阳明脉衰"等。

从《内经》看，二者在人体气化结构中的地位而言，经络与脏腑明显不同。《内经》中形成的中医理论明显是以四时五脏为中心的理论体系，上篇《素问》下篇《灵枢》，先脏腑而后经络，前九篇中从《四气调神大论》《生气通天论》《金匮真言论》到《阴阳应象大论》《灵兰秘典论》《六节藏象论》都是主论脏腑。在关乎中医理论最根本的《内经》前九篇中，只有一篇《阴阳离合论》以三阴三阳的形式系统论述了经络。

（二）经络、脏腑各自功能气化的特点

经络乃脏腑化气所出，根于肾、统于心，但经络是经络，脏腑是脏腑，同名的经络和脏腑之间关系密切，二者之间是联系但不是隶属的关系。

1. 经络

经络是生命特有的现象，是功能气化的表达，是神气游行出入的通道，是运行营卫血气的场所，是守邪之处。经络和脏腑一样，也是完成天人气交和天人相应的重要气化结构。

2. 脏腑

脏腑在《内经》中不仅是解剖的概念，也有功能气化的内涵。藏象和脏腑不同，《内经》前九篇以藏象为主。详见于前"天地"一章。

3. 经络、脏腑临床应用中特点各异

辨位和辨性是中医临床诊治疾病的关键内容，医生运用经络和脏腑理论临病时侧重各有不同。临病时经络辨病重位而相对轻性，脏腑辨病重性而相对轻位，此位指人体解剖精确之位而非藏象之位。

人体是气与位高度统一的生命体，根据经络、脏腑功能特点的不同，临床中运用经络理论和脏腑理论诊病，特点各异而各有所侧重。临床中，以经络理论为核心，以针刺、艾灸、砭石、按摩等为手段进行的诊断和治疗，称之为外治法；以脏腑理论为指导，以中药内服外用等为手段进行的诊断和治疗，称之为内治法或大方脉。两种方法临床诊断疾病中都需要定性和定位，但是各有侧重，略有不同。相对于寒热、虚实、阴阳之性，经络识病之要重在精确定位；脏腑辨病重在阴阳、虚实、寒热等性质的确定而轻在精确定位，而且脏腑辨病所定之位，多指气化之位、藏象之位，而非仅指解剖之位，如肝胆在颈项、脾在腹、肺在背、肾在腰股等。

外治法之要，以经络理论为本，必从位置、循行而入，位中含气，气乃阴阳之气，位即气而言病。经络辨病重在位置的精确确定，次言性质，诊断和治疗一定要落在具体位置上，即落在具体穴位（阿是穴、阳性反应点多比经穴有效）或经脉上，针灸医生良好疗效的获得，全在于脉诊和经络诊察水平的高与低。

内治法之要，以脏腑理论为本，必从天地阴阳、四象五行六节、精气虚实盛衰入手，要在于气机升降沉浮与脏气流转模式和脏腑关系之一逆一从的理解运用中。言脏腑者多重在天地阴阳之性而轻言位，所言之位也是气化之位而非解剖之位。此是经络和脏腑之不同，亦是大方脉和外治法在诊断和治疗上的不同，更是针药结合的理论基础和临床入手之处。

经络与脏腑的不同，是针药结合的基础。

合道者，人身中即有天地大药，以天为督，还人以天，针灸、导引、按跷等即可治身心偏离之病，《内经》之所由；天人相隔者，只能借助自然界中药物性味之偏纠正人身阴阳之偏，后世中药方剂之流行也。

二、《伤寒论》的六经是经络、脏腑统一的六经

六经者，脏腑化气，异用交错，一气周流，应天分度，制以六节。《伤寒论》六经模式非特指足六经或是十二脏腑，而是经络、脏腑统一的模式，经络与脏腑二者功能特点各不相同，然二者统一在同性的阴阳气之下。

（一）源于《内经》

《伤寒论》六经模式深受《内经》，尤其是《素问》的影响，《伤寒论》自序言"勤求古训，博采众方，撰用《素问》《九卷》《八十一难》《阴阳大论》《胎胪药录》"，其中列为首选的参考书就是《素问》。所以《伤寒论》的理论源头就是《内经》，《伤寒论》的三阴三阳理论体系必然是《内经》中相关理论的延伸和扩展。

《伤寒论》中所涉及的疾病以外感病为主，另外还有由于外感病的变病、坏病导致的内伤病，即"经络受邪，入脏腑，为内所因也"。《伤寒论》囊括了外感病和内伤病，但是毫无疑问的是，其研究对象还是以外感病为主，故依然延续《素

问·热论》的三阴三阳论病体系。

《伤寒论》非专为外感病所设，其以病示气，以病示天，六经体系所表达的是气化之下，一气流行中人身结构之划分、生理病理之特点，如能结合《内经》前九篇生命天、地、人三道演化的过程，以四象、五行领六节之变化，则三阴三阳明矣。

（二）有所发展

仲景的三阴三阳理论，根于《内经》而又有所发展，系统、有机地将人体气化结构的两大系统统一在了一起。《伤寒论》六经中每一经中皆可见经络病候和脏腑病候，而《素问·热论》主要以经脉病候为主线对外感病进行论述，即便在三阴病中也是如此。

总体而言，仲景根据疾病特点和人体实际状况，疾病首分阴病与阳病、表病和里病，然后再分以六经。阳病为经络、六腑病，分为三阳论述；阴病为五脏病，分以三阴论述。这从六经的提纲中可以看出端倪，三阳病提纲以经络六腑病候为要点，三阴病提纲以五脏阴精阳气虚衰为要点。如《伤寒论》厥阴病为脏病，厥阴病提纲及内容就不同于《素问·热论》，不以经脉病候而以厥阴之性的过与不及为主进行论述。足厥阴肝经循行所过特征性部位为前阴，其病候中最典型症状为"是动则病，腰痛不可以俛仰，丈夫㿉疝，妇人少腹肿"，《素问·热论》中以"六日厥阴受之，厥阴脉循阴器而络于肝，故烦满而囊缩"为特点主论厥阴病病证，但这些经脉病候在《伤寒论》厥阴病篇中就未有提及，而以厥阴之脏的阴尽阳生、冲逆往复、藏血化气等为主，病证如消渴、气上冲胸、胸中疼热等。少阴病的提纲也是以脉微细、但欲寐为特征，表达的是水火之脏阴精阳气之衰竭，而非足少阴肾经经脉病候"是主肾所生病者，口热，舌干，咽肿，上气，嗌干及痛，烦心"等。这是《素问·热论》与《伤寒论》三阴三阳外延的不同，是仲景在继承《内经》相关理论基础上的发展。

（三）六经非唯一辨证体系

《金匮要略》中论病的体系不同于《伤寒论》，《金匮要略》所论更多的是内伤杂病，其立论体系基本上摒弃了三阴三阳的辨证体系，而是以脏腑的四象、五行为主线，《金匮要略》中除了"痉湿暍病脉证篇"外，基本上看不到六经病的名称。《金匮要略》的编写体例和思想与《金匮真言论》密切相关。

三、现行中医理论中关于经络与脏腑认识上的误区

阴阳是整个中医理论的基石，无论对经络还是脏腑的认识都要在阴阳框架之下进行和展开。关于经络的阴阳之性，可由《阴阳离合论》和《灵枢·经脉》中获知，而脏腑阴阳之性的认识则相对复杂。一般来说历代医家关于脏腑阴阳之性的认识主要有以下三种来源：一是《内经》前九篇中有关脏腑四象、五行、六节的论述，其要在于天地立而阴阳明、阴阳不以数推以象之谓，然此根本之论自仲景之后已泯然；二是由十二经脉名称中直接剪切与嫁接过来，如由手少阴心经而推出心少阴之性，由足太阳膀胱经而推出膀胱太阳之性等；三是由运气七篇中根据六气之性来推论脏腑阴阳之性。

由经脉名称中直接嫁接过来，于后世医家看来最简单直接和最理所当然，目前关于脏腑阴阳性质的认识多采用此方法，但是问题也最多。由六气之性来定义脏腑阴阳之性，接近实际，但是仅是局限在六节的范围之内，且依此与相应脏腑一一对应后，依然在理论和临床上问题多多，如太阳寒水、少阴君火到底何意、所指何脏等。而《内经》前九篇中脏腑之性的先天地而后阴阳、阴阳又有四象五

行六节应象之不同、论人身脏腑之全部集大成于《六节藏象论》中的论述体系，按说应该是最权威、最本质的结论，但是在现行教科书中却毫无踪迹可循。

脏腑的天地阴阳之性不能确定，所谓的脏腑理论就是建立在空中的楼阁，所谓的中医临床就是经验医学，仅有借鉴意义。

（一）脏腑非经络，经络非脏腑

由于受经脉名称的影响，对于脏腑阴阳属性的界定，绝大多数人是自觉地对等经脉中有脏腑名称的阴阳属性。此外，由于受经脉名称的影响，后世医家关于经络和脏腑之间的关系，普遍还会得出另外一个结论，即认为同名的经脉是隶属于同名脏腑之下的结构组织。

在气化结构中，经络是不同于脏腑的独立系统，根出于原气（肾气）。经络是脏腑功能气化后的产物，由于气化之后，功能已经发生异用，气混而交错，故经络不能和脏腑一一对应。然经络、脏腑二者同为肾气所发（《难经》名之曰肾间动气或原气），"天一生水"乃生命之原点，"诸十二经脉者，皆系于生气之原。所谓生气之原者，谓十二经之根本也，谓肾间动气也，此五脏六腑之本，十二经脉之根，呼吸之门，三焦之原，一名守邪之神"。

同名的经络脏腑之间有密切的联系，但非隶属关系。故不能认为有脏腑名称的经络即是隶属于同名的脏腑，认为经络是脏腑下属的结构，是其私家财产，如认为手少阴心经属于心、足太阳膀胱经属于膀胱等，这样的认识混淆了经络脏腑的不同和真正的关系，也是混淆脏腑阴阳属性千余年的根源。

这种混乱的源头是对十二经脉"内属脏腑，外络肢节"的误读，是对如肺经"属肺络大肠"、大肠经"属大肠络肺"的误读。问题的关键是在对"属"的认识上，"属"有两种读音：一种读作"shu，一种读作"zhu"。"shu"是属于的意思，"zhu"是联系、联络的意思，《说文》："属，连也。"在《灵枢·经脉》中的属是联络、联系之义，而不是属于之义。

　　纵观经络理论演变的过程和经络循行、病候的实际，属应读"zhu"，是联络之义。根据如下：①比《灵枢》还要早的《阴阳十一脉灸经》《足臂十一脉灸经》中，对经络的循行描述主要集中在头面、躯干、肢节等部位，从经脉名称和循行所过上看，基本上没有明确的、相应的脏腑对应和归属，可见早期的经络和脏腑关系并不是很大，二者是各自独立的系统。②《灵枢》经脉篇中经脉的病候特点并不支持两者的隶属关系，尤其是手三阳经的病候基本和相关的脏腑没有任何联系。前文已经论述，一般来说足经和脏腑关系更为密切，手经和脏腑关系较少，这是由于手足经络分应人体内外以及不同的天地之性所决定的。③《内经》时期形成了以五脏为中心的理论体系，所以十二经脉也都相应的配属了对应的脏腑。这种经络和脏腑的直接对接有其合理进步的一面，如使人体的整体性得到了进一步的加强，但这种命名方式容易引起混淆，使人将经络和脏腑之间的关系简单对等，从而带来一些负面影响，如用经络的阴阳之性来对等名称中相应脏腑的阴阳之性，结果就是掩盖了《内经》前九篇中，由四象、五行到六节脏腑演化的实质，掩盖了《六节藏象论》中对脏腑之性起决定意义的天地人的属性特征，结果就是蒙蔽住了脏气天地间流转的根本特点。这些直接误导了后世对脏腑特性、本质的认知，对于后世近两千年中医脏腑理论的发展有着致命的影响，也是导致中医临床踯躅不前的关键。

（二）脏腑的阴阳之性

　　不明脏腑阴阳之性，则不明脏腑之功能。脏腑阴阳之性首先决定于脏腑的天地属性，而不是来源于十二经脉中有脏腑名称的阴阳之性。

脏腑的阴阳之性决定了脏腑的根本性质和脏气流转的模式，在中医脏腑理论中有决定性的意义。源头一错，后面就会流散无穷而不可收拾。后世中医脏腑理论基本围绕五行生克和经络中同名的阴阳之性上展开，此二者由于脱开《内经》前九篇中所论经络脏腑的天地主线，皆有致命性的缺陷，前者在本篇"内经中两种五行模式"中已有论述，现详细论述后者。

1. 现行流行的认识

就脏腑的阴阳性质，目前主流的分类方式有二：①根据相应经络的阴阳性质来定，依经脉名称而得出相应脏腑的阴阳之性：肺，太阴之性；心，少阴之性；心包，厥阴之性；脾，太阴之性；肾，少阴之性；肝，厥阴之性；膀胱，太阳之性；大肠，阳明之性；小肠，太阳之性；胆，少阳之性；三焦，少阳之性。②根据运气七篇六气之性来推论对应脏腑，如太阳寒水应膀胱、小肠；少阴君火应心、肾；阳明燥金应胃、大肠；太阴湿土应脾、肺；少阳相火应胆、三焦；厥阴风木应肝和心包。由于二者结论几乎一样，这样就形成了后世近两千年来关于脏腑阴阳之性的定论。

2.《内经》前九篇中的认识

关于脏腑的阴阳性质，在《内经》的前九篇已经有明确的界定，先天地而后阴阳是认识的关键所在，天道地道人道、四象五行六节是定脏腑阴阳之性的脉络和主线。四象四脏阴阳之性的系统论述在《四气调神大论》中，如"少阳应肝，太阳应心，太阴应肺，少阴应肾"。五行五脏阴阳之性的论述在《金匮真言论》中，如"背为阳，阳中之阳，心也；背为阳，阳中之阴，肺也；腹为阴，阴中之阴，肾也；腹为阴，阴中之阳，肝也；腹为阴，阴中之至阴，脾也"。六节脏腑阴阳之性的系统论述在《六节藏象论》中，如"心，阳中之太阳，肺，阳中之太阴，肝，阴中之少阳，肾，阴中之少阴，脾、胃、大肠、小肠、三焦、膀胱者，至阴之类，凡十一脏取决于胆"。

在本书天地、四象、六节相关章节中的分析已经表明，中医理论完全是按照先天地而后阴阳的方式展开，脏腑各含天地之性，其阴阳之性则依天地人三道背景的不同而在四象、五行与六节各有表述，这种多系统、多性质、多信息的表达，不是混乱而是生命的由来和客观如实。在此之下，人身脏气的流转也完全是呼应天地的结果。

3. 五行脏腑理论的两种不同

现今中医理论中与脏腑联系最广泛的是五行学说，然五行学说自古以来就有两种模式。一种是依天地属性而分、根于河图的天地五行观，特点是开放而归根，并成为《内经》前九篇的主线；而现行流行的生克五行仅仅是表达了脏腑内部之间的生克制化，是后天气化的一种表达形式，特点是封闭而僵化。这是两个不同认知之下的体系，很明显，前者应居核心地位。由于这两大模式认知角度的巨大不同，其结果就导致了后世医家对人体生理病理、对疾病甚至对生命的认知产生了根本性的歧义，现在的中医脏腑理论基本上是沦陷在后者之中。

总之，直接嫁接经脉名称中的阴阳属性，然后和六气结合起来构成脏腑阴阳之性的定论是现代中医理论中的主流认识。这样的认识割裂了天地人的统一性，忽视了天人的同构和相应，如此就不会明白人体脏气流转本于天而通天、应天的根本特性，基本上无法正确理解《内经》的主流思想和理论体系。现行的中医脏腑理论陷入生克五行的困局中封闭而唯心，与《内经》之天地开放体系完全相悖。

此源头不清，弊病不除，中医回归本源无望。

（三）对心的认识

现以心为例，对照几种不同认识来说明心的阴阳之性。

就脏腑之性来讲，五脏中争议最大的就是心。五行生克观之下心为火，六气而言为少阴君火，经络来说为少阴心经，而《内经》前九篇反复提到的只有心为太阳、为阳中之太阳、为阳中之阳。

1. 心的气化与功能

《内经》前九篇中对心阴阳之性的界定一般为太阳、为阳中之太阳、为阳中之阳，如《四气调神大论》："逆夏气，则太阳不长，心气内洞。"；《金匮真言论》："阳中之阳，心也。"；《六节藏象论》："心者，阳中之太阳，通于夏气。"除此之外，别无他论。

心含太阳之气，莅太阳之位，主太阳之用。功能：①气化之本位在后背，气化流转之位在胸胁，布散统摄营卫。《难经》"心者血，肺者气，血为营，气为卫，相随上下，谓之营卫通行经络，营周于外""经言心营肺卫，通行阳气，故居在上"。②统经脉、血脉，为一身内外长盛化用之主。经脉血脉乃营卫血气之所充所行，为心肺所布散和治节，心为君主、肺为相辅。心主经脉和血脉，统人体躯干四肢属外之全部，故有"心部于表"之论，经脉血脉又内入脏腑权衡阴阳而为五脏六腑之大主，又有"心主五脏"之说，"夏气者，病在脏""南方色赤，入通于心……，故病在五脏"（《金匮真言论》），故《伤寒论》太阳病篇可见其他五经所有主病主方而其他五经未有如此者。经络系统中另有经别一类，十二经的经别都经过心，这种特点其他四脏皆未有。③为天人相应的核心场所。四脏乃天真之脏，寰道周天，四象中心和肺一起主阳之开合而有天人相应之用。④心肾一也。心阳为肾精之化用，肾精依靠心阳之卫外，心肾本为一体而为生命的中轴，"合心于精"。

以上这些关于心根本性质的论述如果仅仅被"心主血脉""心主神明""少阴君火"等所掩盖，就会导致临床上对心功能认识的不清和治疗上的混乱，比如对心脏疾患的治疗不从精气本身而从血瘀论治等。心病之本治在肾、在肝，在《伤寒论·太阳少阴病》《金匮要略·胸痹心痛短气病脉证治》和《金匮要略·虚劳病》中。

2. 心之经络

心，统经脉系统之全部。十二经脉者，根出于肾，上统在心。

手少阴心经之名，言少阴之气有手足、内外之分，手经为少阴气之外与心相连，足经为少阴气之内为心之主，少阴手经之内主者少阴足经也。经为脏之外，就脏而言，肾为心之主，经络而言，心肾精亏之证皆治在足阴经与任脉，如太溪穴、筑宾穴、肓俞以及膻中、气海、关元等处，心肾实证之治在足阳明（陷谷冲阳之间，天枢上下）、足少阳经。心经所治皆为心病之轻者，如心神经官能症等，其中通里效果好于神门，通里者，内通肾而为通里，"合心于精"之所在。

心包经，厥阴气之外者，与肝经以内外，理同手足少阴经。

3. 心肾一也

心肾一也、肝为枢机，是中医脏腑理论中的一个重大的论断，极其深刻地影响着中医关于心病、肾病的治疗，也必将在未来对现代医学的理论和临床产生深远的影响。

在《四气调神大论》中，四脏分应四季而各主其病。四脏中唯有心，除应夏主心病之外，另有"冬至重病"之论，即心之主在夏也在冬，心之病在心也在肾。心之根在肾，心肾一也，"夏三月，此为蕃秀。逆之则伤心，秋为痎疟，奉收者少，冬至重病"。冬通肾，冬至外寒而生气内藏，肾中如精亏阳衰则内外皆寒，心用必绝，故冬至重病。现代医学也证明冬天为心脏病多发的危险季节，心脏病人多死于冬夏两季。另外，急性肾炎的初期几乎都有外感病史，其初之病在心不在肾，治在六节之太阳而不在少阴。

4.心为太阳

心为太阳，阳中之太阳，心布于表，居太阳之位。临床上一些外感病如治疗不当邪气内入可以引起心肌炎等疾病，李可老先生也曾提到，《伤寒论》太阳病篇中的要方小青龙汤对心肺肾危重症有重要治疗意义，如《李可老中医急危重症疑难病专辑》中言："医圣小青龙汤是治喘神剂。是破解世界医学难题中之心、肺、肾重危急症的法宝之一。"以上这些都无法用心为少阴来解释，究其源头就在于后世医家错误地理解了十二经脉命名和六气的三阴三阳，并忽视了《内经》前九篇中对脏腑定性的重要论述。

言"太阳寒水，少阴君火"者，坎中真阳以生君火，离中真阴以生真水，君火生于少阴，寒水生于太阳。

心之不识，非《内经》作者之过，过在后世医家自身。

（四）针药结合的误解

经络和脏腑关系密切，但经络是脏腑之外的独立系统，二者不是隶属的关系，更不能用经络名称中涉及脏腑的阴阳属性直接等同于脏腑本身的阴阳之性。这是对经络理论的误解，更是对脏腑理论的误解，千年来如此的认识导致了后世医家对人体生理病理和疾病治疗上的重大偏差和错位。

将经络和脏腑理论中相关的观点，依据同名直接嫁接对等应用，这是现代普遍承认的所谓针药结合的理论基础，这导致在临床诊断和治疗上出现了很多问题。其实，只有明白经络和脏腑二者之间的不同，才能真正做到针药结合。

比如头面官窍的归属问题（附篇中有详细论述）。从解剖结构上，五官具有唯一性和排他性。但是从气化结构上则完全不同，从经络和藏象的角度更会得出完全不同的结论。以目为例，从藏象角度"肝开窍于目"，另有五脏精气皆上注于目之说；经络而言，目为命门而通太阳经，"太阳根起于至阴，结于命门"，手足太阳经、手足少阳经、任脉、肝经等皆所过目。再比如，包括心肺在内的胸部，为阳之位，心肺所居；但是从经络看，胸部除为手足少阴、太阴经所过之外，胃经、胆经、肝经都经过此处。从临床治疗上看，《金匮要略·胸痹心痛短气》不但可以见到从心肾角度考虑的大乌头煎、桂枝瓜蒌类方剂，还可以见到从脾胃论治的橘枳姜汤等。此外，胡希恕老先生善用大柴胡汤合桂枝茯苓丸治疗胸痹心痛之实证而且临床效果很好，则是从少阳、厥阴过心的角度考虑。

不知经络与脏腑的不同，不可言针药结合。

第三节　两种三因学说的不同认识

"三因学说"是中医病因学说中的重要分类，代表性的有张仲景《金匮要略》中的三因学说和陈无择《三因极一病证方论》中的三因学说。现代中医基础理论教科书采用的是后者，而前者所论之三因，是依据人体气化结构内外不同而定，更符合《内经》原旨。

一、人体气化结构的层次

气化而言，人体结构有几种不同的分类方式。

（1）经络为外，脏腑为内。经络统人体肢节九窍而为外，脏腑主运化水谷及阴精阳气生藏化用为内。这种分类方法，构成了《金匮要略》病因学三因分类法的基础。

（2）经络六腑为外，五脏为内。其中阳明太阴分别为内外之分界，阳明为经脉所归而主外，为六腑之长；太阴为三阴之表而主内，为五脏之篱笆。此种结构分类方式见于《太阴阳明论》："阴阳异位，更虚更实，更逆更从，或从内或从外，所从不同，故病异名也"，"阳者天气也，主外；阴者地气也，主内。故犯贼风虚邪者阳受之，食饮不节，起居不时者，阴受之。阳受之则入六腑，阴受之则入五脏"，"足太阴者三阴也，故太阴为之行气于三阴。阳明者表也，五脏六腑之海也，亦为之行气于三阳"。这种分类方法构成了《伤寒论》三阳病、三阴病分类的基石。

（3）内、中、外三分法。经络系统为外，胃肠为代表的六腑为中，五脏为内。如《素问·缪刺论》："夫邪之客于形也，必先舍于皮毛，留而不去，入舍于孙脉，留而不去，入舍于络脉，留而不去，入舍于经脉，内连五脏，散于肠胃，阴阳俱感，五脏乃伤，此邪之从皮毛而入，极于五脏之次也。"

二、《金匮要略》中的三因学说

《金匮要略》中的三因学说秉承了《内经》气化结构的分类方式，以经络、脏腑分别统应人体内外而为外因病、内因病之分界，病之因分为三类：内因，外因，不内外因；肢节九窍经络为病，脏腑为病，其他为病。

"千般疢难，不越三条，一者，经络受邪入脏腑，为内所因也；二者，四肢九窍，血脉相传，壅塞不通，为外皮肤所中也；三者，房室、金刃、虫兽所伤。以此详之，病由都尽。"《金匮要略》病因之分类，严格按照经络、脏腑两大功能气化系统分主外、内来定。三条之后，继续强调：①"若人能养慎，不令邪风干忤经络，未流传脏腑，即医治之。"②"四肢才觉重滞，即导引、吐纳、针灸、膏摩，勿令九窍闭塞。"③"更能无犯王法、禽兽灾伤，房室勿令竭乏，服食节其冷热苦酸辛甘，不遗形体有衰，病则无由入其腠理。"明确指出，人体肢节、九窍、腠理统于经络而为人体气化结构之外，脏腑则为内。凡是外邪能够被经络系统防御于外的，即发病仅限于皮肤、四肢九窍、经络而不内传脏腑的就是外因病；凡是本身脏气虚衰，或外病被误治导致外邪内陷，或邪气过盛而经络系统不能防御外邪直接由经络入脏腑的就是内因病；其他无内外病因而伤者，为不内外因之病。

换言之，如患者本身五脏阴精阳气不足，即便是外感病，实质也是内伤病，治在五脏。此正是《内经》"正气存内邪不可干，邪之所凑其气必虚"的表达。仲景在《伤寒论》中凡见本五脏精气不足而又感受外邪，皆先治内后治外、先治里后治表，一切以固五脏阴精阳气为本，如"伤寒医下之，续得下利，清谷不止，身疼痛者，急当救里；后身疼痛，清便自调者，急当救表。救里宜四逆汤；救表宜桂枝汤""病发热，头痛，脉反沉，若不差，身体疼痛，当救其里，宜四逆汤"。后世医家"甘温除大热"也是在此医理上的进一步发挥。

《素问·热论》以三阴三阳的分类方式划分疾病也是从性与位两方面来进行论述，病在三阳为经络六腑受邪，病在三阴为五脏受邪，如"三阳经络，皆受其病，而未入于脏者，故可汗而已"。

三、陈无择的三因学说

陈无择三因学说出自《三因极一病证方论》，如"六淫，天之常气，冒之则先自经络流入，内合于脏腑，为外所因；七情人之常性，动之则先自脏腑郁先。外形于肢体，为内所因；其如饮食饥饱，叫呼伤气，尽神度量，疲极筋力，阴阳违逆，乃至虎狼毒虫，金疮踒折，疰忤附着畏压溺等有背常理，为不内外因"，又指出"所谓中伤寒暑风湿，瘟疫时气皆外所因"。

《三因方》中的三因分类方法特点及问题如下：①以邪气的特点为标准分三因，而不是以人体自身正气虚实和气化结构之内外为标准。陈氏认为六淫之气发自于外故为外因，七情之病发动于脏腑故为内因，其他皆归于不内外因。而《内经》《金匮要略》皆认为，定内外因的标准根本上讲，不由外邪而由本身脏气之虚实盛衰。外邪为病，不一定是外因病，如五脏精气未亏，病止于经络为外因病，如五脏精气本不足，外邪入五脏则为内因病。内因病皆因内五脏精气本虚为主因，故此类外感病非外感病而是内伤病，治在内不在外、在五脏不在经络。如《伤寒论》少阴外感病之麻黄附子细辛汤、麻黄附子甘草汤等方证必加附子；太阴外感病治以桂枝汤之类；厥阴外感病治以麻黄升麻汤，方中必加干姜、当归、芍药等。②"饮食饥饱，叫呼伤气，尽神度量，疲极筋力"皆为伤及脏腑精气之病，病在五脏，如何属于不内不外？

中医所言病者，邪加于人方为病。要素有二：邪与人之正气。后者为本，前者为标；正气为本，外邪为从。故定病因之要：依内（人）不依外，依本不依标，依正不依邪。单就病邪特点而论，不是岐黄之本意，是现代医学识病的方式。内为本、外为缘，此为中医之正道，陈言之三因学说为不明中医所言生命本质之论，依此断病言治，实为误人误己。而现代中医教科书中有关病因学说的内容，完全摒弃《内经》《伤寒论》《金匮要略》之论，照搬抄陈氏之言，实应反思。

总之，现行中医基础理论教材中部分核心内容有着严重的缺失和误导。中医基础理论这本书，本身就是根据《内经》重点内容的摘抄和汇总，但是由于主线不明，直接省略掉了前九篇中的重要内容或降低了其地位，导致现行中医理论出现了重大的结构缺陷，如将《上古天真论》归为养生一类，避而不谈四象、五行、六节之演化对脏腑理论形成的重大意义，避而不见前九篇中的天地五行观等。以阴阳五行易天地阴阳；以生克五行易天地五行；以五行封闭循环流转易天地为因的、开放的气机升降沉浮和脏气流转；以人言人易以天言人，二者高下立判，惨不忍睹。天地不立、四象五行六节不明、脏气流转模式不清，想解天人合一、天人同构之意，难矣。

此外，如中医不能返本溯源，流于各家私人祖传之路，就会演变成张家、李家的个人中医学说，而不是《内》《伤》的中医理论。所谓的一些家传，如不能在理论上通透，就变成了技巧和术的展示。对于拘泥于家传而不力求理上通达者，仲景在《伤寒论》序言中给予了严厉的批评："观今之医，不念思求经旨，以演其所知，各承家技，终始顺旧。"

中医之要在于明理，在于明生命之根本缘由，而不仅在于临床经验之传承。前者为因、后者为果，前者为源、后者为流。中医如不能从根本上正本清源，古为今用，逐渐就会被社会抛弃，退出历史舞台。

结　语

经络脏腑者，皆肾气之所化而出于玄水之上，其用有阴阳、表里、内外之不同，其要皆在于一逆一从，在于应天而动。

第六章　精气神

《道德经》:"道之为物,惟恍惟惚。惚兮恍兮,其中有象;恍兮惚兮,其中有物。窈兮冥兮,其中有精;其精甚真,其中有信。自今及古,其名不去,以阅众甫。"

《上古天真论》:"上古有真人者,提挈天地,把握阴阳,呼吸精气,独立守神,肌肉若一。"

《五脏别论》:"拘于鬼神者,不可与言至德。"

《保命全形论》:"若夫法天则地,随应而动,和之者若响,随之者若影。道无鬼神,独来独往。"

《本神》:"天之在我者德也,地之在我者气也。德流气薄而生者也。故生之来谓之精;两精相搏谓之神;随神往来者谓之魂;并精而出入者谓之魄;所以任物者谓之心;心有所忆谓之意;意之所存谓之志;因志而存变谓之思;因思而远慕谓之虑;因虑而处物谓之智。"

中医的精气神体系,是生命展现的形式,是生命始于道生、本于天地,天人相应、天人合一的具体表达。《内经》中关于生命的,道、天地、阴阳的基本主线,就是通过精气神变化的不同形式展现出来的。中医的精气神体系有先天后天之别,有天道、地道、人道演化的不同,另外还受宇宙间的基本法则——同构原理的制约。

中医言生命,生命以天地阴阳的模式运转变化,其中的核心表达就是精气的生、藏、化、用,而神自在精中。精气神的先天为天之在我,为乾坤立位,为元精元神，再分为精神魂魄，本于肾；精气神的后天为人成形、心任物之后所生，为坎离立位，心为之主、肾为之根，心所发之喜怒忧思悲恐惊、意志思虑智以及人神之取舍决断等五脏分藏，本于五脏阴精。

"精神出于道"。"无，天地之始"，一为道生、为无，一为天地万物之本始，一之在人为真气，精气神之先而未分也；"有，万物之母"，天地为万物之母，为万物之本，"天之在我者德也，地之在我者气也，德流气薄而生者也"。

"天有精"。"天之在我者德"，精是天之在人以及生命通天的本初和物质基础，精含神、精化气，气与神用皆以精为本，如"精化为气""精则养神"（《阴阳应象大论》），"精气为物，游魂为变"（《易经》）。先后天而言，精又可分元精、五脏阴精、五脏六腑之精等。

"地有形。""地之在我者气"，地出五味，化气充身。神御气、气充形，形出于地。气是生命的能量和功能活动的具体表达，气为精之变、神之使。元精化原气，五脏阴精化五脏之气，五脏六腑之精化五脏六腑之气，谷精化谷气，内涵各不相同，"真气谷气并而充身"。

"阴阳不测之谓神"。神，天地造化之妙能，万物如实如是之根据。神本出于天，"天出玄""玄出神"。神以精为基础，以气为表达，神以涵藏于精中为生生之模式。先后天而言，神又可分元神（天神）、识神（心神）、人神，然皆根于阴精（肾精、五脏之精、血气）之中。元神同天，元神寓于元精之中，与元精一体而出于一；识神是阴阳气相推相荡过程中，自然而然产生出的生命后天功能和精神活动的表达，成人形始有，任物始出，舍在心，气为之使，分藏五脏，寓于五脏阴精之中；人神是天地合气所生，人所独有，人神出于肝胆，藏于血气。

精气神三者之间，精为本，神气为用。神与气相对于精而言皆属于阳，精属于阴。有出于无、以无为本；人出于天，以天为本；神、气出于精，以含于精中为本；阳出于阴，以藏于阴中为本，此为天下式。阳用不过度乃保精之要，保精则是尽天年的前提。反过来，气的运动变化、精的收藏为固也受神的影响和控制，故《素问·上古天真论》言："恬惔虚无，真气从之。"后天之中，精气神名可分，体、用而不可离，离则为病。

识精气神体系之要在于明先后天之别，四象（天道）、五行（地道）、六节（人道）之变，更在于通达有无。

第一节 先后天与精气神

"道生一，一生二，二生三，三生万物。万物皆负阴抱阳，冲气以为和。"

"夫大人者，与天地合其德，与日月合其明，与四时合其序，与鬼神合其吉凶，先天而天弗违，后天而奉天时。"

从生命的角度来看，道家（老庄）、易学、中医都是穷究人天之际、生命终始变化、相互关联而一体的学问。就生命而言，它们三者的关系是：道家言体，易学言变，中医言用。在中华文明探求生命本源究竟的过程中，《道德经》《易经》《黄帝内经》三者交相辉映、相互印证、缺一不可。

中华文化发展历程中，先后天是一个重要的哲学范畴，与生命息息相关。关于先后天的概念各家有多种不同的界定，医学上虽然《内经》在《气交变大论》中首次提到了先后天的概念，但是与邵雍以及后世医家所论先后天的内涵不同，后世中医学中有关生命先后天的认知，明显受邵雍影响更深。

先天后天之论为邵雍象数学的重要内容。据传首先是宋初陈希夷传先天图，后传至邵雍，邵氏最终确立了以伏羲八卦为先天八卦、文王八卦为后天八卦的理论体系。邵雍崇尚先天，曾作诗云："若问先天一字无，后天方要着工夫。"明以后的医学家受其理论的影响，将先后天的概念广泛应用在中医理论的构建和临床实践中，形成了肾为人体先天之本、脾胃为人体后天之本的相关学说，并产生了如赵献可、孙一奎、张景岳等重先天一派和薛立斋、李士材等重后天一派的众医家。但是就《道德经》《易经》和《内经》中的思想和主线来看，脾胃是否真正为人体后天之本，很值得商榷。

生命的先后天皆本于天，先天之本为肾，后天之本为心肾。有以无为背景、后天以先天为背景，然有无同出、先天后天同在。

一、先后天之论

（一）天人同构

"同构是宇宙演化进程中的基本法则之一。从道到天地，从天地再到万物，都是一层层嵌套起来的、信息再复制的、永无停止的过程。每一个更低层面的小系统，都是由更高层面的大系统所主导，下一层面小系统存在的方式、变化的模式都是更高层面大系统里基本信息的投射。"（见后面同构模式一节专论）在宇宙整个层面，大的同构可以分为有无同构和天人（万物）同构。

天人同构的基础是天人一气，人身中的阴阳二气就是天地的阴阳二气，主导生命运行的基本信息（神）来自于天，人是天的复制。

"一生二。"一为无，天与地为有、为二，从无到有，从一到天地，天地为一所出。有是无下面低一层面的系统，是无中所含藏信息的投射；天地是一下面低一层面的系统，是一中所含藏信息的投射，故天必须法道。

"三生万物。"三是指一与天地，天地化生万物，一为天地万物的背景。对万物来讲，万物是天地下面更低层面的小系统，人是天地中所含藏信息的投射，故人必须法天则地。然天地与人皆为道生，本始皆是一，此万物与天地之所同也。

《内经》第一篇《上古天真论》中的天真、真气，就是生命本始的表达，真气、天真皆出自一（真者，未分，混而为一），故真人才能"寿敝天地，无有终始，此其道生"。从第二篇《四气调神大论》到第九篇《六节藏象论》，表达的是天地生人的演化过程以及人身结构、气化与天地同构的具体模式。四时、五行、六节，天道、地道、人道，就是从天到天地、再到人演化的具体过程和模式。

（二）天地的先后天

道冲而下，由于天地和人为不同层面的大小系统，故强论先天、后天，二者也是不同的。

"无，名天地之始；有，名万物之母。"严格来讲，道贯而下，只有无和有阶段的不同，从无到有，无生天地，天地为有，以生万物。如强分天地之先后天，一及道先于天者为天地之先天，如《道德经》中所言道、无极、无名、朴与一等。一者，道之用，一中含诸元而未分，一动混沌开、天地立而阴阳分，然后阴阳相推相荡，天地合气化生万物。一之后皆为天地之后天。

《易经》也是从天地、万物不同的角度来论述先后天，同《道德经》。天地而言，"先天而天弗违，后天而奉天时"。从演化的阶段上，先于天的阶段为天地之先天，天地分及其以后的阶段为天地之后天。先于天者为无、为一、为道，连天都不能违背而要效法之；天地出现后，就有了天道、地道、人道的不同演化过程，但是总原则为天统之，天统地、天统人与万物，即"后天奉天时"。

（三）人的先后天

人而言之，本始为一，同于天地。一之在人为真气、天真，合道而行者，真人也。

天地为万物之父母。人之先天为天地，"天之在我者德，地之在我者气，德流气薄而生者也，生之来谓之精，两精相搏谓之神"。人之元精元神皆从一出，天德地气之所凝，真气之流行也，寄寓在肾。元精动而化原气，乃人生生之气的本原，原气即《上古天真论》中肾气，或《难经八难》中肾间动气，原气、肾气已经是坎象，为后天之根本。气化结构中，元精元神以及本于天道四时的肝心肺肾、精神魂魄，为人的先天。

人之后天乃一气之流行，后天为阴阳与气化，天地合气、阴阳相推相荡以生万物。"所以任物者心""血气已和，荣卫已通，五脏已成，神气舍心，魂魄毕具，乃成为人"，后天成人的标志是心为君主之官，为五脏六腑之大主。后天坎离立位，生命的主轴是心肾，后天之中阳无纯阳，阴无纯阴。

"命之所有，先天也；人之冐为，后天也"，有无同出而先后天一体。无先天后天不立，无后天先天不显。

1. 一为本始

生命本始于一。一为道生，为天地、万物之本始，为人元精元神之所主，为真气、天真之所在。从道视之为一、为冲，以万物观之为冲气。一为天地万物之背景、出入之门户、众妙之门、所归之根，"天得一以清，地得一以宁，神得一以灵，谷得一以盈，万物得一以生""夫物芸芸，各复归其根，归根曰静，是谓复命，复命曰常"。

生命本始于一。人之本原极于一，同时又受生于天德地气、父母之精神，共成生命先天之全部。"天地与我并生，万物与我为一"，人与天地之本始皆为一，故"天地与我并生";万物与人皆天地德流气薄、一气所化,故"万物与我为一"。天地、人、万物三者互盗而一体共生,"天地,万物之盗;万物,人之盗;人,万物之盗。"

生命本始于一。一之在人《内经》称之为天真或真气,生命根本上讲乃真气之流行,故才有《内经》首篇《上古天真之论》;生命之生藏化用皆始于四时,"后天而奉天时",故才有《四气调神大论》;人生生之气本于天,天人一气,故才有《生气通天论》。

2. 人之先天与后天

天地为人之先天,乾坤立位所论乃人先天之理;阴阳与气化为人之后天,坎离立位所论乃人后天之理。

《黄帝内经》一书散之为医理,合之为道统,医者见之为医书,道者见之为道学,愚者不知而视之如草芥。不论是《黄帝内经》《周易参同契》还是《黄帝阴符经》,他们所论述的主线都是从上贯下、道视天下,由天地到阴阳,由天地之气化再同构到人体内在的气象中。

(1)人之先天与后天

从人的角度而言,人是天地出现之后才逐渐演化出来的,生命运行的轨迹是天地信息的投射,故天人虽然同构,但是天地(宇宙)为人之父母、为人上一层面的结构,人必须也只能以效法天地为常、为原则,人身体的结构、气化运行的模式、生理病理的表达等等皆是以本天通天应天、治身奉生效法天地为法则。一句话就是,天地是怎样运行,人就是怎样运行。

所以对人来讲,天地立位模式的表达就为人的先天,即《易经》中乾坤立位的八卦为万物与人的先天八卦。天地立后分阴阳,天地以生天气、地气,天地合气一气周流再化生万物,此时天地已成背景,天地之间已是天地更用、阴阳颠倒的生命实际状态,为人之后天,即《易经》中坎离立位的八卦为万物和人的后天八卦。

《道德经》中没有关于人先后天的明确论述，但是有一段话明确表达了二者的划分，"道生一，一生二，二生三，三生万物。万物负阴而抱阳，冲气以为和"。从"道生一"到"三生万物"，是从上而下、从道而万物来论生命演化的客观实际。"万物负阴而抱阳，冲气以为和"，是立足万物、从生命本身的角度以人观天地，是后天中的客观实际，后天中必需用阴阳和气化这样的概念来进行表达，如《阴阳应象大论》《阴阳离合论》中的相关论述等等。

阴阳与天地、乾坤不是一个层面的概念，阴阳是日月运行的结果和表达，是天地合气的应对，故凡立足天地之气、阴阳之气来立论就是万物与人的后天，对应于坎离立位的后天八卦。其中，"负阴抱阳"是生命的基本模式。

（2）中医学中的先后天

中医学中的先后天，本皆在于天。

先后天八卦皆据河图洛书而推出，而河图洛书所表达的中心思想，是始终如一的天统地、天尊地卑、天动地随、天施地受的自然界客观实际，先后天八卦同样也是如此。

生命而言，先天为乾元坤元、真阴真阳、元精元神，守先天之要在于清静、归一，在人位于腹、位于下，在于精；后天为阴阳、坎离、水火、血气、男女，调后天之要在于知负阴抱阳、一逆一从，后天以心肾为轴、四维（天性四脏）为本。

邵雍将乾坤立位、坎离立位的八卦分别命名为先天八卦与后天八卦后，后世医家逐渐将先后天的概念引入到医学中，并创建了肾脾分别为先后天之本的学说。然这种认识与《易经》《道德经》以及《内经》中的本义不符。先后天本来是指生命演化过程中阶段的不同，在先后天不同的阶段中，都是以天为本、以天为主导。生命后天中，脾胃通土气，在《内经》中定义为至阴之性，其必得天施才能始运，必得天脏之启才能始动，故虽然土王四季，但是前提是四象枢土。后天中，坎离心肾为生命的中轴，心肾交济、真火凡火往来以生中土，然后再土运四方，故生命后天本质上还是以天为本、以四时为本、以天之四脏为本，并没有任何脾胃为后天之本的证据。

《内经》延续了《易经》《道德经》中的思想，《上古天真论》所论天真、真气、真人皆本于道生，一之所在，藏精真与神而未分，无形无状，无为而治。从《四气调神大论》开始，天地始出，天行四时领一身阴阳之变而有三道、四象五行六节的不同。天道四时四象为人之先天，五行、六节为人之后天，然后天本质上还是以天为本、以四时为本。《阴阳应象大论》中反复强调子午、心肾、水（水中真阳）火（火中真阴）以生中土，并为土之根本，"寒极生热，热极生寒。寒气生浊，热气生清。清气在下，则生飧泄。浊气在上，则生䐜胀"。

后世医家以脾为后天之本的立论，掩盖了天与地之间恒准的客观实际，掩盖了与天地同构的生命的客观实际，掩盖了生命气机流转以天道为主导的主线，导致以道统为核心的《内经》中的中医理论进一步走向流散和混乱。

二、精气神的先后天

天真、真气为一之在人，含藏诸元而未分，为人之本始。真气为人一身、一生之背景而流行，其后元精元神、原气、四象、五行、六节交错而出。

一动则分天地、乾坤，真气流行则元精凝，元精中自含元神。元精元神本出于天。始于一、本于天的元精在人成形之前已经具备，如"生之来谓之精""常先身生，是谓精"，两精相搏而元神自寓其中，元精中自含元神。元精元神寄寓于肾，藏天命、天年之定数，"此其天寿过度，气脉常通，而肾气有余也"。精真中有信、元精中有神，信与神含一身全部之信息而藏于肾精之中，《上古天真论》

言:"肾者主水,受五脏六腑之精而藏之。"天德地气流行之精神依天行再分精神魂魄,其上皆为人精气神之先天,其后为人精气神之后天。

肾精动而化生肾气,为坎象,为后天一切功能气化之本,或名生气之原,或名原气,"诸十二经脉者,皆系于生气之原。所谓生气之原者,谓十二经之根本也,谓肾间动气也。此五脏六腑之本,十二经脉之根,呼吸之门,三焦之原,一名守邪之神"。原气乃肝发陈肾精所成,原气之中自含阴阳两性。

原气秉肾藏五脏六腑之精的特性,此后一气化五气、一脏化五脏、一精出五精,才有"五脏生成""宣明五气"诸篇之所论。精神魂魄已定,神气舍心,初具人形,"血气已和,营卫已通,五脏已成,神气舍心,魂魄毕具,乃成为人"。

(一)人精气神先后天演变的过程

1. 元精元神

元精元神为人之先天,二者一也,寄寓肾、本自天、始于一。元神含于元精之中,藏后天有形、无形所有信息而成后天精气神形如实、如是之一切。

2. 原气

少阳发陈元精以生原气,坎之象,自此后天中人生有命,脏腑经络有根。万物皆为一气所化,人脏腑经络皆原气所变,精气神形皆根于生气之原。郑钦安在《医理传真》中曾言:"以脏腑分阴阳,论其末也。以一坎卦解之,推其极也。"

3. 阴阳

原气为一气而呈坎象,一气中含阴阳两性,动而分阴阳两气,以成"负阴抱阳""阴升阳降"生命根本的生生模式,"阴者,藏精而起亟也;阳者,卫外而为固也"。

4. 四象

四象者,四时之象,天行也。

四时分以有生长收藏而为万物生命之根本，应人以肝心肺肾。四象四脏为天之四脏，天之四脏亦为先天四脏，以藏神魂魄精，"心者，生之本，神之处也；肺者，气之本，魄之处也；肾者，封藏之本，精之处也；肝者，罢极之本，魂之居也"。其中，神魂在心与肝，属阳主升主用；魄精在肺与肾，属阴主降主藏。《金匮要略·百合狐惑阴阳毒病》中，百合病乃精魄之病，在肺与肾，百合地黄汤及类方主之；狐惑病则为神魂之病，在心与肝，甘草泻心汤、赤小豆当归散主之。

5. 五行

天施地承、天地合气、五脏收受四时以成五行、五脏、五柱。后天之主在于心，"所以任物者谓之心"。神之变始于心，然后心再分生意、志、思、虑、智等精神活动，"心有所忆谓之意；意之所存谓之志；因志而存变谓之思；因思而远慕谓之虑；因虑而处物谓之智"。

6. 六节三部

五脏六腑化气，一气周流、离合出入而分六节，三才立而人神出。六节为天道之人化，人身脏腑之全部依天地人三性分为三类，而各有精气神。其中，人神为少阳，少阳入脑，人神在胆，胆在肝。另，阳明亦直接入脑影响神志，胃肠为腹脑，足阳明胃经病候中可见精神之重症如"闻木声则惕然而惊，心欲动，独闭户塞牖而处。甚则欲上高而歌，弃衣而走"，临床阳明脑病需在天枢太乙上下、内庭陷谷之间反复诊察。六节之喜怒忧思悲恐惊以及癫狂痫等神志病，在脏亦在腑，人神和腹脑尤宜详察。

血气者，人之神气也；精气者，天之神气也。

7. 精与神

精藏神而先后天同构。元神本在肾，含在肾精之中，其后肾精化用，分在两处：肾精化气，上聚于心，神随之舍于心（以生识神），成后天之主；肾精化髓，髓聚在脑，神明之府亦在脑（元神所寄），为先天所舍。精真有信、天玄有神、精中含神，后天神用由心出而分为五，然皆以含藏于五脏阴精之中为本，故经言"精则养神""合心于精""肝藏血，血舍魂；脾藏营，营舍意；心藏脉，脉舍神；肺藏气，气舍魄；肾藏精，精舍志"等。脑和心功用之本皆根于肾精，故先后天神之根皆在精、在肾，少用心和脑就是节精。

五脏神志之病根本上是由于五脏精气虚损导致，"五精所并，精气并于心则喜，并于肺则悲，并于肝则忧，并于脾则畏，并于肾则恐，是谓五并，虚而相并者也"（《宣明五气论》）。然神志皆由肾志所出，因肾受五脏六腑之精而藏之故也，"在志为怒，在志为喜，在志为思，在志为悲，在志为忧，在志为恐"（《阴阳应象大论》）。神志之病久则必伤及肾精，神志之久病治在肾，"是故五脏主藏精者也，不可伤，伤则失守而阴虚；阴虚则无气，无气则死矣"（《本神》）。

总之，五脏而言，生理上神（神明与神志）之本在精，病理上亦然；脏腑全部而言，神志除涉及五脏，胆与胃肠也是重点。先天顺生后天精神，如《素问·生气通天论》中言"苍天之气，清净则志意治"；反之，后天精神得治亦可反哺先天，如《灵枢·本脏》中言："志意者，所以御精神，收魂魄，适寒暑和喜怒者也……志意和则精神专直，魂魄不散，悔怒不起，五脏不受邪矣。"

人之生命为道之顺生，医家之治则需逆求，治病之要在于于一逆一从中调平阴阳，并复命以归根。真气流行乃有人坎离之生命，肾气为本，故仲景五脏中独拟肾气丸以昭示天下，肾气为一坎象，肾气丸亦一坎象，人身亦一坎象，天地间亦一坎象。

（二）精气神形的层次

"顺者凡"，虚无、精神、气、形，渐次而生以有人身；"逆者仙"，形、气、精神、虚无，渐次归根以知本始。

生命即气化。生，聚而成形；死，散而为气。有形之躯实为天地之委、阴阳之荡，是德流气薄的结果，天人一气也。在形、气、神（精）的生命构架中，这三者是不同而又相互关联的一体。形为阳，气为阴；气为阳，神为阴；神为阳，精为阴；阴为阳之主，阳为阴之符，故曰《阴符经》。所以，生命其实可分三个层面，最表面的层面为身体，即形，末也，无常；深入一层的生命是气，为功能的表达，神以御气、气以正形；最内在的生命是神，此神本于天而阴阳不测，含于精真之中，天命是也。形的层面为变化之末，故《内经》中基本不论，论则若一；气的层面可以用阴阳来表达，规范以天地，通应以万物，天地阴阳因应象的不同而模式多重，气为生命的主轴，故《内经》中广论之；神的层面属阴阳不测的范畴，天出玄、玄出神，天之神不能用阴阳来规范，无形质而不可广论，故《内经》中罕言之。神根于精，精神出于虚无之乡，无为也。故神之上，人心只能退、只能返、只能合而不能进、不能求、不能得，求之必不得。形气神之根皆在于精，精神出于道。

人一旦成形，各种欲求之根同时产生，此后，人执着此有形之身为"我"，从生至死，念念不舍。殊不知此形质之身，实为气化之幻相，而且此气化的有形之躯也是时时变动、念念迁流、无有暂住，因为形质背后气的运行变化无一刻之停息。形质之躯一旦形成，便有见、闻、觉、知等有限的生命功能，常人所执，不仅迷离于这个时时变化着的有形之躯，更是执着身体产生的见、闻、觉、知等功能以及攀缘所生的色、声、香、味、触、法等外境。躯体本来就是一气之所幻化，而这个幻化暂有的躯体产生的见、闻、觉、知以及由此所生的外境更是幻中之幻，但人却深深执迷于其中，喜怒哀乐、忧思悲恐惊丛生而不能自拔。

道家的生命观认为，生命是形、气、精神三位的一体，虚无生元精，元精自含元神，元神含人体后天一切信息，发则精化气，同时神中含藏的信息通过气的作用呈现为有形的生命现象。常人一旦拥有了形质之躯，执而不放，往往迷失的是身体背后真正的主人，气与精神，即道与天地。

　　不同境界之下对生命的了解和结论必然是完全不同的，这是事实，也是客观实际。医者的认识在气的层面则能调形，在神的层面则可调气，在虚无的层面则能通神，虚无则与天地同化、与道同体，即《生气通天论》所言"圣人抟精神，服天气，而通神明"是也。现代医学的基础和临床是着眼于生命形的层面，《内经》里中医的理论和临床是着眼于生命气和精神（天与人）的层面，道家的觉悟和追求是着眼于生命的本原、究竟的是天人的合一、直探的是虚无和道体。东方文化走的是直觉的个体顿悟之路，自然科学走的是普世的实际之路，然二者对生命之究竟、对宇宙之本原的客观追求却是一样的。"登山路不同，望月一个样"，随着自然科学的不断进步，相信东西方文明一定会在不远的未来，在某个路口相遇而融通。

（三）男女天地之性的不同

　　道为天地的背景，道与天地为人的背景。

　　异中有同。道贯一切，一切皆为道化。万物各异，然皆为天地一气所化，天地的气化模式就是万物的气化模式。

　　同中有异。男女同为生命的表达，然功能气化特点各不相同，根本在于各自所具有天地之性的不同。

1. 乾男坤女

　　虽然人皆是天地合气所生，然又有乾男坤女、男阳女阴的不同，男性通天气的程度和女性通地气的程度明显各异。

　　坤女，地也；乾男，天也。女子月事所泻者血，血者水谷地气所化，"女子二七，月事以时下"；男子溢泻者精，精者出于天，"男子二八，精气溢泻"。血气者，人之神气也；精气者，天之神气也。血气属地，精真通天，故经言女子天癸竭则"地道不通"，男子天癸竭则"精少"，《上古天真论》："女子二七天癸至，月事以时下，七七天癸竭，地道不通"，"男子二八天癸至，精气溢泻；……八八天癸竭，精少，肾脏衰"，"男不过尽八八，女不过尽七七，而天地之精气皆竭矣"。

天男地女、天施地承，故男子常有离断后天趋向先天之心，女子常有受承先天守成后天之意，男子多心向天道，女子多心守人伦，此二者天性禀赋之异也。"天性人也，人心机也，立天之道以定人也"，人之性，天所赋也！

2. 男左女右

（1）天道尚左，地道尚右

《周书武顺篇》云："天道尚左，日月西移；地道尚右，水道东流；人道尚中，耳目役心。"人面南而立，左东右西，左象天道之升，五脏精气随天道升而上注头面官窍，故左耳目强于右；右象地道之降，胃家领六腑之气随地道降而下充手足，故右手足强于左，如《阴阳应象大论》言："岐伯曰：东方阳也，阳者其精并于上，并于上则上明而下虚，故使耳目聪明而手足不便也。西方阴也，阴者其精并于下，并于下则下盛而上虚，故其耳目不聪明而手足便也。"

（2）男左女右

"大道泛兮，其可左右"，天人一气而同构。男子者，为阳、为乾、为天、为左；女子者，为阴、为坤、为地、为右。故妊娠之脉，天德地气、父母之精初结于下，生生初动，尺脉俱见滑象（非常脉之滑，而是乱滑之象，显于尺脉，阴搏阳别之谓），然男落象在左，女落象在右，非它也，天地生人而男女天地之性各有不同是也。

三、有关先后天的一些基本概念

（一）精真与信

天地之先（道与一）无精气神之论，只有精真与信。《道德经》："道之为物，惟恍惟惚。惚兮恍兮，其中有象；恍兮惚兮，其中有物。窈兮冥兮，其中有精；其精甚真，其中有信。自今及古，其名不去，以阅众甫。"

精即真，精一之谓，纯粹也，自天而出谓之真，故亦称为天真（此处之天非天地之天，同于一）。信者，按时而至谓之信。信自在精真中，精真中自含信。或言，天地万物一切有形、无形的信息皆藏在精真之中，含而未发而为信。

天下有的模式皆以无中所含藏的模式为本，后天模式从于先天模式，人生生模式为天地模式的再现，此为同构也。

（二）气的概念

气即为有，有才能生万物。万物皆为一气所变，人之脏腑经络皆为原气所化，然后真气谷气并行周身，生生化化。

1. 气即为有

对万物和生命而言，气是贯穿始终的概念。一含混元而未分，然后动而天地分，四时列以生天气地气，天地合气、一气周流以生万物。《内经》于天地之中广论生命，故整本书中涉及最多者就是气的概念，真气、天气、地气、人气、精气、血气、肾气、五脏六腑之气、经络之气、营卫之气、三焦之气、宗气、谷气等等，生命即气化。然气之始为道为一，生命之本在天，《道德经》言体，广论道一与天，《道德经》中凡言气者仅三处，皆言万物之用也，"专气致柔，能如婴儿乎""心使气曰强""万物负阴而抱阳，冲气以为和"。

2. 一与一气，冲与冲气

一与一气。"道生一，一生二。"所谓"一"，道生也，道之为物也，无也，天地之先也，《庄子·齐物论》言："道通为一。"天地合气以生万物，为"一气"，一气为天下万物之所实际也，以万物观天下，天下一气，如《庄子·知北游》曰："通天下一气耳。"

冲和冲气。由道而下为冲，冲为道用；从万物观之为冲气，乃一之动，为生命之根，"道冲而用之，或不盈，渊兮似万物之宗""万物负阴而抱阳，冲气以为和"。人身中有冲脉，同构于冲气，出于先天、交通先后天，调平一身先后天之升降，通五脏六腑、领十二经脉，并精气、通血气而主胞宫，临床中有大用，不可不知。

3. 炁与气

简化字后，二者近乎通用，然本义有天壤之别。炁自无中出，气自有中来。炁自道生，先天元气之代指；气从地出，后天之气代指。生命始于炁，成形变化乃炁之周流与气之聚散并也。

（三）《太始天元册》中片段分析

《天元纪大论》中引用上古之书《太始天元册》的部分内容，以说明生命的根源和变化的过程，意义深远。

《太始天元册》："太虚廖廓，肇基化元，万物资始，五运终天，布气真灵，总统坤元，九星悬朗，七曜周旋。曰阴曰阳，曰柔曰刚，幽显既位，寒暑弛张，生生化化，品物咸彰，臣斯十世，此之谓也。"

1. 无的阶段

天地之先为无。"太虚廖廓，肇基化元"是"道生一"的阶段，亦或可强说为天地之先天阶段。一中含诸元，包括人的天真之气，皆混而未分。

太虚为道之异名，亦称无极，无名无为。太虚为物，肇基化元，混而未分，"有物混成，先天地生。寂兮寥兮，独立而不改，周行而不殆，可以为天地母"。太虚为一切之背景（宇宙、天地、时空、万物），先于天而无对，故"独立不改，周行不殆"。

2. 有的阶段

从无到有，有生万有。一为万物之本始，天地为万物之父母。自"万物资始"以后皆为有的阶段，然又分乾坤立位与坎离立位的不同。

乾坤立位，乾天坤地，天垂象、日月行而布时令，为万物之先天。动而乾中一阳落于坤中，坎离立位，天地更用，阴阳颠倒，一气周流，万物生生化化，品物咸彰，寰道周天，为万物的后天。

此阶段气的概念始出，二五合精，"五运终天，布气真灵"。

（1）乾坤立位

乾坤立位为万物的先天阶段。"万物资始（乾元），五运终天，布气真灵，总统坤元，九星悬朗，七曜周旋"，乾元坤元为一所含，一出天地万物又为天地万物的归止，《象》曰："大哉乾元，万物资始，乃统天。云行雨施，品物流行。大明终始，六位时成，时乘六龙以御天。乾道变化，各正性命，保合太和，乃利贞。首出庶物，万国咸宁。"《象》曰："至哉坤元，万物资生，乃顺承天。坤厚载物，德合无疆。含弘光大，品物咸亨。"

乾天、坤地，天地立位才能时立气布、德气流行、品物咸亨，天地为万物与人之父母。

（2）坎离立位

从乾坤立位到坎离立位后，进入万物的后天阶段。此阶段天地更用，阴阳颠倒，一气周流，万物化生，即"曰阴曰阳，曰柔曰刚。幽显既位，寒暑弛张，生生化化，品物咸彰"，如《易》云："是以立天之道曰阴与阳，立地之道曰柔与刚，立人之道曰仁与义"。坎离立位，日月幽明，天、地、人三道既出，六节寰道周天，万物生生不息。

六节乃坎离立位一气之所变、阴阳之离合，六节之中阳无纯阳、阴无纯阴，乾坤已成背景而六节乃其所生六子，六子生杀其间。天下万物气象万千，皆变也，阴阳四时与万物同出入天地之门而入于无间，"以无制有，器用者空，故推消息，坎离没亡。"

坎月离日，肾心坎离，后天生命之中轴也。心肾往来，以生中土，土运万物，以王四季。

（四）两重天地，四个阴阳

"两重天地，四个阴阳"的密义被后世道教视为生命之圭旨、丹家之要诀，如吕祖《指玄篇》诗云："两重天地谁能配，四个阴阳我会排。会得此玄玄内事，不愁当道有狼豺。"《周易参同契》开头即是："乾坤者，易之门户，众卦之父母。坎离匡廓，运毂正轴。牝牡四卦，以为橐籥。"

1. 两重天地

一重天地为乾天坤地，四时为乾天健行的表达，日月则为其所出，亦《四气调神大论》中所指"天气，清净光明者也，藏德不止，故不下也，天明则日月不明"；另一重天地为天地所生天地之气，如"积阳为天、积阴为地""清阳为天，浊阴为地"（《阴阳应象大论》），如"天气下降，气流于地；地气上升，气腾于天"（《六微旨大论》），为日月轮转、四时更迭后的气化动静结果。

天地为万物与人之父母，两重天地为生命先后天之本，故《黄帝内经》中所言大论者惟《四气调神大论》（言先天之序）《阴阳应象大论》（言后天之序）两篇。《素问·宝命全形论》中所言"人生于地，悬命于天，天地合气，命之曰人"，前半句中的天地为第一重天地，为生命的背景，人命在天；后半句中的天地为第二重天地，指天气地气，合气生人，乃后天生命之实际。

2. 四个阴阳

四个阴阳者，乾坤与坎离。乾坤本不属阴阳的范畴，后世之所强也。乾坤从一出，乾坤立位为万物之先天，乾坤皆为天，一个统天，一个顺承天；坎离为乾坤之所动化，为生命之主，统万物之后天。乾坤、坎离立位的不同是生命先后天不同之所在。

至于天地之上，乃虚无之乡，为一切之原，存而不论，所论皆为虚妄。道行天下，人只能合之，不能悟之，更不能得之。

道为医之源，医乃是道之流。

（五）无极与太极

1. 无极

无极乃道之异名，太极为天地万物之本始。

《道德经》中没有太极的概念，只有无极的概念，"知其白，守其黑，为天下式。为天下式，常德不忒，复归于无极"。无极为无，无物、无始、无终之状，与朴、无名等同，皆是老子用来形容道的终极性的概念。

2. 太极

太极一词初见于《庄子》、后见于《易传》、大盛于宋明，是中国文化史上一个重要的概念和范畴。如《庄子》："大道在太极之上而不为高；在六极之下而不为深；先天地而不为久；长于上古而不为老"，《易传》："易有太极，是生两仪。两仪生四象，四象生八卦。"

无极、太极是用来阐明宇宙从无到有的不同阶段和万物化生的背景，如"道生一，一生二"，"易有太极，是生两仪"。无极者，无名、无状、无始、无终、无为，为一切之背景而不可知、不可论；太极为万有之始，为天地未分、阴阳未判又含藏诸元的混沌状态，"感而遂通天下"。太极为天地、阴阳、万物的背景，无极为太极的背景，背景之背景乃众妙之门。

宋书铭传抄太极拳谱中的《太极歌》《无极歌》较好的表达了无极、太极之间以及与万物的关系，录如下：

无极歌：无形无象无纷拏，一片神行至道夸，参透虚无根蒂固，浑浑沌沌乐无涯。

太极歌：太极原生无极中，混元一气感斯通，先天逆运随机变，万象包罗易理中。

第二节 同构与精气神

同构是宇宙演化进程中的基本法则之一。从道到天地（宇宙），从天地再到万物，都是一层层崁嵌起来的、信息再复制的、永无停止的过程，每一个更低层面的小系统，都是由更高层面的大系统所主导，下一层面小系统存在的方式、变化的模式，都是更高层面大系统里基本信息的投射。对人来说就是，天地怎样运行，人就会怎样运行。本质上讲，细胞、人体、宇宙都是一体的生命，只是结构上尺度大小的不同，原理上都是同构。只有明白了天地运行的方式，才能明白生命运行的规律和原则，只有明白了天人同构的道理，才能理解"天人合一""天人相应"等中华文化以及中医的核心内容。

在宇宙整个层面，大的同构可以分为有无同构和天人同构。"无，名天地之始；有，名万物之母"，有无同构，有以无的模式为本；天人同构，人以天地的模式为本。

就广义精气神而言，无的阶段没有气的概念，无（道之为物）的模式为精真与信。有的阶段，天地为有，天地间的模式为玄、神与气；在人则为精、神与气。道、天地、万物三者名不同，然同构而模式一也，即信在精真之中，"其精甚真，其中有信"；天玄出神，天藏神，"天出玄，玄出神""天气，藏德不止"；人之神含于精中，"生之来谓之精，两精相搏谓之神"。道统天地、天地统人，人法天地，天地又本为道化、皆出于道生而法道，此为自然之道，恒也。

一、精真与信

无的阶段模式为精真与信。

《道德经》中明确表示，无的阶段，即"道之为物"的阶段没有气的概念，仅有精真与信，所表达的是精真与信之间一体涵含的关系，"道之为物，惟恍惟惚。惚兮恍兮，其中有象；恍兮惚兮，其中有物。窈兮冥兮，其中有精；其精甚真，其中有信。自今及古，其名不去，以阅众甫。"

精真与信的关系是，精真中自有信，信自含藏在精真之中。类似精真与信的关系，《道德经》中也用谷神来表达，"谷神不死，是为天地根"。谷者，虚无也，道之别名。虚无中又含万有之妙性，含天地万物如实如是而又不可测之诸种性，谓之神。

二、玄、神与气

天地之间模式为玄、神与气。

天德地气。天地之间，天出玄、玄出神、神使气以生万物，天藏德、藏德不止，地出气、气充万物，德流气薄而万物成。

神自天出，阴阳不测而含万物之性与命也，万物之性即为神之用，万物之命皆为天命，"乾道变化，各正性命""人生于地，悬命于天"。在天为玄，玄出神，神而明之则化生万物，玄与神并也；在地为气，气成形，聚散以生灭，气与形一也。《阴阳应象大论》言："在天为玄，玄生神。神在天为风，在地为木，在体为筋，在脏为肝，在色为青，在音为角，在声为呼，在变动为握，在窍为目，在味为酸，在志为怒。"

天地而人，天人同构，故知天地而后知人。如欲通人之神明，必先通在天之玄，故经曰"抟精神，服天气，通神明"。

三、精神与气形

在人模式为精气神与形。精为身之本、神气形之根。

精含神、精化气，气按照神所藏之信息以成如是之形、以有如是之功。人有如是之形并具其功，是神中信息的表达，故曰神明。如神为信息，气则为能量，而形就是神通过气所成的那个必然之状并有必然之功能，如《淮南子·原道训》中言："夫形者，生之舍也，气者，生之充也，神者，生之制也"。神御气、气成形，然精气神之要在于神气含藏于精中。

道有精真以藏信，天有天玄以出神，人有精以寓神而精神一体。肾脏藏五脏六腑之精而寓元神，人生有命之后，精髓之道以成元神之用，元神外达在脑，含于脑髓之中，"脑，精明之府也"；精气之道以成识神之用，后天识神舍心，心气为肾精所化，精则养神、"合心于精"、心肾一也为得道之言。先天到后天，一精化五精、一气化五气、一脏化五脏，然五脏之精与神亦不可分，五脏之神皆根于五脏阴精。

成人之后，人又有不同于天地之结构者，人神也，在肝胆，藏于血气。

（一）形

形乃气之聚，是神明的表达，是精气神的载体。识形之要在于知形之若一、在于知其为神气之达、在于对所载天地阴阳信息的明彻，《八正神明论》中有明确的关于形的概念："合人形于阴阳四时，虚实之应，冥冥之期……请言形，形乎形，目冥冥，问其所病，索之于经，慧然在前，按之不得，不知其情，故曰形。"

（二）气

1. 生命即气化

气乃精之化、神之使、形之充。元精化原气，五脏之精化五脏之气，五脏六腑之精化五脏六腑之气，谷精化谷气。

2. 气乃神之使

天出神，神御气以成万物之形。天出神，神而明之则天地之气以一定的模式生化聚散以有万物。生命气化之模式与结构即是神所发，故曰"天有四时五行，以生长收藏，以生寒暑燥湿风，人有五脏化五气，以生喜怒悲忧恐""五运周天"等。人命在天不在人，天成人、天统人，故曰天人相应而不言天地人相应。

3. 真气、原气、谷气

真气所受于一，原气乃元精所化，谷气五味所出。对人而言，真气与谷气同样重要。"真气者，所受于天，与谷气并而充身也。"真气授于天，一之流行于人也；谷气者，水谷精微所化，以成人形。真气动则寰道周天，阴阳之两仪、四象、五行、六节交错而出；五脏元真以有六腑，而后谷气得生，谷气生而常养五脏以尽天年。

元精藏元神以化原气，发陈于少阳，原气一气，周流全身，成为化生、启动脏腑经络运行的原动力，并司理、总则后天呼吸之气、水谷之气、营卫之气、脏腑之气、经脉之气等，原气为坎象，后天之根也。后天之气按照神所藏的信息以成人形，并时时涵养先天。非后天之气，无以见先天精神之流行；非先天之精神，无以成后天诸气之化用。

（三）神

生命中神分有三：元神或天神、识神或心神、人神。元神本于天，识神本于心，人神本于肝胆。元神藏于元精，寄在肾；识神出于心，然心气乃肾精之所化，本于肾精；人神出于肝胆，藏于血气。

1. 元神

元神，天之神。元神自天出，阴阳莫测又能妙万物者也。道而天，天出神，《说文》云："神，天神，引出万物者也。"《易说卦》："神也者，妙万物而为言者也。"《庄子·知北游》："夫昭昭生于冥冥，有形生于无形，精神生于道。"生命而言，元神为生命活动的主宰，为天德之投射，是人各系统、器官、组织结构和功能之所以如此、如是的背景。先天元神外达在脑、后天识神之主在心，乃肾精化髓、化气之不同也，然根皆在于肾。

2. 识神

识神在心，始于物，灭于物，机在目。"所以任物者谓之心"（《灵枢本神》），"心生于物，心死于物，机在目"（《阴符经》），"何谓神？岐伯曰：请言神，神乎神，耳不闻。目明，心开而志先，慧然独悟，口弗能言，俱视独见，适若昏，昭然独明，若风吹云，故曰神""（《八正神明论》），"命门者，目也"（《根结》）。

精为身之本，藏天年天命之数，然精多亡于心之过用，故《内经》强调七损为能尽天年之要，"能知七损八益，则二者可调，不知用此，则早衰之节也"（《阴阳应象大论》）。《道德经》也反复强调心乱为乱之始，机在目，"不见可欲，使心不乱""五色令人目盲，五音令人耳聋，五味令人口爽，驰骋畋猎令人心发狂，难得之货令人行妨。是以圣人，为腹不为目""虚其心，实其腹，弱其志，强其骨""心使气曰强，物壮则老，谓之不道，不道早已。"虚其心，才能精固而安于下，否则使气耗精，早衰之因，"沉水入火，自取灭亡。"

神志，后天的精神活动，出于心。意识、思维、情感等人所特有的精神活动广义上也归于神的范畴，然神志只是神而明之的一个副产品，天人相应、天人合一才是生命永恒的主题。

3. 人神

天地合气生人。成人形之后，人身中就有了独属于人性（别于天性、地性之脏腑）之脏腑、结构与精神活动。

少阳胆、肝为人性之脏腑（详见前论），居人神之位，而有人性之精神活动。《灵兰秘典论》曰："肝者，将军之官，谋虑出焉。胆者，中正之官，决断出焉。"胆为中正之官，肝为之主，中之将也。肝与胆合，气性相通，先谋虑而后决断，为后天精神活动异与常的关键。人神之用为谋虑、决断、取舍，喜、怒、忧思、悲、恐惊为人神偏差所致之病。

人身之中亦有人气之位，亦主人精神偏差之病。人气之位，居人体之中，为天枢上下，天枢所治，为人神之病，"天枢之上，天气主之；天枢之下，地气主之；气交之分，人气从之"。临床上精神焦虑、抑郁、高度紧张等人神之病，皆会在天枢上下三寸处有明显压痛，临床中先诊察再治疗，相应疾病应足少阳、阳明经与肾经同治。

人神之病以柴胡加龙骨牡蛎汤、桂枝加龙骨牡蛎汤为病在胆肝对应之法，以明理、清静、中正为其根治之法。

（四）精

1. 精之三分

人之精分为元精、五脏六腑之精和谷精。元精为先天之精，寄寓肾。先天之精自含元神而皆出于天，乃天德之在我也。谷精为水谷之精微，长养先后天之精与神。五脏六腑之精为元精之所散，肾藏元精，能收受五脏六腑之精，元精散之则为五脏六腑之气。

人生殖之精与元精关系密切但不能等同，其乃五脏精气所化，天癸所主，对于常人来说，过犹不及，"五脏盛，乃能泻"。水谷转化为水谷精微在脾胃，然转化为人身五脏之精关键则在肝，生精在肝。

2. 精化气，精含神

肾藏元精，元精中有信为元神，信者诚也，其含性种，投射外化一身如是之全部。先天元精元神外用在脑，后天识神外舍在心。少阳化肾精为原气，原气一气，又能一气化五气而宣明五气，为后天之根。五脏之中肾精化气外用在心，心主人一身内外功用之全部。精真与信不分，元精与元神不分，肾与脑不分，肾与心不分。乾坤周天，少阳发陈，天地俱生，化为坎离，坎离立位而乾坤为背景，生气出入离合皆寓于虚无之中，此即生命之大要。

精化气。元精化原气，五脏六腑之精化五脏六腑之气，谷精化谷气。原气名为肾气或肾间动气，原气化诸后天之气并统之，故《难经》云："诸十二经脉者，皆系於生气之原，所谓生气之原者，谓十二经之根本也，谓肾间动气也，此五脏六腑之本，十二经脉之根，呼吸之门，三焦之原，一名守邪之神。"

精含神。元神寄寓元精之中，五脏之神寄寓五脏之精中。神虽有神明和神志之别，然不论心（藏识神而主神明）、脑（精明之府而为元神之所居）、神志之变化皆根系于以肾精为本的五脏阴精。

心为五脏六腑之大主，然生理病理之关键在于"合心于精"。"五脏六腑之精气皆上注于目"（《灵枢·大惑论》），心之机在目，目为后天精气之上聚，故《难经》曰："左肾右命门。"《内经》曰："命门者，目也。"

人后天精神活动根在于肾。肾出志，《内经》中首次言及后天情志变化在《阴阳应象大论》中，心肝脾肺肾对应的喜怒思忧恐皆为志（肾）所出，"在志为怒，在志为喜，在志为思，在志为悲，在志为忧，在志为恐"。在《灵枢·本神》中反复提到，诸神志所伤最后都将会伤精，肾受五脏六腑之精而藏之，故神志之伤久必及肾，"恐惧而不解则伤精，精伤则骨酸痿厥，精时自下。是故五脏主藏精者也，不可伤，伤则失守而阴虚；阴虚则无气，无气则死矣"，"肾藏精，精舍志，肾气虚则厥，实则胀。五脏不安。"（《灵枢·本神》）

精与神一也，"合心于精，非其人勿教，非其真勿授，是为得道"。

第三节　先后天精气神之治

先天无补，要在治心；后天调平，一逆一从。

于医者而言，先天之治，其要在于无始无为中的合道而行；后天之治，其要在于万象变化中的调平与归一。

一、先天无补

（一）先天无补

生命就是人身中有定数的先天精真不断消耗的过程。先天无补，能不过度消耗就是补，"一受其成形，不亡以待尽"。

生命始于一，受于天，乃天真之流行也。"常先身生谓之精"，精真中藏天年之数，人天年天寿为定数，与生俱来，只能减而不能增。元精中含天命之数，元神藏于元精之中，元神中含人身有形无形之所有信息，这些皆身生之前已定，如何能增？如何能补？天命之数以年为度，每年消耗元精本有定数，然人于世间，忙忙碌碌、心意外驰、恣意纵欲、寅吃卯粮，往往过早消耗元精，故多半路早衰。人凭天命之数于世间本可度百岁而去，然古往今来几人能尽？

后世医家创立各种方法欲补益先天而增天寿，或导引、或药食、或针灸，然天定之数为常，岂人力所能增益。所谓医家之补益，全是在后天上做文章，上者亦不过是通过治身之病以减少先天消耗而已，下者则只顾炫技祛病而往往折损病人先天元真。减少消耗元精的内外因素是宝命全形的关键，草根树皮及针砭之类只治标不治本、只治身不治心、只能治病焉能续命！人身之中自有大药，上医为己，能服天气而治心者，方能万全。治心之要，全在《上古天真论》中，故曰先天无补，治心为上。《尚书》五福，世人难得，能尽天年为其一，"福有五种，一曰寿、二曰富、三曰康宁、四曰攸好德、五曰考终命"。

经言"精不足补之以味，形不足温之以气"，是立足于五脏六腑之精而非先天元精。仲景于《伤寒杂病论》中仅创肾气丸，未有元精丸或肾精丸之类，肾气丸为坎象，所治者为肾气不足，本元已发动，已入后天矣。

（二）精真复原

人是道之生、天之志的结果，只有天才能指明生命的终始，只有先天精真才能修复后天生命过程中诸多偏离的问题。偏离天道为病，与天同步曰常。欲不困于生死，必通明天道。

1. 精真复原

人体先天系统中有一个重要的功能，就是对后天生命过程中所有结构和功能出现的偏差具有强大的自我修复能力，就是精真复原。

由于肾受五脏六腑之精而藏之，元神中又含有自天地而来的人体有形结构、无形功能的一切信息，故人体先天精真以及其化生的原气，对自身偏差之病具有强大的自我修复、复原的功能。这在《难经·八难》中曾经提到："所谓生气之原者，谓十二经之根本也，谓肾间动气也，此五脏六腑之本，十二经脉之根，呼吸之门，三焦之原，一名守邪之神。"

所谓复原，就是后天生命按照天命本始最初模式的重启和程序的刷新。这种先天本能可以自动对后天人体身心偏离正常轨道的运行进行调校，或删减或补充。人得大病就是这种复原系统出现了大的问题而不能逆转后天之偏差，或由于本身精真的衰减，或因后天逆乱太过，从而复原能力被破坏而不能完成恢复最初模式的功能。《上古天真论》对先天系统复原的运行名曰"真气从之"（"恬惔虚无，真气从之，精神内守，病安从来"）。

复原有两种：一个是归天地根，抱元守一，出入虚无之乡，合道而行；一个是负阴抱阳，调平和合，符合生命的模式。前者为先天复原，后者为后天定式，前者为上。后者上医可调，前者必须靠个体的生而知之与自觉自悟，如心不能至，病多不能根除，而这多非人力所能为。

2. 负阴抱阳

负阴抱阳是生命的定式。

阳外而负阴、阴内而抱阳，所负之阴、所抱之阳乃真阴真阳，负阴抱阳是天地更用、阴阳颠倒的结果，阴抱阳乃坎之象，也是人身中原气的模式。晚上睡眠是人合天德地气而生命复原的时间，是生命模式重启和程序刷新的时间，所有药物的治疗都不如自然赋予的安然之眠，深度睡眠本质上是心肾相交、阴抱阳天人交通的过程，即天涵养人、人盗天气的过程。心肾相交时心阳潜入肾中，后天心（识神）的思虑活动相对减少乃至停止，先天元神（真气）主导运行，即"载营魄抱一，能无离乎，专气致柔，能婴儿乎"的状态。在此状态下，真气可按天的模式、按照天之志本来的方向对人身中后天之偏离进行复原和修复。大凡重病多眠差，疾病改善必然睡眠向好。

精为身之本，心为生之本；用则在心、在神，本则在肾、在精；阳气固然重要，阴精更为珍贵。

3. 归天地根

归天地根为先天复原模式。

一出天地，天地之根为一。天地与人皆出于虚无之乡，人如能彻悟无极，弃智退心，合道无为，则真气自行，才能"寿命无穷，与天地终"。此种模式非人力所能为。

（三）七损八益与归根

能知七损八益与归根，是人保养天真的关键。

1. 七损八益

后天中，七损为治心，八益为生精，心是生之本，精乃身之本。

人身而言，原气一动，两仪便生；天道四象，二五合精；一气周流，六节周身。两仪、四象、五行、六节者，皆阴阳之变化也，"阴阳者，生杀之本始"，敢不明乎！人身健康之要在于阴阳二者的得调，调阴阳之要需知七损八益，《阴阳应象大论》："帝曰：调此二者奈何？岐伯曰：能知七损八益，则二者可调。不知用此，则早衰之节也。"然，何为七损八益？

对七损八益的认识，后世多困于房中之术。试想一下，如果《内经》认为对生命至关重要的七损八益真是房中术的话，这世间岂不真有既能纵欲又能长寿的美事？同时这也和后文中所言"乐恬惔之能事，从欲快志于虚无之守"，明显相违背。

七、八明显是属于术数的范畴。言术数必需从河洛起，论河图象数者，上为太阳，雀之象，其数二七；左为少阳，龙之象，其数三八。"七损八益"出于《阴阳应象大论》，然七与八这两个数字究竟象何，《阴阳应象大论》中没有给予直接的解释，但是其前一篇《金匮真言论》在叙述东西南北中时，明确指出"东方……入通肝……其数八；南方……入通心……其数七"。所以，七损八益中的七、八明显对应的就是心与肝，即人如要保持健康，心用（七）要常损、肝气（八）需常益，太阳（七，心）滥用可折损人之生命，少阳（八，肝）常益可全人之健康。

"故知道者，法于阴阳，和于术数。"阴阳、术数的正确理解、应用和对待有个必要的前提，就是必须为一个"知道"者。不能"知道"、不能合道而行，则人心必不知退、人心必不能安，必将运阴阳术数以求名逐利，对阴阳术数之学产生的功用效果贪恋而执迷，如后世方士、各路神仙大师等等，如此更易引生杀之祸上身，"其盗机也，天下莫能见，莫能知。君子得之固躬，小人得之轻命。"

"上德无为，不以察求；下德为之，其用不休。"生命的密要就是阴精的常保与阳用的节制。《内经》言"阴平阳秘，精神乃治""阳强则不能密"，阳气张则不秘，阳气过用则不密，不密则阴精外泄，早衰之因。阳气以含藏于阴中为生生模式，不论因外邪侵袭，还是欲望驰骋，阳气如过度为用阴精必然外泄而不能平静，本质上过度消耗的还是阴精。阴精为五脏之本，元精中又藏天年之定数，随着阴精消耗殆尽，生命就会终止。故《上古天真论》中言及人生命周期时，不论男女皆是以肾气为本，《阴阳应象大论》中论及人年老体衰之因时，念念不离阴气与阴精，并以之为恒，"年四十而阴气自半也，起居衰矣。年五十，体重，耳目不聪明矣。年六十，阴痿，气大衰，九窍不利，下虚上实，涕泣俱出矣。"六节中，坎中乾阳（先天）当潜，潜龙勿用；离之君火（后天）当损，亢龙有悔。

七为心。七损根本上讲是要人顺天道，摄心识而不过度外求，然摄心之要在于明理，在于知天命，理明知命自然心安，否则种种修行皆是臆断妄想。知天命是理上通透的关键，知生命的根本不在己而在天，然后以天为常、以天为人、以天为身，则人心自定、人身自退，自然降伏而归依。不然红尘翻滚中念如何能息，浮生无常中心又归于何处？心为后天识神之主，七之方仲景以泻心汤名之，暗喻心需损。

八为肝。"春三月，天地俱生"，帝出万物于震而人生于寅。肝乃一身发陈之本，肝生一身后天之血气并能转化为五脏之精气，《素问·六节藏象论》："肝者，罢极之本……以生血气。"八益则减肾精化心阳之负担而君火常明，仲景八益之方为桂枝汤，象阳旦是也。

能知七损八益，才能"老者复壮，壮者益治"，以尽天年。

心，退则为天，进则为人！

2. 归根

归根要归天地根，一为天地之根、万物之始。

明理、通透、笃行、克己是一切学问和修行的终始，人本天地合气而生，天地为人之父母，天地的模式就是生命的模式。天地之根是生命动出之源，天地之根，或名玄牝之门，或名众妙之门，或名谷神不死。

"心生于物，死于物。"归根之要在于心退而不在心进，在于合道而不在得道，在于万物并作之中而不在冥想臆断。人心退则天机自动，自然合于虚无之乡；人心进则机巧纷涌，随万象变动而流转。

静。儒释道三家皆重视静，唯道家解其真谛。《道德经》中反复强调静的重要作用，"不欲以静，天下将自正""静胜躁，寒胜热，清静为天下正"。但是何为静，如何能静，老子给出了唯一的答案，即归根。"夫物芸芸，各归其根，归根曰静，静曰复命，复命曰常，知常乃明，不知常妄做凶"。只有归天地根，合道而行，才能真正降伏人心而清静。归于本始，如子归母之怀抱，人心自然得平，抱元守一，静中自然慧生，真气常行。

先天在即，不离平常。常人理不通透、体证不及而故作之静，如远离世事、独处寡欲、面壁静默、诸断舍离等等，久则气机必会阻滞，呈于世事淡漠而毫无生机之象，甚者敏感易惊、鬼神常扰、偏见固执，皆为外道邪说。于生活、当下、万物并作中不迷，才能体悟到真正的静，如吕祖言"真常须应物，应物要不迷，不迷性自住，性住气自回"。

（四）真气从之

天道寰周，无有终时，真气天授，常在自在。

真气，天真之气，一之在人也，"独立不改，周行不殆"。真气充足而顺行，是人健康最重要的前提，"恬惔虚无，真气从之，精神内守，病安从来。"

古往今来，儒释道三家中，无数人都在真气上下功夫，以求长生久视之道。然多数修行人都有一个误区，那就是目的要修的与众不同，要出神通，要炼精结丹，要成仙成佛。岂不知人人本为道化，物物皆自天成，凡圣一等而皆为一气所化，人与人只有迷和不迷的区别，实无丹可结，无天可升，无道可成。最终人只有也只能以天地为恒准，于万物并作中，于当下退心合道。

真气无思无觉、无状无物，所有人为的臆断、感觉、想象、思维所成，皆是心应物所出，皆是虚妄。《道德经》被道教奉为宗祖，然文中不言丹、不言仙、不言白日上青天，修行人当慎思之。人与人皆是天命而成，本无二致，游行天地间的区别仅在于认知与笃行上的不同，人如能彻悟生命的终始本原，克己反省，出入终始皆本于天地、根于道生，当下而无始无终、无为而治，就已是合道而行，真气自然从之。

集义生气，虚无生阳。此气为浩然正气，此阳为生生之乾阳。真气常在、自在，此乃天行之健，人只能顺之、从之。真气者，无为而至，求之不得！

（五）保精之要

不论出世的修行或世间的治病与养生，都要以减少阴精的损耗为首要。

阴精是如何损耗的呢？常人认为的过度性行为只是其中因素之一，然"食色，性也"，性行为是一个人正常的生理现象，只要合理有度，对常人来说有益无害。世间鳏寡孤独者命多不长，《内经》中也不提倡完全的禁欲，如《上古天真论》中言："夫道者年皆百数，能有子乎？岐伯曰：夫道者能却老而全形，身年虽寿，能生子也。"至于修行到一定程度，天真充沛，私欲自然减少，从而性行为频率逐渐降低，甚至精足不思而归真，则另当别论。

究竟而言，人体阴精耗损的途径主要有两个方面：一是六贼所窃，一是后天志向的偏差。六贼者，六根也，眼耳鼻舌身意。六根过度为用，摇曳心神，暗耗阴精。《内经》言五官的功能为五脏精气之外用，眼之视、耳之听、鼻之嗅、舌之尝、身之触以及思想意识的活动等都是损耗阴精的通道，故老子反复告诫："五色令人目盲，五音令人耳聋，五味令人口爽，弛骋田猎令人心发狂，难得之货令人行妨。"

阴精，尤其是肾精损耗的另一重要因素，就是人先天元神中本身所具有的先天志向被扭曲与压抑。先天之志是生命天赋的、本于天道的、内在本能的一种愿景，如果这种愿景被自我、私欲、失中的后天志向所扭曲和压抑，就会直接伤害到肾，并耗损阴精。什么样的志向才是先天之志呢？顺天承命以天道为本，归依天地以天地为身，客观实际、对真理永恒的追求和笃行就是天赋予人的正确志向，脱离此就是扭曲。人能合道与天地同体，顺天之志而为，才能"服天气"，才能"呼吸精气"，才能时时得到天真的修复，即所谓盗天地之精气为人所用。故当一个人后天的理想、信仰、三观与先天之志相应时，就会真气从之，就会顺利健康的生活和工作，即常说的"天佑之"。古人讲立志，现代人讲理想与信仰，这些对于一个人最后能达到的人生高度至关重要。

（六）教育的本质

两千多年前《中庸》里就对教育的目的和本质做了明确的界定："天命之谓

性，率性之谓道，修道之谓教。"

性，本也，物各有性，性皆天命，即天赋万物各具其性，万物皆"悬命于天"。率，先也，先于性者、先于天命者为道。真正教育的标定是天和道，即对自然及其规律的认知和遵循。简而言之，客观实际、实事求是、追求真理并笃行之就是教育的本质和最终目的。反观今世之教育，距离两千多年前《中庸》的认识相差几何。

天道"生而不有，为而不执"，人效法天地自然，当为无为，当公而忘私，此为后天志向之要。一言以蔽之，人后天正确的志向应始终以此为约束和唯一，"大道之行也，天下为公"。

二、后天调平

一气动则五行、六节交错而出，多系统、多体系、多背景共寓一身，"大德敦化，小德川流，道并行而不悖"。天真布则元精凝，元精动则原气出，然后一气动化，脏腑经络、肢节官窍、气血津液等一体并行，阴阳离合而相反相成。

调阴与阳，以平为期；察脏腑、表里、内外，一逆一从；后天调平，以复命归一为本。

（一）逆从

后天因天地更用、阴阳颠倒而出，乃有逆从。绳阴阳之两分、经络脏腑之内外、形神之统一、精气之藏用，皆需一逆一从。逆者反也，性质相异；从者随也，本为一体，互根互化。阴生于阳，阳生于阴，负阴而抱阳。能出才能入，能入才能出；能升才能降，能降才能升。

阴阳离合，以成三对；五脏十脉，阴阳合一（《五脏生成》）；阳病治阴，阴病治阳；从阴引阳，从阳引阴。知表里、内外、阴阳逆从之治者，则近道矣。

（二）调平

天地立，而后阴阳相荡相磨。医者施针药的目的就是本于天道，平衡阴阳，使生命抱元守一。

中医研究的对象是生命，生命有终始、源流和变化。生命出于道生、同于天地，并与之同构、同步。现代医学研究的对象是疾病，疾病实为生命过程中诸因素所聚成的某个片段、状态和瞬间。现代医学以病为中心、以形态结构的改变为标准，中医则认为形态的改变乃气之聚散，病是人体阴阳气失衡的结果和表现，病本身是人与天地不能同步同轨后的气化扭曲，从脱轨偏失到同步同轨，从阴阳失衡到再次调平，就是中医认识疾病的角度和治疗疾病的终始。故上工眼中无病亦无形，只有失衡的阴阳气与再次调平、只有偏失天地之轨的形气与再次自正。调平阴阳、同步天地的根本目的不仅是为了治病，而是为了使形气自正，使神藏与保精，更是为了生命寻找到其本真，归一与复原。合道归真，一切自复，其下才有"无问其病，以平为期""调阴与阳，使神内藏""谨察阴阳之所在而调之，以平为期"等等。调平与归一中，针药只是手段，而医者只是其中的参与者，真正能调、能归者非医家乃天地之正，乃病家本自具足的真气。真气者，自然、自足也。"病为本，工为标"，扁鹊以治虢国太子尸厥之病而被人称颂能有起死回生之技，然其自曰："乃其自生，余使之起尔。"人身中自有天地之大药，故为医者切不可贪天之功与天地争巧，此医家自保之要。

（三）归一

调平则阴阳和合，无为则自然归一。

一为天地之始，天地为万物之母；天地万物皆从一出，时时又以归一为本；

气从精化、神藏精中；阳乃阴之起亟，时时又以阴抱阳为养。知归于何处，谓之复命，"复命曰常，不知常，妄作凶"。

于医者而言，临病法于天地之常，合于阴阳之理，应于术数之定，最后归根于一，乃谓之治。于人而言，安生命之源，归虚无之乡，抱元守一，精真安逸，神明通达，天年得尽，谓之曰明。故曰"圣人为无为之事，乐恬憺之能，从欲快志于虚无之守，故寿命无穷，与天地终"。

于后天万象中能知一逆一从，能知负阴抱阳，能知归一，才能避免于流散无穷，"故善为脉者，谨察五脏六腑，一逆一从，阴阳、表里、雌雄之纪，藏之心意，合心于精，非其人勿教，非其真勿授，是谓得道"。

（四）治原

原，有生气之原与五脏之原的不同。

生气之原在脐下，关元之上下，"脐下肾间动气者，人之生命也，十二经之根本也，故名曰原"。然后一气化五气，一脏化五脏，五脏原气流经、流止于经脉之处为五脏之原，如《灵枢·九针十二原》："五脏有六腑，六腑有十二原，十二原出于四关，四关主治五脏。五脏有疾，当取之十二原。十二原者，五脏之所以禀三百六十五节气味也。"另有三焦者，乃原气之别使，三焦有名无形寄在膀胱，足太阳膀胱经中五脏六腑的背俞穴为三焦之气流止之处。

临床上，凡先天不足、年老体衰、虚劳之病、五脏之疾等需用针者，除以五脏原穴为主之外，还要加关元（或气海）和肓俞，守其先天以增强其精真复原的能力。大凡触诊腹部松软无力，尤其关元、气海、肓俞周围塌陷者，医家尤要注意。关元穴又名丹田，为人身元精所藏之处；气海为人体原气所发之处；肚脐又称神阙，乃先天神气往来之门户，成人之后则关闭。脐旁上下左右有动气，是为冲脉所发，可诊神气变动之状况。先天神气无觉且宜静藏，过于冲动或偏离正中则是病。

治病之首要在于护先天。治病首先在保命，各种药物针砭的实施，首先要以保元精为准。人体先天本元为生命的原动力，可以毫不客气地说，先天在，人的命就在，先天损，人的命就减。评价各种疗法可以以先天（元精元神原气）是否受损作为标准：先天不损，后天得调，待生气自生，生机自现，病家自调，为最上（然多因病人急迫、医者炫技喜治而不可实现）；先天稍损而病情好转，属中；元气大损，病先轻后重，为最下。针灸而言，不虚者可调阳经，虚者只能本于阴经和冲任，大虚者不论何经，针皆不宜。

（五）人体气化功能的两种表达原则

人体精气神的气化功能有正影结构原则：如关元、气海、神阙，下而上，映像先天精、气、神之所在；腹部、胸中、头部，下而上，映像后天精、气、神之所在；《灵枢·五色》中五脏的上下排列顺序，与五脏解剖位置对应，也是正影结构。

人体精气神气化功能又有倒影结构原则：如精在上，脑为髓海所聚，神在下，胃肠为人体腹脑，后天神志之病多在滑肉门、天枢、外陵之间有压痛或条索，中间宗气所居；又如头面五官为五脏精气之所上注，然耳目在上乃肝肾精气所注，舌鼻在下为心肺精气所注，肝肾心肺精气外窍之分布与五脏本位倒置；针灸微针系统中如耳针、头针等皆是脏腑功能气化倒影结构。

人体精气神这两种气化功能结构对应于人体先天和后天，先天乾坤立位，天上地下，阳上阴下，正影结构；后天坎离立位，天下地上，阳下阴上，倒影结构。后天已是天地更用、阴阳颠倒，故天下地上、阳下阴上。

生命基本原则为：上以下为基、为本，后天以先天为基、为本。

（六）化

"物生谓之化，物极谓之变，阴阳不测谓之神，神用无方谓之圣。"生即是化，变亦为化，化本于天而源于道，人不能化物，物皆自化。宗于天道，形气自化；归真于一，精神自生。治病实为形气自化之道，人法天则地而知古始往来，才能与天地为一其后形气自化。续命乃是精神自生之道，无为无始才能归真于道生，而与天地共存。

齐物方可言物化；虚无方可言道化；无为方可言自化；至德方可言仁化。

外化内不化。

三、养生之要

《庄子》："无劳汝形，无摇汝精，乃可以长生。目无所见，耳无所闻，心无所知，汝神将守形，形乃长生。慎汝内，闭汝外，多知为败。"

节精、保精为生命健康的第一要义。或扶阳以祛阴寒，或益阴以收虚阳，或苦寒以制壮火，或八益以养生气，或七损摄心以归性，或炼形以修命，壹是皆以存精为本。

《上古天真论》一篇有不可思议之功，病人常读之能有益健康，常人常读之能安神定志、知己终始。如果说有养生秘要的话，《上古天真论》中的三句话可以作为终始，"志闲而少欲，心安而不惧，形劳而不倦"。

注：此志闲非无所事事，而是人应立大志，本天道而少人欲（实事求是、客观实际则近天道）。人之志减，天之志坚，天道生而不有、为而不执，以天道为准而无人欲之得失纠结，为志闲。

四、生命大旨

先天以精神为轴，天有精，精神出于道，有生于无；后天以心肾为轴，心使气，心出于肾，天一生水。先天为天地设位，乃真气之流行，合道而行无为而无所不为；后天是天地合气，乃阴阳之颠倒，五脏为柱，六节三部乃一气之流行，七损八益为要亦不过替天行道。后天出于先天，合心于精、虚心实腹为得道真言；太阳独大，然为六龙御天，六节本于五行，五行本于四象。先天无补，观复归根，能提挈天地而不流散即为补，不亡以待尽；后天调平，天调人而非人调人，能合于阴阳四时且知七损八益即知调，天命天数。

于生命言，先后天转折之要在于心，心进则为后天，心退即为先天。

第四节　关于营卫的几个重点概念和关系的厘清

在后天精气神体系中，营卫是极为重要的一环。

营卫属气，源于水谷，经脾胃运化，生成于上、中二焦，营卫充经络、血脉，通过心肺布散治节，行于一身之内外全部。

营根于脾胃，卫根于肾。营行脉中、卫行脉外，其中卫气循行以昼阳夜阴、昼外夜内的模式卫外并温内。卫气根于肾，肾气为之主，"所谓生气之原者，谓十二经之根本也，谓肾间动气也……一名守邪之神"。营气生于中焦，根于脾胃，营气循行如环无端，其所过路线即十四经脉的循环流注路线，营气同时也为血中之精专，是组成血液的重要部分。营卫还可以通过经络、血脉周行全身脏腑，"和调于五脏，洒陈于六腑"，转化脏腑阴精，成为其重要的物质基础和组成部分。成人之后，先天真气与后天谷气合二为一，成为人身能量、脏气流转、天人相应的物质基础和来源。

人体气化结构有内外的不同。营卫所行所充的经络、血脉为气化结构之外，阴精所藏的五脏为气化结构之内，经络、血脉之病为外之病，五脏病为内之病。从先后天来看，血气者，后天之精微所成，藏人神；五脏精气者，先天之精微所化，藏天神。

桂枝汤调营卫、通血脉、生精气，通调人体先后天，为太阳病主方，也是厥阴病主方，人体一身内外精气、血气之基皆在桂枝汤及其类方之中。经络和血脉皆为人体属外的气化结构，同为营卫所充、所行，仲景治营卫不调之外病主以桂枝汤，治血脉之病，如血痹病的黄芪桂枝五物汤、厥阴病之血脉寒痹的当归四逆汤，也以桂枝汤为主加减。仲景治精气之内病亦主以桂枝汤，精亏之虚劳病主以小建中汤、桂枝加龙骨牡蛎汤。

一、营卫与血、津液汗、五脏阴精的关系

营卫之气，水谷精微所化，是人身中诸精微的物质基础。营气在卫气司开合作用之下外可化汗、泌别津液，内可入脉化血。营气还可随经络、血脉"和调于五脏，洒陈于六腑"而转化成五脏阴精。

（一）营卫为轴生成转化人体诸精微

1. 营卫与血

营卫内可化血充脉，外可化汗达表。

血是水谷精微经过中焦运化而生成，《灵枢·邪客》："营气者，泌其津液，注之于脉，化以为血。"《灵枢·五味论》："血脉者，中焦之道也。"《灵枢·决气》："中焦受气取汁，变化而赤，是谓血。"中焦受气化血，女子而言，部分可通过冲任、胞脉降入胞宫而有月事之用。血相对于气为阴，和精一样兼有藏神的功能，《灵枢·平人绝谷》："血脉和利，精神乃居。"

营气内可入血，成为血中之精专，外可在卫气司开合的作用下化为汗而出，血与汗皆营气所化，"夺血者无汗，夺汗者无血"。《伤寒论》中凡阴虚、亡血、衄家、汗多或尺中迟、少阴热化、厥阴热化等皆不可发汗，前者因汗、血、精皆同源，源枯动汗则病甚，后者为内伤病，阴精亏虚为本，精亏动汗，阴分更虚而病益甚。"假令尺中迟者，不可发汗。何以知之然？以荣气不足，血少故也""咽喉干燥者，不可发汗。衄家不可发汗，亡血家，不可发汗，发汗则寒栗而振""少阴病，脉细沉数，病为在里，不可发汗。"

2. 营卫与津液汗

人身之精微分则为六，精、气、津、液、血、脉，合则为一气，"黄帝曰余闻人有精、气、津、液、血、脉，余意以为一气耳"（《灵枢决气》）。精本于先天，真气之流行，"常先身生，是谓精"，精真布散以有五脏之精；余五者为后天谷气所生，以营卫为轴，通过三焦转化，散布于全身，成身成形。于人而言，先天后天合为一气乃成生命，"真气者，所受于天，与谷气并而充身者也"，故精分为六，实为一气。

营卫为六精微转化之轴，通过三焦与津、液、汗等的生成密切相关。"津液各走其道，故三焦出气，以温肌肉，充皮肤，为其津，其流而不行者为液"，在体内为津，出则津化为汗，"腠理发泄，汗出溱溱，是谓津"，《伤寒论》称汗津为阳气，即阴精中之阳者。另外，清而稀、趋向腠理肌表者为津，浊而稠、趋向骨节脑髓者为液，"谷入气满，淖泽注于骨，骨属屈伸，泄泽补益脑髓，皮肤润泽，是谓液。"津液还可以入于血脉之中而成为血的组成部分，《灵枢·痈疽》："津液和调，变化而赤为血。"

津液汗，作为人体阴精中轻清者，分布在皮肤、肌肉、骨骼、胸腹腔之间，同时作为血和精的组成部分之一，可以调节或构成其重要的物质基础。津液汗作为阴精阴血的重要组成部分，其过度的外泄或不足也是病理上导致阴精亏虚的重要原因。例如，头面五官是五脏精气外注之处，五官分泌五液，汗、涕、泪、涎、唾等五液主要就是由津液汗组成，"五脏化液，心为汗、肺为涕、肝为泪、脾为涎、肾为唾"，临床上可以通过观察五官分泌五液的情况，以观察五脏阴精的多少及盛衰。

3. 营卫与五脏阴精

《素问·痹论》："营者，水谷之精气也，和调于五脏，洒陈于六腑，乃能入于脉，故循脉上下，贯五脏络六腑也。"营气的化生赖脏腑的功能，反过来营气又是脏腑精气的重要组成部分。营卫可转化为津液汗与血，也可转化为五脏阴精，临床凡精脱、津液亏少者，皆可在桂枝汤基础上加减以应对，《灵枢·决气》："精脱者，耳聋；气脱者，目不明；津脱者，腠理开，汗大泄；液脱者，骨属屈伸不利，色夭，脑髓消，胫痠，耳数鸣。"

（二）营卫与阴精的不同

人体真气所化有两种重要气化结构，经络和五脏，"真气者，经气也""五脏元真"。其中，经络行营卫，五脏藏阴精；经络为气化结构之外，五脏为气化结构之内。

人有元精，也有五脏阴精，五脏阴精可化成五脏阳气而有五脏之用，为狭义之精气。就人身全部而言，五脏有阴精阳气，经络有卫气营气，血脉有血气，皮肤、腠理、骨节、官窍等有津液汗，皆精气也，即广义的精气。营卫为阳，五脏精气为阴；营卫生于水谷而本于地，阴精藏于五脏而本于天。

营卫与五脏阴精从人体气化结构角度来看，有内外、天地之别。

1. 内与外

（1）内与外的不同

从部位来看，营卫所充、所行在经络与血脉，主要行于人体肢节、腠理、头面官窍等人体气化结构属外的部位，阴精则藏于五脏，五脏为人体气化结构属内的部位，《金匮要略》就是按此对疾病进行内、外、不内外病因的分类。其中，病在皮肤、腠理、九窍、肢节为外因病，病在经络、血脉亦为外因病，病在脏腑为内因病，《金匮要略》："千般疢难，不越三条；一者，经络受邪，入脏腑，为内所因也；二者，四肢九窍，血脉相传，壅塞不通，为外皮肤所中也。"

（2）内者外，外者内

营卫与五脏精气分主人体内外，然内者外，外者内，内外一体。

外者内，卫气日阳夜阴，根于肾出于外，日行体表夜入五脏；营气"和调于五脏，洒陈于六腑，乃能入于脉，故循脉上下，贯五脏络六腑也"。内者外，五脏之精气外注乃有五体、五官之用，会三焦于腠理而有卫外之功。

这种内外一体的流转是人体健康和疾病的关键，一旦内外不通、阴阳反逆则为病，如"失之则内闭九窍，外壅肌肉，卫气解散，此谓自伤，气之削也""营气不从，逆于肉理，乃生痈肿"。

2. 天地属性不同

营卫乃水谷所化，地气所出；五脏阴精，乃天气所化，本于天。

五脏之精（实为四脏）统在肾，其性本自于天而应天之变，故《金匮要略》称五脏为"五脏元真"，如"若五藏元真通畅，人即安和"。营卫是水谷之精气，出于地，充在经络、血脉。

营卫及血气源源不断提供转化为五脏阴精的物质基础，然阴精又不等于营卫、血气，二者有组成成分上的重叠，又有功能本质上的不同。

二、营气、卫气的功能与循行分布

营气与卫气在分布上各有特点，功能上各有侧重。营卫如夫妻，可分不可离。

营卫为气，营阴卫阳，阳外而阴内。营气循行分布相对在内，行于经脉、血脉之中，外则分布于肢节，内能入于五脏、洒陈于六腑；卫气循行分布相对在外，日间循皮肤之中、分肉之间而行于经脉、血脉之外，夜间内熏于肓膜、散于胸腹。营气的功能主要是化生津液汗、血和五脏阴精等，卫气的功能主要是司汗孔的开合，温养皮肤、分肉、腠理，温煦胸腹、肓膜等。二者相携共同完成营养全身和温煦护卫的作用。

（一）营气的功能与循行特点

1. 营气的功能特点

（1）变化成血、泌别津液汗、化五脏阴精

如前所述，营气是一身精微的物质基础，可以转化生成汗津液、血、五脏之阴精等。

（2）营气行经，化血充脉

营卫所行之结构有二：一为经络，一为血脉。

营气充于经络。《灵枢·营气》："营气之道，内谷为宝。谷入于胃，乃传之肺，流溢于中，布散于外，精专者，行于经隧，常营无已，终而复始，是谓天地之纪。"十二经脉的循环流注就是营气循行的路径。

营气入于血脉。《灵枢·邪客》："营气者，泌其津液，注之于脉，化以为血，以荣四末，内注五脏六腑。"经络、血脉在人体气化结构中同为属外的组织，《金匮要略》言："四肢九窍，血脉相传，壅塞不通，为外皮肤所中也。"《伤寒论》

言："荣卫不通，血凝不流。"经络与血脉气化结构属外，相关疾病皆可通过调和营卫，或针刺，或以桂枝汤为主加减进行治疗。

营卫不但行于经脉，也行于血脉，此识营卫病之要，也是识血脉病之要。经络病与血脉病一样，都属于外病，《金匮要略》称之为外所因。《伤寒论》太阳中风证，卫强营弱，桂枝汤主之，以调营卫和阴阳。血脉亦为营卫所居，调营卫即可通血脉，如血痹之病，亦外病之一，不同于太阳病中风，血痹是血脉受寒之轻证，故称为血痹，证多见身体不仁，治以黄芪桂枝五物汤，"血痹阴阳俱微，寸口关上微，尺中小紧，外证身体不仁，如风痹状，黄芪桂枝五物汤主之"。

血虚而血脉受寒之重证，为当归四逆汤方证，治疗也是在桂枝汤的基础上进行加减。肝藏血而属厥阴，血脉有寒，即营卫有寒，依然是桂枝汤加减。温通血脉的当归四逆汤中为什么不用生姜？生姜为辛，走中上二焦，此病在厥阴，厥阴藏血，故以当归、细辛易生姜，"辛走气，多食之，令人洞心，何也？少俞曰：辛入于胃，其气走于上焦，上焦者，受气而营诸阳者也，姜韭之气熏之，营卫之气不时受之，久留心下，故洞心。辛与气俱行，故辛入而与汗俱出"。

营卫充经络而入化血脉，营卫一体，血气一体（夫血之与气，异名同类），血脉与经脉亦为一体，《灵枢·本脏》："人之血气精神者，所以奉生而周于性命者也；经脉者，所以行血气而营阴阳、濡筋骨，利关节者也…….是故血和则经脉流行，营复阴阳，筋骨劲强，关节清利矣。"

2. 营气的循行分布

营气运行的特点如下：①营行脉中。营气循行于经脉和血脉之中，外荣四末，内注脏腑。②五十大会于手太阴。营气循行，一日一夜五十度而大会于手太阴，这种循行特点是构成脉学原理的基础。《灵枢·营卫生会》："常与营俱行于阳二十五度，行于阴亦二十五度一周也。故五十度而复大会于手太阴矣。"③营气循行路径即十二经脉的循环流注路线。营气的循行路线就是十二经脉如环无端循环流注的路线，总体的规律就是始于手太阴肺经，终于足厥阴肝经。

另有营气循行于十四经之说，督脉、任脉亦为营气循行的分支，由肝经入督、由任再归肺经，《营气》："其支别者，上额，循巅，下项中，循脊，入骶，是督脉也；络阴器，上过毛中，入脐中，上循腹里，入缺盆，下注肺中，复出太阴。"

营卫可分不可离。卫护卫皮肤、腠理、分肉，营化血入脉充经，周流五脏六腑全身内外，二者虽分道而行，然时时会通、日日大会、夜夜合阴、分而不离、状如夫妻，此营卫之要，亦人身阴阳之要。

（二）卫气的功能与循行特点

1. 卫气的功能特点

《灵枢·本脏》曰："卫气者，所以温分肉，充皮肤，肥腠理，司开合者也。"《内经》对卫气这四大特点的总结，是对卫气功能的高度概括。

（1）温养皮肤腠理

营气化血行经，内营五脏六腑；卫气行于脉外，外养皮肤肌腠。营气内能化血成精，卫气外能运津成汗，二者密切配合，全身得以营养。

（2）护卫全身内外

卫气日行于外，夜入于内；日行于阳，夜入于阴。卫气的特点为"其气慓疾滑利，循皮肤之中，分肉之间，熏于肓膜，散于胸腹"，概而言之，卫气有温养身体内外全部的作用，外则保护肌表抵御外邪，内能温养一切脏腑组织。

（3）司表之开合

卫气内外皆到，但以外为主，营气外内皆布，但以内主居。卫气根于肾，目张出于足太阳，白天循行手足三阳经，主人之表，通过司开合的作用，以汗、津、液代谢的形式调节人体体内以及人体与外界的关系。卫气司开亦司合，《伤寒论》太阳病篇太阳开之不利的麻黄汤证、太阳合之不利的桂枝汤证，皆在于卫气司开合功能的失职。

营卫如夫妻，卫动营随，病则造成营卫的分离与不谐。

（4）主天人相应

天人相应是生命活动本质的轨迹和最主要的目的。

从精气角度看，人体天人相应则有五脏阴精大循环和营气卫气小循环的不同。五脏精气与天相应为季节律，春夏秋冬对应肝心肺肾，每脏各王一季，此种相应在《内经》前九篇中多有论述，这种天人相应是人体脏气流转的根本动力，《灵枢·本脏》："五脏者，所以参天地，副阴阳，而连四时，化五节者也。"

营卫之气尤其是卫气与天气的呼应是以日为单位，构成了人体一日之阴阳、寤寐与一日春夏秋冬的转化，具体论述分别在《灵枢·营卫生会》和《生气通天论》中。《灵枢·营卫生会》："卫气行于阴二十五度，行于阳二十五度，分为昼夜，故气至阳而起，至阴而止。故曰日中而阳陇，为重阳，夜半而阴陇为重阴，故太阴主内，太阳主外，各行二十五度分为昼夜。夜半为阴陇，夜半后而为阳衰，平旦阴尽而阳受气矣。日中而阳陇，日西而阳衰，日入阳尽而阴受气矣。"《生气通天论》："故阳气者，一日而主外。平旦人气生，日中而阳气隆，日西而阳气已虚，气门乃闭。"

2. 卫气的循行分布

卫气循行的特点：①昼阳夜阴。卫气昼行于阳二十五度，夜行于阴二十五度。出入人体内外之处是在足太阳经的目内眦与足少阴经的内踝之下（睛明穴与照海穴）。②卫气白天循行于阳经、手足末端、皮肤分肉之间，不以营气十二经顺序为常。③目的张合、寤寐与卫气运行有关，要在于足太阳经与足少阴经。④卫气主天人相应的小循环，以日为周期，一日而分四时，出、布、收、藏。

卫气循行不同于营气，循环流注不以十二经顺序为度，常居四肢末端、皮肤分肉之间。《灵枢·邪客》："卫气者，出其悍气之慓疾，而先行于四末分肉皮肤之间而不休者也，昼日行于阳，夜行于阴，常从足少阴之分间，行于五脏六腑。"临床上卫气之病多急症、重症、暴病，治卫气应该以肢节四末、头项后背为主，进针不宜过深，浅表即可。

卫气白天由阴出阳，始于足太阳经睛明穴，沿足（手）太阳经、足（手）少阳经、足（手）阳明经的顺序布散；夜间由阳入阴，从足少阴肾经内踝之下入内，周于五脏。《卫气行》："是故平旦阴尽，阳气出于目，目张则气上行于头，循项下足太阳……下手太阳……下足少阳……注足阳明。其至于足也，入足心，出内踝，下行阴分，复合于目，故为一周。""阳尽于阴，阴受气矣。其始入于阴，常从足少阴注于肾，肾注于心，心注于肺，肺注于肝，肝注于脾，脾复注于肾为周。"

三、营卫之要

营卫一体，和而不同，分而不离，如影相随。二者虽然功能特点、循行分布不同，但是二者时时会通、夜夜合阴、日日大会、相随贯通，营卫和谐而相互交通交会是生命生生不息、阴阳一体不可分割、天人相应正常完成、阴精阳气生藏化用的关键，二者之间的失常、分离与不能交贯是人体患病的主要原因和疾病的主要病机。

（一）营卫相随，可分不可离

营卫如夫妇，一体和合，卫阳营阴，阳动而阴随，阴涵而阳潜。

"阳在外阴之使也，阴在内阳之守也"，这是阴阳之间的根本原则，也是营卫之间的根本原则。《灵枢·动输》："营卫之行也，上下相贯，如环之无端。"《灵枢·胀论》："卫气之在身也，常然并脉循分肉，行有顺逆，阴阳相随，乃得天和。"说明营卫之气虽运行路径各异，功能不一，然二者源同流异，本为一气，性分为二，相互为用，相通相随，不可分离。《灵枢·卫气》言："阴阳相随，外内相贯。"这是认识营卫生理病理的重要原则，营卫的分离与不和是导致人体患病的重要原因。

《伤寒论》认为营卫的不和与分离是太阳病的重要病机："病常自汗出者，此为荣气和。荣气和者，外不谐，以卫气不共荣气和谐故尔。以荣行脉中，卫行脉外，复发其汗，荣卫和则愈，宜桂枝汤。""发汗多亡阳，谵语者，不可下，与柴胡桂枝汤。和其荣卫，以通津液，后自愈。""荣卫不能相将，三焦无所仰，身体痹不仁。"

（二）营卫会合

营卫之常，不但在于二者特点各异，循行道路各有不同，更在于二者生理上时时处处呼应相随。同时，二者必须定期在特定位置交会贯通。卫气通过穴位、分肉、合阴、大会和营气时时、日日、夜夜交会贯通。二者和谐同步、如影相随、分而不离，共同完成生命的阴阳相贯、阴阳融合。

1. 生命之重、阴阳之要皆在于"合阴"

夜半阴阳大会而营卫合阴，此生命养精、养神妙要之时。"心者，生之本也""精者，身之本也"，阳生阴长、阳杀阴藏，万物皆日用而夜长，精生于夜而用在日。

《灵枢·营卫生会》："人焉受气，阴阳焉会，营安从生，卫于焉会，老壮不同气，阴阳异位，愿闻其会……夜半而大会，万民皆卧，命曰合阴，平旦阴尽而阳受气，如是无已，与天地同纪"，《类经》云："大会，言营卫阴阳之会也。营卫之行，表里异度，故尝不相值；惟于夜半子时，阴气已极，阳气将生，营气在阴，卫气亦在阴，故万民皆瞑而卧，命曰合阴。合阴者，营卫皆归于脏，而会于天一之中也"。"天一"者肾水也，人一身一生之根本，"会于天一之中"即归根，归根则得养得藏。此段不藏，阴精不收，肝发陈无源，虚热内起，虚劳之因。夜半熬夜日久，往往精亏神乏，舌绛而暗，精不足而神不藏，烦躁易怒，久之必五脏精气亏损为病而成重疾。

营卫功能特点各不相同，各行其道。然营卫如夫妇，阴阳必需相合，每日必得相会，这是生命的根本。每日营卫大会在于夜半以后，此段时间对于生命至关重要，是生血气、化阴精的关键，是后天转先天及天人相合最重要的时段。此段时间不眠，即便白天补觉，人体的阴精也不可能得到充足补充，久之阴精匮乏，由此而引起的疾病性质较其他疾病会严重的多。现代人上夜班、熬夜成习者甚多，久之病涉及五脏，多棘手而难治，早衰之因也。

"卧，则血归于肝"，肝于夜半生血气、化阴精。

2. 营卫晨起"大会"于手太阴

（1）营卫晨起"大会"于手太阴

内藏外象，寸口所呈，乃一身精气神之状、气机升降出入之象、正邪斗争之况，以此成医家决生死之处。其中，营卫每日大会于寸口，寸口藏一身之信息而成凭脉决生死的生理基础。如《灵枢·营卫生会》："营在脉中，卫在脉外，营周不休，五十度而复大会。常与营俱行于阳二十五度，行于阴亦二十五度一周也。故五十度而复大会于手太阴矣。"《难经·第一难》："十二经皆有动脉，独取寸口，以决五脏六腑死生吉凶之法，何谓也？寸口者，脉之大会，荣卫行阳二十五度，行阴亦二十五度，为一周也，故五十度，复会于手太阴。寸口者，五脏六腑之所终始，故法取于寸口也。"

（2）诊脉贵晨

脉学从《内经》之三部九候、尺肤脉等逐渐演变到《难经》以及后世的"独取寸口"，经历千年而成医家诊病之法规是有其合理性一面的。"独取寸口"的生理基础就在于营卫夜晚遍行五脏六腑、全身内外，晨起而大会于手太阴，这样寸口之处，经过一夜的循行，未受白天情绪、饮食、活动等干扰之前，汇聚全身各处最真实的信息，故晨起时段最能反映脏腑精气神、正邪斗争当下的状况。《内经》言中医诊脉贵在于晨，道理也在于此。

3. 穴位为营卫、血气交会之处

经络者，营卫之所居；血脉者，亦营卫与血共居之地。《脉要精微论》："夫脉者血之府也。"《灵枢·经脉》："脉为营"。《灵枢·决气》："壅遏营气，令无所避，是谓脉。"

营卫、血气日日时时交会之处，就是穴位。"节之交，三百六十五会，知其要者，一言而终，不知其要，流散无穷。所言节者，神气之所游行出入也。非皮肉筋骨也。""营卫者，精气也，血者，神气也。"腧穴之处非但是人之神气即血气出入之地，同时还是水谷精气即营卫之气出入之地，故人体穴位所在之处就是营卫、血气交会之处，通过对经络腧穴的推拿、导引、针灸等刺激，就可以调节营卫和血气，进而调和人体阴阳。《素问·气穴论》："孙络三百五十穴会……以通营卫。""肉分之间，溪谷之会，以行营卫，以会大气。"

《灵枢·九针十二原》认为，针灸的目的就是通过在人体体表血气出入、营卫交会之处施以针刺，来调节人体阴阳之偏差、营卫之不协、血气之不和以祛邪治病，"欲以微针通其经脉，调其血气，荣其逆顺出入之会"。仲景在《金匮要略》亦明示，针乃通调阴阳之术，"血痹病从何得之？师曰：夫尊荣人，骨弱肌肤盛，重因疲劳汗出，卧不时动摇，加被微风，遂得之。但以脉自微涩，在寸口、关上小紧，宜针引阳气，令脉和，紧去则愈。"

（三）营卫会通的意义

通过营卫的运行和交会贯通，将人体与天地以及人体内部气化结构的各个部分联系成了一个有机整体。营卫二者相互协调，化生血气、分泌津液汗、转化五脏阴精，又把后天精微与五脏阴精联系在一起，构成生命了独有的精气神体系。营卫是精气神的物质基础，营卫会通是阴阳一体、互根互用的关键，营卫的失和分离是人体疾病产生极为重要的病因和病机。

营卫会通包括几个方面的内容：①营卫各自循行道路通畅，周而不息；②营卫之间无时无刻不进行着相互交贯，并通过"大会"、"合阴"、"节之交"等完成人体的阴阳和合，内外相通；③营卫如影相随，卫气趋外，营气随之，卫气趋内，营气涵之；④疾病状态，卫气趋外，营气不能内守，就随汗出而外泄，即桂枝汤脉浮而弱之理，外邪人侵，卫气外闭，营气郁闭而生痈肿，即千金苇茎汤所治肺痈之理，"开阖不得，寒气从之，乃生大偻。营气不从，逆于肉理，乃生痈肿。"（《生气通天论》）。

《内经》中反复阐明营卫通畅、会通对人体的重要作用，这种交会融通是五脏精神之所能藏、先后天互生一体、生命生生不息的重要前提。营卫的交贯运行、相伴相随使人体阴阳得以平秘，在天人相应之下水谷、气血、精神的化生转换有章有序，如此机体才得以成为一个完整的整体。如《灵枢·天年》："五脏坚，血脉调和，肌肉解利，皮肤致密，营卫之行不失其常，呼吸微徐，气以度行，六腑化谷，津液布扬，各如其常，故能久长。"《灵枢·五味》："谷气津液已行，营卫大通，乃化糟粕，以次传下。"《灵枢·营卫生会》："壮者之气血盛，其肌肉滑，气道通，营卫之行不失其常，故昼精而夜瞑。"

四、从《岁露论》看卫气在体内流注的规律

从《卫气行》《营卫生会》中可以看出卫气循行分布的特征：不循常道、行于脉外，昼外夜内、昼阳夜阴，一日一夜五十营。除此之外，在《内经》中还有一段关于卫气循行流注的论述，对于开拓临床治疗思路大有裨益。

《灵枢·岁露论》以疟病为例探讨了卫气循行的另一种方式，即在体内以月为单位围绕督、冲脉进行循环流注，即"卫气之行风府，日下一节，二十一日下至尾底，二十二日入脊内，注于伏冲之脉，其行九日，出于缺盆之中，其气上行"。很多人仅将此篇当作论述疟病的专篇，现在疟病已不常见，故认为此篇无太大价值，常常被忽略。其实这篇通过外邪与卫气的斗争，反映了卫气循行的一些独特的节律、部位和特点，对于很多由外感邪气所引发的重病，如痹病、多发性神经根炎、重症肌无力，以及营卫失常引发的疾病，如痈疽等，都有很好的治疗启示作用，值得我们深入学习。其中，对针灸临床的启示是：相关疾病应在任督脉和冲脉上进行探查，找出敏感点后进行相应针刺、艾灸、放血等治疗。

《灵枢·岁露论》以疟病为例，阐述了卫气行于身体中的规律，涉及卫气开合的部位、时间节律和与邪气争斗的特点，具体探讨如下。

（一）风府为卫气大会之处

风府穴为卫气自身大会之处，同时也是太阳经通脑之处。

1. 卫气自会于风府

前文已论，卫气与营气的交会贯通是营卫生理功能正常的关键。卫气除与营气通过"大会""合阴""节之交"等相会之外，每日还自会于风府。卫气会于风府，则腠理开泄，卫气的司开合是从风府穴起。"卫气一日一夜，常大会于风府，其明日日下一节，故其日作晏，此其先客于脊背也。故每至于风府则腠理开，腠理开则邪气入，邪气入则病作……卫气每至于风府，腠理乃发，发则邪入焉。"

2.《伤寒论》中的相关认识

《伤寒论》太阳病篇中，针对邪气在表，针灸取穴选用风池、风府以及足太阳经、督脉所属诸穴，所选诸穴和针灸教材中所用外关、合谷及肺经诸穴治疗外感病大不相同。"尺寸俱浮者，太阳受病也，当一二日发。以其脉上连风府，故头项痛，腰脊强……太阳病，初服桂枝汤，反烦不解者，先刺风池、风府，却与桂枝汤则愈……太阳与少阳并病，头项强痛，或眩冒，时如结胸，心下痞硬者，当刺大椎第一间、肺俞、肝俞。"

太阳主表，太阳乃心肺之气布散之处，太阳之位就是卫气所充、所出、所行之处。另外，太阳和督脉关系密切，太阳通督脉为诸阳主表，太阳交通督脉入脑就在风府穴，《素问·热论》云："巨阳者，诸阳之属，其脉连于风府，故为诸阳主气也。"

（二）卫气以月为单位进行流注

前文已述，卫气应天以日为单位在体内按照阴阳、内外流注。除此之外，卫气还以月为单位在体内进行流转。

卫气以月为周期，沿人体腹背流注，在阳沿脊柱而下，在阴则沿冲脉入腹而上。"卫气之行风府，日下一节，二十一日下至尾底，二十二日入脊内，注于伏冲之脉，其行九日，出于缺盆之中，其气上行，故其病稍益至。其内搏于五脏，横连募原。"

疟病之邪与风邪等六淫之邪并无太大差别，只不过风气所留止的位置较固定，疟则定时出入人体腹背阴阳内外。"夫风之与疟也，相与同类，而风常在，而疟特以时休，何也？岐伯曰：风气留其处，疟气随经络，沉以内搏，故卫气应，乃作也。"故临床上与外感相关疾病以及营卫失常的疾病，皆可参考其特点进行相应治疗。

五、《内经》中营卫失常疾病的分析

（一）酒病与营卫

酒病，湿热之病，营卫之病。

酒，水谷之精华，营卫，亦水谷之精微；酒，其性彪悍滑利，卫气"水谷之悍气"，其性亦慓疾滑利。二者性质及特点非常近似，酒入身体似卫气，先行皮肤、四肢末端而后充络脉，大量饮酒的结果，某种程度上就是人为地增加了身体卫气的比重。卫气过盛，造成人体营卫失衡，营卫如夫妻，卫盛在外及四肢末端，营气随之亦趋外，卫气盛则开合失司而多汗，营气随卫气外泄，久之也会导致阴精的亏损，这是酒病中后期病机的关键。

酒病患者初期往往卫气充盛，外热、上半身热、手足热而多汗（以手足和上半身常见）；中期湿热内蕴与脾胃虚寒并见，因营气、卫气趋外而内里空虚，故湿热蕴中的同时往往又伴见脾胃畏寒而腹泻；营气随卫气外泄，则不能居脉中化血充经以营五脏六腑，久则阴精化源枯竭而精亏疲乏，后期往往损及肝肾之阴而早衰，见疲乏无力、记忆力及性功能减退等症状。酒病之治，初以清卫分之热，养营阴为主；中以清湿热，兼温脾胃为主；久则在清湿毒的基础上，补益肝肾为主。初期、中期以泻心汤合茵陈五苓散去桂枝、生姜加葛根为主；久则以肾气丸合肾四味等加减；酒家外感风寒者，如醉酒露天夜卧而导致如面瘫、神经麻痹等，宜羌活胜湿汤加减。

1. 酒的特性

（1）酒本水谷之精，和营卫之气同源

酒本水谷之精，与营卫之气同源，同源则化同，可并入营卫之中。《素问·汤液醪醴论》中记载，醪醴乃以五谷酝酿而成，如"为五谷汤液醪醴奈何？岐伯对曰：必以稻米"。《灵枢·论勇》："酒者，水谷之精，熟谷之液也。"

（2）酒性剽悍滑利，功能近似卫气

《灵枢·营卫生会》："酒者，熟谷之液也，其气悍以清。"《灵枢·论勇》："酒者，水谷之精，熟谷之液也，其气悍。"《素问·腹中论》："酒气盛而悍。"酒有卫气之性，二者同以水谷为源，酒入则行卫气之道，兼有卫气之用。故《灵枢·经脉》："饮酒者，卫气先行皮肤，先充络脉，络脉先盛，故卫气已平，营气乃满，而经脉大盛。"

酒者少饮可和血脉、行营卫，多饮则卫气充盛异常而导致营卫分离，久之营阴耗损、阴精亏虚，百病之根也。

2.《内经》中酒病

《内经》中涉及的酒病有酒风、热厥、漏风等，《伤寒论》中有酒疸等。酒病初期以湿热者多，多位于上焦、中焦，病机为卫气充盛，三焦、脾胃不和；中后期肝胆湿热，脾胃虚寒，营卫分离，阴精亏耗，肝肾受损，或湿热成毒，或阴损及阳。

（1）热厥

《素问·厥论》："帝曰：热厥何如而然也？岐伯曰：酒入于胃，则络脉满而经脉虚；脾主为胃行其津液者也，阴气虚则阳气入，阳气入则胃不和，胃不和则精气竭，精气竭则不营其四支也。此人必数醉若饱以入房，气聚于脾中不得散，酒气与谷气相薄，热盛于中，故热偏于身内热而溺赤也。夫酒气盛而悍，肾气有衰，阳气独盛，故手足为之热也。"

这段是关于因酒致病机理的重要论述。酒为水谷剽悍之气，性同卫气，入胃则先达皮肤分肉、四肢末端，营卫如夫妻，卫气趋外必营气相随，营不内守而外出，就会化津液而为汗。营气外出，不居脉内，络脉满而经脉虚。人体精微物质基础为营，营随卫出，化汗而泄，久之则营阴虚损，无营气入脉以化血、入经以充经，则五脏之阴精必无化源，日久精气竭而肝肾气衰。营卫皆趋向于外，酒热之气独居在胃中，此热为热邪，酒气与谷气相薄而胃不和，多以寒热错杂、湿热与阴虚并见为主。同时，饮酒多必见脾胃虚寒，盖因卫气趋外不能温中，胃中寒是也。

（2）漏风

漏风之病，亦酒病之一。因酒气有卫气之性，盛则开合失司，汗甚多而恶风，似风邪之证，故曰漏风，亦名酒风。《素问·风论》："饮酒中风，则为漏风……漏风之状，或多汗，常不可单衣，食则汗出，甚则身汗，喘息恶风，衣常濡，口干善渴，不能劳事。"《素问·病能论》："有病身热解堕，汗出如浴，恶风少气，此为何病？岐伯曰：病名曰酒风。帝曰：治之奈何？岐伯曰：以泽泻、术各十分，麋衔五分，合以三指撮，为后饭。"

饮酒之后，相当于人体卫气大增，卫气盛则开合失司，汗出而泄，故见汗多、恶风。汗为营卫之精华，汗出久其人必疲劳精亏，故见少气。

（3）伤肝血枯

酒气入身，胃气不和，肝胆横浮，酒病日久，酒毒积癖，湿热蕴结。血、气与酒毒湿热相互搏结，聚于胁下，积聚成癖，久则肝精亏血燥，如《灵枢·论勇》："酒者，水谷之精，熟谷之液也。其气慓悍，其入于胃中，则胃胀，气上逆，满于胸中，肝浮胆横。"

3. 治疗

现代人频于应酬，饮酒过多，各种相关疾病层出不穷，严重影响身体健康，实为百病之因。

酒伤、酒病初期症状为手足热，上半身汗多或手足汗多，大便黏腻不爽。久则湿热成毒，郁结肝胆，营卫趋外，外热内寒，湿热伤阴，肝肾精竭。《内经》治疗以泽泻、白术为主。

思《伤寒论》泻心汤之方暗合此道，故拟以泻心汤合茵陈五苓散去桂枝生姜加葛根为主方应对此病。去桂枝者，酒家不喜甘故也。酒病久者，必于肝肾上找寻，肾气丸合肾四味等加减是较好的组方。众酒病之久者，皆因补肾而获功。

（二）寤寐之病与营卫

寤寐之病的病机，在《内经》中有较详细的论述，《灵枢·营卫生会》："黄帝曰：老人之不夜瞑者，何气使然？少壮之人，不昼瞑者，何气使然？岐伯答曰：壮者之气血盛，其肌肉滑，气道通，营卫之行不失其常，故昼精而夜瞑。老者之气血衰，其肌肉枯，气道涩，五脏之气相搏，其营气衰少而卫气内伐，故昼不精，夜不瞑。"《灵枢·邪客》："夫邪气之客人也，或令人目不瞑不卧出者，何气使然？卫气昼日行于阳，夜行于阴，常从足少阴之分间，行五脏六腑，今厥气客于五脏六腑，则卫气独卫其外，行于阳，不得入于阴。行于阳则阳气盛，阳气盛则阳桥陷，不得入于阴，阴虚，故目不瞑。"

天人同构同步。日出目开，卫气外出行阳，人动作活动；入夜目合，卫气内潜入阴，温养五脏，阴抱阳以化精安神。寤寐之要，在于营卫之气充足、营卫交会贯通、营卫之道顺畅。寤寐之理，可以统之以营卫。症状虽杂，不外内外之因导致营卫衰少与失衡；治法虽繁，不越畅通道路、调营卫以复阴阳之和。人气应日之变在卫，卫之本在营，若营卫充足，通道畅通，分而不离，交会贯通，则卫气昼行于阳，夜潜入于阴，人寤寐正常。

人睡眠总的机制为阳入阴，不寐的病机为阳不入阴。但是影响阳入阴的因素众多，六经之病皆可令人阴阳失调而阳不入阴。内外之邪阻塞通道、精神情志异常或血气精气衰减导致营卫分离，都会使阳不入阴而生寤寐之病。平治之法，《内经》以半夏秫米汤治疗营卫通道之不畅："夫邪气之客人也，或令人目不瞑不卧出者，何气使然？治之奈何？伯高曰：补其不足，泻其有余，调其虚实，以通其道，而去其邪。饮以半夏汤一剂，阴阳已通，其卧立至。"老年人"气血衰，其肌肉枯，气道涩，五脏之气相搏"，可导致"营气衰少而卫气内伐"，五脏精气的不足、阴阳的偏失是老年人昼不精、夜不寐生理变化的本质，所以中老年人应以补肝肾、调营卫以调整睡眠，临床治疗可以用桂枝加龙骨牡蛎汤为主，虚者合肾气丸、补中益气汤等，辨证之要需分清病在营卫、阴精、血气之不同。外感病患者，因卫气奋争在外而营卫分离，多伴有眠差或失眠。"胃不和则卧不安"为营卫出入通道受阻，土为人体气机升降必出之地，不论阳明不降，还是太阴寒湿，停滞在中都必然会影响阴阳气出入身体内外的通畅，导致阳不入阴而失眠。

经络而言，阴阳跷脉是卫气转入、转出人体的桥梁。阳跷脉以足太阳经为主干，为足太阳之别络；阴跷脉以足少阴经为主干，为足少阴经之别络。足太阳经、足少阴经，表里一经，是心肾一体的表达；阴跷脉、阳跷脉，内外一气，是水火既济的体现。《灵枢·寒热病》："入脑乃别阴跷、阳跷，阴阳相交，阳入阴，阴出阳，交于目锐眦，阳气盛则瞋目，阴气盛则瞑目。"人体目之开合在于卫气，在于阴阳跷脉，在于足少阴肾经和足太阳膀胱经，太溪、照海、申脉、睛明等穴位为临床治疗寤寐之病的要穴。白天之主在足太阳经，入夜之主在少阴肾经，年老体衰者往往寐多、易醒而神疲，阴气不足不能涵阳是也，"少阴病，脉微细但欲寐"。另外，临床上还要明了少阳不寐在于气结而惊悸，神气浮于人体上外。

关于营卫血气与人体生理病理的记载，在《内经》中不胜枚举，对于临床诊断治疗、病机认识有非常重要的价值，值得深入挖掘。

（三）痈疽与营卫

《内经》中的痈疽病相当于后世的疮疡病。痈疽的形成，《内经》认为病因是风寒之邪侵入营血、郁而化热、热腐肌肉而为肿为脓，多发于皮肤、肌肉腠理之处，甚则深入骨髓。

痈疽病机是营卫分离。卫郁于外，营滞于内，营血瘀滞而为痈、为脓。血气营卫，周流不休，外邪阻碍于经脉血络，则血气营卫循行之道不通，卫郁则热，营气逆滞，湿热血瘀聚而化脓，以成痈疽。《灵枢·痈疽》："夫血脉营卫，周流不休……寒邪客于经络之中则血泣，血泣则不通，不通则卫气归之，不得复反，故痈肿。寒气化为热，热胜则腐肉，肉腐则为脓。"《素问·生气通天论》："开阖不得，寒气从之，乃生大偻。陷脉为瘘，留连肉腠，俞气化薄，传为善畏，及为惊骇。营气不从，逆于肉理，乃生痈肿。"《灵枢·玉版》："病之生时，有喜怒不测，饮食不节，阴气不足，阳气有余，营气不行，乃发为痈疽。阴阳不通，两热相搏，乃化为脓。"

除此之外，饮食不节、过食辛辣鱼虾羊肉等也是导致痈疽发病的重要因素。《异法方宜论》："故东方之域，天地之所始生也。鱼盐之地，海滨傍水，其民食鱼而嗜咸，鱼者使人热中，盐者胜血，故其民皆黑色疏理。其病皆为痈疡。"

治疗上，实证者可以四妙勇安汤合大黄黄连泻心汤加减；虚证者多以卫气虚多见，四妙勇安汤合黄芪桂枝五物汤加减。

第五节　阴精阳气之要

"阴者藏精而起亟，阳者卫外而为固""积阳为天，积阴为地""寒极生热，热极生寒"。

从内外结构上看，人体有阴位、阳位之分。外为阳位，内为阴位；背为阳位，腹为阴位。五脏之中，心肺居阳位，肝肾脾居阴位；背为心肺气化分布之处而为阳位，腹为肝脾肾气化分布之处而为阴位。从精气上看，居阴位之坎肾，又内含阳根，阳根动而外出，精化气布散在阳位，肾领肝脾以有阴升；居阳位之离心，又负阴根，阴根动而内降，气化精而藏于阴位，心领肺以有阳降。"外阳内阴"是气化后结构的模式，"负阴抱阳"是生命生生的模式。

狭义上讲，五脏阴精阳气而言，"藏精起亟""合心于精"为抱阳合一之式；广义上讲，五脏精气为阴，营卫之气为阳，营卫内含于五脏阴精之中为抱阳合一之式。

一、负阴抱阳

老子在《道德经》中所言万物的阴阳模式为"负阴抱阳"，如"万物负阴而抱阳，冲气以为和"。《内经》中又有言阴阳模式为"阳外阴内"和"阴者藏精而起亟，阳者卫外而为固"。二种模式看似不同、彼此矛盾，其实本义一也。二种模式之间如何认识、有何关系，对认知生命、认知中医意义重大。

阴阳有位和根的不同。位置上，在外为阳，在内为阴，阳气由阴精化出而布散在外，以成阳位；阴精由阳气收降而静藏在内，以成阴位。生命上，阳气从阴精中化出，阳气又以时时归阴，涵养在阴精之中为要。阴精沉静，其中内含阳根，阳根内动，阴精化阳，阳气从阴精出而布散在外为用，而后阳气由外而入内复归于阴精为养。故从精气神的角度，既有"阳外阴内"分布的模式，又有"负阴而抱阳"生生的模式，前者为用、为化，后者为本、为根。

卫气根于肾。生命的活动，以卫气为例，白天卫气出于外，晚上潜入于内。白天目睁卫气由内出外，卫气大部分在外，小部分在内；入夜由阳潜入于阴，少部分在外，大部分在胸腹五脏之内。故人白天穿衣少但夜间需衣被多，无他，卫气随眠而潜入于内，体表卫气少之故也。白天和衣而睡很容易感冒，也是因为如此。

生理状态下，精足则阳气能被健康涵养。病理状态下，阴精不足，不能涵阳，阳根动而虚热从阴出，出则循手足阴经而上，见手足心热、咽喉肿痛等，同时又见中焦虚寒（阴中之阳本居内而温内，出则不得入内，内不得温而寒），久则形成上热下寒、外热里寒，甚则阴损及阳、阴阳两虚的病证。消耗阴精就是消耗人生的根本，阴精中藏生命的天定之数、天年之数，天数早竭乃早衰之因。

《金匮要略》中的虚劳病为阴精亏虚、虚热外溢之病，《伤寒论》厥阴、少阴病也属典型精气不足之病。

二、阴精阳气之间，以阴精为本

人身用之主在心、在阳气，人身之根本在肾、在阴精，阳气化出于阴精并以阴精为本。

（一）《内经》中阴精阳气关系的重要原则

"阴者藏精而起亟，阳者卫外而为固""阳在外阴之使也，阴在内阳之守也"。这两句话是生命状态下人体阴阳关系的重要原则，贯穿始终。这两句话的意思是阳气为阴精所化、是阴精所出，阴阳之间以阴精为本。同时，阳气护卫有力以及不过度亢奋和外用，是阴精内守为固的关键，也是阴精不外泄以尽天年的关键。

阴阳一也，阴精阳气一也。

1. 阴者藏精而起亟，阳在外阴之使也

这两句话说明阳气为阴精所化，阳气之本为阴精。

"阴者藏精而起亟。"起，扶持、支援；亟，《广韵》《集韵》均解释为"频数也"，屡次之意。起亟，这里指阴中之阳根萌发，化阳为用。阳主动、阴主静，阴精以收藏内守为主，然人体"起亟"之始点是从阴精中开始，即坎中真阳。肾为坎象，生命整体也是一坎象，"阳在阴之内，不在阴之对"。

"阳在外阴之使也。"使者，从也。阳气为阴精所化所养而为其使，其主在阴精。阳气卫外为其天职，因天人相应之需而与外界应答外出，终成阳气之名之用，"是故阳因而上，卫外者也"。

2. 阴精阳气之间，以阴精为重

阴阳之间，阴精为生命之本。《金匮真言论》："夫精者，身之本也。"然生命

之精，非为纯阴而是阴中含阳。

阴精阳气之间，以阴精为重。阳气自阴精化出，阴精阳气之间，阴精为本。

阴精阳气之间，以阴精为重。古人用词非常讲究轻重顺序，往往将最重要、根本者放置于前，如天地、上下、乾坤等。从生命而言，则是阴性者在前、阳性者在后，如阴阳、精气、精气神、脏腑、血气、营卫、水火等。生命已为后天，后天异于先天。

阴精阳气之间，以阴精为重。"阳气者，若天与日，失其所，则折寿而不彰。"所，处也，天为日之所、阴为阳之所、精为气之所。离日为阳，处所为天，天为日之根本。人体阳气之处所在阴精，此生命之本来面目。阳气如不能平静内涵，或神惊气浮，或邪侵于外，或过度为用，皆可引起阴气波动，消耗人身阴精，故曰"阳强则不能密"。

3. 阳者卫外而为固，阴在内阳之守也

（1）阳卫外而为固

"阳者卫外而为固也。"为固之目的，固阴精也。

阴精之动、之泄、之耗，皆在于阳气卫外功能的异常。生理状态下的阳气阴精关系应该是"欲如运枢"，即阳气含在阴内而不过度亢奋，就像门轴在门臼中转动一样，不应该是脱离的状态。

阴阳之病，皆在于阴阳之失衡。阴阳如夫妻，阳动阴必随，阳强者，如邪与卫争在表，阳气过度兴奋而聚外，营随卫走，汗出而精随气出，阳强者阴精必外泄，即桂枝汤"卫强营弱"之本意、"阳浮而阴弱"之内涵。强者，盖因邪气盛，卫气趋于外；弱者，营随卫动，营气不内守，营阴损耗为弱。病，初以汗出，中以营弱，终以精亏。病到阴精损耗之时，名之为虚劳，治在《金匮要略·虚劳病》中，此篇初以桂枝汤，中以桂枝倍芍药汤（小建中汤），继之以肾气丸、薯蓣丸，三步之法应三步之变。

（2）阴在内阳之守也

"阴在内阳之守也。"此言阴精内守，全凭阳气之正常。所指有二：一则阴精内敛，必靠阳气安静不张，阳气因邪、因情绪波动、因思虑过度为用、因营卫之道不畅，都会奋争于外，阴精必随之波动而趋于外泄；二则五脏精气之生藏化用、六腑之转味入出等皆需阳气的鼓动，阳气足才能营卫血气化生充足，才能气机升降出入正常，才能卫外防止阴精的外泄，故人身运化首重阳气。

临床中如不分虚实、寒热、阴阳，一味地重阳就会犯机械教条之病。《伤寒论》三阴病为五脏精气之病，皆有寒化、热化之分，仲景寒化以温补温通为主，热化则以滋阴清热为主。《金匮要略·虚劳病》中诸方证皆是阴精不足为本，皆需阴中求阳而不可一味温阳重阳。重视阴精和重视阳气是没有矛盾的，是从本和化不同角度的认知。

就阴精阳气之间而言，阴精为本。

（二）阳气者，精则养神，柔则养筋

这句话出自《生气通天论》，意思是阳气处于精的状态才能养神，处于精的状态才能柔而养筋。

1. 精则养神

"精则养神"，指阳气处于精的状态才能养神。何为精的状态？精为阴精，主在肾。《素问六节藏象论》曰："肾者，主蛰，封藏之本，精之处也。"阳气处于阴精的涵藏中，即"负阴抱阳""水中含火"的状态，才是精的状态，神才能得养。神本在精中，阳气张扬于外，则神用过度，久之一定神疲而不精。

良好睡眠是最好的养神、养阳、养精的方式。夜间卫气潜入体内，阳气休息，阴气主导，阳含在阴中，经过一夜的休息，人体先天对后天进行信息的复原和修复，晨起则神清气爽。晚上睡眠不佳，阳气不藏，浮动而惊，梦多易醒，神不得养，白天往往神疲无力。有些人长期上夜班，即便白天补觉也是经常感觉疲劳无力，原因在于睡眠不仅仅涉及时间长短的问题，而且白天、晚上的睡眠有本质的不同。人与天地相应，夜间自然界中阳气潜藏，阴气渐起，人卧能得天地合阴大模式的帮助而养精养神，效率倍之；逆者，白天睡觉而天气沸腾，人不能得天地之气的帮助反而受其牵扯，阳气与神不能深藏于精中，即便睡眠的时间有了，精神也不会得到很好的涵养。

2. 柔则养筋

"柔则养筋"，指阳气处于柔的状态就可以外养于筋。何为柔的状态？《说文》："木曲直为柔。"曲直者，曲伸活动之意。人动则生阳，静则生阴。自然界春夏阳气生发，万物曲直，柔展向外，秋冬则阴气主政，万物静藏向内。"柔则养筋"指明，如人希望阳气生发正常，平时一定要配合适当的锻炼，这样才能阳气旺盛，精力充沛。华佗创五禽戏教人常活动筋骨，久之就能使经络畅达而气血流通，阳气生生。现代人久坐久静，过度饮食而又乏于劳作，身体阳气生发不畅，又过食肥甘，阳气不足无力化之久成痰湿。

第六节　从一生的生命周期跨度看生命之演变

论先后天，经典的有先后天八卦之说。就中医学而言，受精卵形成到胎儿出母体之前也可定为人的先天阶段，出母体之后可定为人的后天阶段。先天阶段为天道做主，后天阶段为人道即位。后天阶段中，天道已成背景，但仍为后天之主导。

一、余气

任何状态都有个延续的过程，为余气。例如，冬至是太阳距地球实际距离最远的时日，但是温度最寒冷的时间却是在三九，约延后一个月左右；夏至是太阳距地球最近的时日，但是温度最热的时间却是在三伏，约延后一个月左右，这种位已过而气仍盛的状态就是余气的表现。

婴儿在 0～3 岁虽然已经出母体，肺和胃肠消化系统已经启用，但是精神状态、睡眠、习性及功能气化还是延续先天的状态，这段时间还是先天做主。其特点为天真之性，懵懵懂懂，成人的利害、取舍、喜怒等还不强烈，一切都是本性做主，这个阶段护理得当婴儿身体较少生病。3～12 岁，初识人事，情感逐渐丰富，肺和消化系统充分和自然环境磨合阶段，人神逐渐立位。这个阶段除了先天本身疾病外，机体最容易出现外感和胃肠系统疾病，三阴三阳中阳明、太阴、太阳病多见，处于先后天转换之间的阶段。12 岁以后，天癸至，人神渐长，太阳独大，肺主治节和脾胃消化系统功能得到进一步完善和巩固，至此真正转入后天阶段，先天渐渐隐藏在内但仍为人身功能气化的主线。

二、生命的演变过程

父母两精相搏形成受精卵以后的一段时间，这时候基本没有各种器官的形成，纯粹处于生命的先天阶段，先天之精涵养元神，《灵枢·本神》："生之来谓之精，两精相搏谓之神。"

然后第三个月以后，基本上重要的器官如心、肝、肺、肾、胃、肠等逐渐形成，胎儿也逐渐有了情感活动，但是胎儿的新陈代谢完全是通过脐带、通过血液运输完成，胃肠系统和肺等脏器功能基本上处于休眠状态。这个阶段也就是逐渐从两仪分为四象阶段，但依然是先天状态，胎儿所需的阴精阳气通过血液所载营养成分完成。

怀胎十月，呱呱坠地，人形已备，进入后天。从功能上看，婴儿与子宫中胎儿最大的区别有两个：一是胃肠等消化系统迅速启用，从此人体需从自然界摄取外源性营养物质，以代替脐带通过血液从母体摄取营养成分；另一个是肺"主治节"功能的启动，胎儿脱离母体，哇哇大哭，标志着肺脏功能的开始启用。这里的肺脏，不但担负呼吸交换的任务，更主要的是人体从此脱离母体相对恒定的环境，自己要独立适应自然界气候的变化，从此肺要发挥阻遏太阳之气、治节分配营卫血气到全身各处、肃降阳气以生阴精的作用，并调节自身所有器官以适应和完成天人相应的任务。天人相应主要是在心肺一开一合主导下完成的，心肺的功能和气化之位统归六节中太阳。至此，生命完成了从先天到后天的初步转变。

这种转换不是瞬间完成的，是个渐进的过程。先后天的剧烈换位就迫使身体重新进行全面调整，调整太剧烈或本身先天不足，就容易产生疾病。比如，新生儿0～3岁，这一时期小儿懵懵懂懂而随性，最大的任务就是吃睡和对外界的好奇，这一段虽然已进入后天的阶段，但是还是先天主导，即前面所讲的是先天余气的主导，这一段时间护理得当很少得病。

3～12岁，身体要适应和完成后天主政中最大的两个任务，即消化系统的建立和与外界的天人相应。这个阶段小儿最容易患的疾病就是外感病和消化系统疾病，这是和外界环境磨合的必然结果。到12岁以后，天癸至，男女情感萌动，精血溢泄，此后后天立位、先天隐匿、人心主导、生命轮回。

生命的后天是心为君主之官统一身内外的天地人相应的过程。后天最大的特点就是，消化系统的启动和天人相应为目的的功能活动的表达。前者是由人体中属地的脏腑来完成，后者是由人体中属天的脏腑完成；前者主要为脾胃大小肠三焦膀胱等，后者是心肾为轴的四脏主导；前者主要功能为转味而入出，后者主要功能为精气的生藏化用。

此外，天地气交生人，成人形之后，就会产生出人神之脏，其主在少阳，主要对应在肝、胆，不但有发陈之功用，还主导人体特有的精神活动，即决断、取舍、好恶以及由之过度而产生的喜、怒、忧、思、悲、恐、惊等。脏腑三阴三阳的六节三部模式在《六节藏象论》中已完备体现，神意之变体现在《素问·宣明五气》《灵枢·本神》等诸篇中。

无后天先天不显，无先天后天不运；求先天必假于后天，临后天必本于先天。《伤寒论》的六节，是先天为背景下的，坎离立位的后天六节。

第七节　生命活动的本质、模式、目的和展开

生命状态下，生命的模式、展开的方式、生命的目标和任务是什么呢？病理状态下的人体种种反应目的是为了什么呢？值得我们认真思考。

一、生命的模式、展开的方式和主线

生命的模式是什么？此模式是否是唯一的模式？功能气化之下，人体气化结构的多系统之间如何协调、运转、表达和关联？如何在这些看似纷繁无序的生命局部和片段中找到主线和规律性？生命展开的方式、生命的目标和任务是什么？这是《黄帝内经》的作者想要告诉我们的，也是后世医家一直所困惑的。

从《黄帝内经》前九篇看，生命始于道生，本于天地，天人一气而同构，天地的气化模式就是生命的气化模式，也是万物唯一的气化模式。阴阳是最主要的表达形式，主要有一阴一阳、二阴二阳、三阴三阳等模式。

从生命角度来看，精气神为生命的核心表达，精气神中又以精为本，然护阴精、生阴精又在于阳气，重阴与重阳并不矛盾。《上古天真论》中所言"天年"之数，就是指人体肾精中所藏先天之密码，其决定着生命周期的长短、节律和展开方式。精气神应该是中医气化结构理论中最本色、最本质的组成部分之一。精气神之间的不同、关联和统一是生命表达和展开方式的内核，经络、脏腑、形体（皮肉筋骨脉）、九窍等所有组织和器官活动，都是在神主导下的精气的生藏化用，目的只有一个，就是天人相应。

生命而言，阴精阳气的生藏化用为本质，而精神活动是心任物之后带来的副产品，人类太过于丰富和波动的精神活动，反过来会影响了生命的正常节律和周期。神志活动不是生命的主线，恒准于天地，落脚在精气神体系中，就不会被形态的改变、情感的波动所迷惑，就会逐渐揭开生命的面纱，看到其深层的本质。

二、人之命在天不在人，人之运在人不在天

《易经》："天行健，君子以自强不息。"《中庸》："天命之谓性，率性之谓道，修道之谓教。"

《对策三》："天令之谓命，命非圣人不行；质朴之谓性，性非教化不成；人欲之谓情，情非度制不节。是故王者上谨于承天意，以顺命也；下务明教化民，以成性也；正法度之宜，别上下之序，以防欲也；修此三者，而大本举矣。"

天命之谓性。人者，道之化也，天予人以命，地予人以形，故曰："人命在天

不在人，人运在人不在天。"

1. 命、运不同

命者，天也，本也；运者，势也，时也。孜孜于本，明察于势，坦然做人，即"天行健，君子以自强不息"是也。

中华文化皆认为命本乎天。命，自然而然之赋予，命皆天授，而非个体之命，于人只有运可言，如《中庸》言："天命之谓性。"《汉书·董仲舒传对策三》曰："天令之谓命。"每个个体的命都是根植于自然本体之上，是自然本体开出的不同花朵，非但是人，万物皆是。人与万物不同之处在于人有灵性，人可以通过理性求真、克己笃行以复性而通天。

中医所言人之生命亦皆本于天，《灵枢·寿夭刚柔》："此天之生命，所以立形定气而视寿夭者也。必明于此，以立形定气，而后可以临病人，决死生也。"天命之密码为天真，天命之跨度为天年，然能否尽天年，则为运，则在人为。

运者，时也、势也、人为也。《广雅》曰："运，转也。"常言时来运转，人行走于世上一回，因机缘而在生命跨度中出现的各种经历、事情、结果等，实则为运，非为命也。命不可改而运常自转，常人误区有二：或拘泥于命之自然本然而推卸自我努力奋斗的必要；或执着于自我，一切以我（假我）为中心而忽视事物变化根本规律的自然本性。故圣人教化以"天行健，君子以自强不息"。人行走世上百年，当自强不息、孜孜以求于客观规律和客观真理，即为"止于至善"。

2. 论养生

《上古天真论》所养之生是天命之生，常人所养之生是生活之生。

人之生命根于天地自然，常养之道在于理上通透，在于时时归根，在于克己自律，即所谓"逆者仙"；常人之养生，所养之生是生活，目的在于自我的舒适，顺情顺欲而动，即所谓"顺者凡"。前者将小我融入大我而无我，后者所孜孜以求实为困顿于小我；前者不养小我而小我自养，后者孜孜以求而终不能解脱。

　　生命之命，皆为天命，其养之要在于知天地之门为万物之根，敬畏恭敬而时时归根复命。合道才能"呼吸精气"，合道之要在于归根，"夫物芸芸，各归其根，归根曰静，静曰复命"，不能归天地根，则天地万物盗人气，人之精气时时消耗，命多不能长保，即便你绞尽脑汁去养生，也难尽天年。如能通透天地之道而归天地根，人就可盗天地之气，以天地之间的浩然正气保养天命之数，或能尽天年之数。

　　人之所忧虑与困惑，年轻时为功名利禄，年老时则是生老病死的无常。岂不知，人之命发乎本体而本于天，无来亦无去，无生亦无灭，本不需忧；人之运无常而变动，人却追逐攀缘以生喜怒哀乐，徒耗元精，实当堪忧。常人平时所养，无非少病、长寿、顺心、安逸；圣人所养实为天命，时时克己自省，遵理而笃行。故常人养生而终不得长久，圣人同天而常得自在。人如能彻悟，时时于后天、于当下返先天而通天地之根，就能与天地同体，天年可期。师父常说武要文练，"文通为理，理至功成"，太极拳之要在于明理，于医而言亦是如此，"医者，理也，理透心明斯至矣"（《类经图翼》序）。故，世间一切功夫皆不仅在练，更在明理、克己与笃行。

　　万物各异，生而不同，但是皆在性上平等。物生而形质各不相同，其性皆为天命，皆道化而本自然，故皆具平等之性。

　　人，既有善因又有恶因，既有私欲又有良知，既有人性又有天性。众生本皆为道化，觉悟不必外求诸路神圣仙佛，全在于明天理。中外宗教之差异，国外必靠天神圣明，而凡人皆有原罪，解脱之道皆在死后；中华文化指明一切皆在于自己，能与天地准，治人事天，则合道就在当下。故应珍惜难得之身，而不妄自菲薄，悟道途中，明理通透，反省克己，顺天笃行，可能是唯一之路。就养生而言，行走于世间，如能做到"为善无近名，为恶无近刑"，当可"保身，可以全生，可以养亲，可以尽年"。

3. 中医气化之命理

人体阴精阳气的产生、运转、藏用根本上讲是被动的，是沿着一定轨迹和模式进行的，此模式就是天地的模式，是道生的模式。

《内经》认为生命之气乃天地之合气，生命之命本为天命，生命模式就是天地模式的再现，生命只是沿着天命在自然环境中不断适应和改变的气化过程。天人相应是生命、是阴精阳气的生藏化用的最主要和最终目的，不论《内经》中所言一气、两仪、四象、五行、六节都是以这个为唯一主线而进行展开的。

《内经》将生命分先天后天、天道地道人道（四象五行六节）的不同，天道为本，以分四象；天施地受以有地道，分为五行，应人为五脏；天道人化以有人道，分为三阴三阳，对应为六节三部。天道为根本，启动和主宰地道和人道，于医学来讲，四时、四象、四脏为一身之主，此是医学之要之密。

第八节　虚劳病分析及小建中汤气化解释

虚劳病为精亏之病，病在厥阴、少阴，治在木、水、金。

一、虚劳病释义

虚劳病占人体内伤病三分之一以上，不可不察。

虚劳病皆为阴精亏虚于内下，虚热扰动在外上之病。虚劳病以精亏为本，初为阴虚，久则及阳，久病可见阴阳两虚之证。虚劳病，病在肝肾，六节之中，本在厥阴，久及少阴。上以下为基，外以内为基，阳气以阴精为基，阴精不足，诸用不及，尤以头面五官功能为著，精不足就会出现如耳鸣耳聋、记忆力减退、目干昏花、齘衄等症状，"五脏六腑之精气上注头面五官而为用"是也。"心开窍于耳"，言气之用也；"肾开窍于耳"，言精为本也。此病以上下、内外、寒热、虚实对待求之，症状特点为上热下寒、外热内寒、手足心热而脾胃虚寒等，治疗以小建中汤、炙甘草汤、肾气丸、薯蓣丸等分别对待。

二、小建中汤气化解

虚劳病的本治之方为小建中汤。知小建中汤方证之义者，知虚劳病之病机。虚劳病久者，治在金木和木水之间，方证以薯蓣丸和八味肾气丸对待。

（一）建中之义

小建中汤所治之病，为渐进性、消耗性的内伤病，以精亏为本，以虚热在上在外、虚寒在内在下为特征。

"春三月，天地俱生。"教科书中一般认为，脾胃主肌肉，脾胃为气血生化之源，由于虚劳病主症以精亏气虚、肌肉萎软、血气枯萎、脾胃虚寒为主，似乎应是脾胃之病，实则不然。脾胃属土，地也，土脏之生分为两途，一则在肝，一则在肾，肝主发陈，以生血气，肾中真阳，以生三阴，故《伤寒论》太阴病主方，一为桂枝汤加减，一为四逆辈。生理上讲，真阳含藏在阴精之中，"负阴抱阳"而为养，如此则真阳潜藏在下，肝木才能正常发陈，然后启动脾胃三焦等运化水谷而生营卫、血气，然后四肢肌肉得充、脏腑得运、精神得养。一旦阴精亏虚，则阳根不藏，真阳外溢，肝木疏泄发陈失常，中则无从建始，久成虚劳。人身阳气仅此一团，真阳沿手足阴经而外上，中不得阳气温生，则中无从建，故虚劳而里急。

建中之要在于发陈的正常，发陈正常之要在于真阳涵藏于阴精之中，阳藏之要在于精足，精亏则阳根不藏、发陈不用而中必不得建，此是先天启动后天的秘要所在。中，通土气，至阴之性，土之建全在发陈，求之在肝，"求其至也，皆归始春"，故名之以"建中"。至于《伤寒论》之理中汤，是中已建而脾胃寒湿，病在脾胃而不在肝，故名理中。此是建中、理中之不同也。

（二）小建中汤方证分析

《金匮要略·血痹虚劳病脉证并治》："虚劳里急，悸，衄，腹中痛，梦失精，四肢酸疼，手足烦热，咽干口燥，小建中汤主之。小建中汤方：桂枝三两，甘草三两，大枣十二枚，芍药六两，生姜三两，胶饴一升。呕家不可用建中汤，以甜故也。"

"呕家不可用建中汤，以甜故也。"少阳主呕，呕家为少阳病。此条强调，虚劳之病在六节之厥阴肝，不在少阳胆。夫肝之病，补用酸、助用焦苦、益用甘味之药调之。

1. 症状分析

在上之证：衄，咽干口燥；在下之证：里急，腹中痛，失精。在内之证：里急，腹中痛，失精；在外之证：四肢酸疼，手足烦热，衄，咽干口燥。阴经经脉循行皆从下而上，走人体手足之掌面，上并咽喉、头面。阴精亏虚者，亏于内、下；虚热上扰者，热在上、外。病机为阴精亏虚，虚热循阴经上扰。

衄、咽干、口燥，皆阴精不足、虚热上扰的外上之证。衄，厥阴多血少气，肝脏藏血，体阴用阳，厥阴阴虚而上，血气必动，故见心悸、衄或咳，如《金匮真言论》："东风生于春，病在肝……春善病鼽衄。"咽，肝经所过，咽干口燥，亦阴虚之证。此类衄、咳之证，治之不易，非建中汤合麦门冬汤之类不能敛，以舌质绛红、舌前苔少，脉以左寸关浮数、尺沉无力为多见。

里急、腹中痛、失精，皆阴精亏于下，真阳外溢、寒陷于内之证。木得水涵则静，阴精亏损，木气不得涵养而疏泄过度，为腹痛、失精；热外溢则寒于内，寒则收引，见急、痛、腹泻等。此为疏泄之失，实为封藏之过。

手足烦热，虚热上扰之证。阴虚见手足心热，久则阳虚见手热足寒。手足厥阴、少阴经分行手心、足心，精亏于内，虚热沿手足厥阴、少阴之经上扰，临床往往手心热者必见，足心热者或见，缘于阴虚而上扰。四肢酸疼乃精亏之证，酸者，"酸削不能行"，皆肝肾阴精枯竭不用而筋竭之证。另，《金匮要略》中有"四肢苦烦"者，见于《黄疸病脉证治》："四肢苦烦，脾色必黄，瘀热以行"，病机为肝胆湿热郁闭在内，脾气不行，四肢苦烦。酸削与苦烦应鉴别。

惊悸：阴精虚则阳气浮，阳气浮则惊悸。

脉象：本脉细弱而浮，以左关为著，阳虚则迟沉，阴虚则浮。

《虚劳病》中其他条文列如下，症状、病机分析皆是如此：

男子面色薄者，主渴及亡血，卒喘悸，脉浮者，里虚也。

男子脉虚沉弦，无寒热，短气里急，小便不利，面色白，时目瞑，兼衄，少腹满，此为劳使之然。

劳之为病，其脉浮大，手足烦，春夏剧，秋冬瘥，阴寒精自出，酸削不能行。

男子脉浮弱而涩，为无子，精气清冷（一作冷）。

男子平人，脉虚弱细微者，善盗汗也。

人年五六十，其病脉大者，痹侠背行，若肠鸣、马刀、侠瘿者，皆为劳得之。

脉沉小迟，名脱气，其人疾行则喘喝，手足逆寒，腹满，甚则溏泄，食不消化也。

脉弦而大，弦则为减，大则为芤，减则为寒，芤则为虚，虚寒相搏，此名为革。妇人则半产漏下，男子则亡血失精。

2.《内经》中相关原理

《生气通天论》中分别论述了六淫之气伤人的病机各不相同，其中寒、暑、湿、气之邪伤阳气，风邪、强力则伤阴精，阴精损伤的重点脏腑在肝与肾。"风客淫气，精乃亡，邪伤肝也……因而强力，肾气乃伤，高骨乃坏。"人体阴精封藏之本在肾，生精之本在肝，《六节藏象论》："肾者，主蛰，封藏之本，精之处也；肝者，罢极之本。"肝主筋，人的运动由乎筋力的盛衰，疲劳乏力责之肝，精之不生也。罢极，疲劳困累之意，凡临床上有疲乏之证久而不得缓解者，多病在肝，久则及肾。

三、风消与消渴

《内经》以及《伤寒论》中还有其他与虚劳相关的疾病，如风消、消渴等，现探讨如下。

（一）风消之病

慢性消耗性疾病古之病名为风消。归于"风"者，风应春，在脏为肝，春为阴中之少阳，亦为厥阴，风病即厥阴之病，治疗在厥阴、少阴。

有医家一见风消之风字，动辄以羌独活等治之，一见消证则以黄芪补之，此医者之误。风消古病名，见《素问·阴阳别论》："二阳病发心脾，有不得隐曲，女子不月，其传为风消，其传为息贲，死不治。"很明显，风消为渐进之病，因情志郁结等引起经闭，发展过程可因血虚气郁而生内热，阴液不断被消耗，形体日渐消瘦。马氏注："血枯气郁而热生，热及则生风，而肌肉自尔消烁矣，故为之风消。"《张氏医通》亦说："风消者，发热消瘦。"

风消为肝病，为虚劳之病，小建中汤为本治。

（二）消渴

《金匮要略》专论消渴的章节中（消渴小便不利淋病脉证并治篇），将消渴病归为厥阴病。"厥阴之为病，消渴，气上冲心，心中疼热，饥而不欲食，食即吐，下之不肯止。"其治则在厥阴和少阴，理同虚劳。"男子消渴，小便反多，以饮一斗，小便一斗，肾气丸主之……寸口脉浮而迟，浮即为虚，迟即为劳；虚则卫气不足，劳则荣气竭。"正消渴为劳之消渴，本篇另列热之消渴，"趺阳脉浮而数，浮即为气，数即为消谷而大坚。气盛则溲数，溲数即坚，坚数相搏，即为消渴"。劳之消渴治在厥阴、少阴，治方以乌梅丸、肾气丸，热之消渴病在阳明、太阳，制方以白虎加人参汤、泻心汤类方等。

《内经》中所论消渴，属于脾胃有热，热而消渴，非劳而消渴，应以泻心汤类方、白虎加人参汤等为主，《素问·奇病论》："此五气之溢也，名曰脾瘅。夫五味入口，藏于胃，脾为之行其精气，津液在脾，故令人口甘也，此肥美之所发也，此人必数食甘美而多肥也。肥者，令人内热，甘者令人中满，故其气上溢，转为消渴。"

古之消渴不同于现在专指糖尿病的消渴病，现在的糖尿病初期似《内经》之脾瘅和《金匮要略》中热之消渴，《金匮要略》中劳之消渴似应与糖尿病中后期对待，治在《金匮要略·虚劳病》中求之。

（三）精为身之本

不论风消、消渴，还是虚劳病，根本由乎阴精之耗损，初在心、本在肝、久涉肾。《金匮要略》虚劳病篇就是从这几方面入手讨论而渐次展开的。虚劳病以小建中汤为本方，或以桂枝加龙骨牡蛎汤对待，厥阴亏甚属金木之型治以薯蓣丸，少阴之型治以肾气丸。另补有阴精不生由于瘀血枯血者，治以大黄䗪虫丸。

　　能解虚劳病篇之大义者，临床所见虚劳之病乃至虚耗性疾病，知过半矣。同时也能理解《生气通天论》中"风客淫气，精乃亡，邪伤肝也"所论，进而《伤寒论》太阳中风以桂枝汤可解，同时温病之病因病机可解，温病之治疗原则可解，《圆运动的古中医学》中关于温病的论述亦可解。《金匮真言论》："夫精者，身之本也。故藏于精者，春不病温……冬伤于寒，春必病温。"冬伤于寒，冬非专指季节，而代指肾精；春必病温，春非专指季节，而代指肝胆。温病标在肺与脾胃、本在肝肾，温病本质上讲，为内伤病而非外感病。

　　虚劳病本治在厥阴，厥阴体阴而用阳，厥阴脏肝藏血，故列血痹与虚劳病于一篇中对照，然血痹非虚劳病。黄芪之用仲景非常谨慎，在《伤寒论》《金匮要略》中远不如桂枝、附子、干姜、人参等广泛，若非有气虚者绝不可大量用黄芪，因芪者性升剧烈，本为阴虚热升，如用黄芪则更加动摇厥阴少阴之阴精，病益甚。如必须用，二倍或三倍白芍、地黄制之，如黄芪建中汤将黄芪揉入倍量白芍中。火神派于此病尤需慎之。

　　针灸用于虚劳病治疗的效果多不如中药。针灸治疗疾病的物质基础是依靠患者自身经络之气即营卫之气的充足。本病精亏，阳根不藏，发陈不用，中不得建，营卫化生无源，故营卫血气皆虚少，针刺取效的基础没有。《邪气脏腑病形》："诸小者，阴阳形气俱不足，勿取以针，而调以甘药也。"《素问·奇病论》："刺法曰：无损不足，益有余，以成其疹。然后调之。所谓无损不足者，身羸瘦，无用镵石也。"故于本病，针多效不佳，如强治之，多需守冲任二脉和足三阴经。

结　语

　　"夫昭昭生于冥冥，有伦生于无形，精神生于道，形本生于精，而万物以形相生。"

　　"天地与我并存，万物与我为一。"

《礼记·礼运》: "大道行也, 天下为公。"

后　记

　　本书历时六年，八易其稿，最终在俄罗斯圣彼得堡完成了主篇（问天）最终稿的修订。圣彼得堡是个神奇的地方，北半球高纬度地区，天高云昇、海阔天空、天华尽显、天精尽露。此地人杰地灵，广出天才，本书最后一遍的修订，机缘巧合完成于此，感谢俄罗斯人民，感谢这片奇特的土地。

　　作为一名中医，在本书的最后再絮叨几句关于健康、疾病和治疗的话题。治病本是天地的事，其实和医生没有太大的关系，医生仅仅是道行天下的旁观者和体现者。"人生于地，悬命于天，天地合气，命之曰人。"生命是道化的表达，是天地合德的结果，天人本为一气而同构，天地运而人与之同步。生命本身就是真气从之的过程，天统地、天统人，人身中自有天地之大药，依天行才能治身治心，故根本上讲，治病还是天地的事情。

　　人的一生，包括全部的精神活动，甚至整个人类的历史进程，都是反复循环的，合道、失常再反思和纠偏的过程。立道、行道，再以人灭道、以物裂道，失道后再尊道、合道，就是华夏历史几千年朝代更迭以及人患病、治病的循环往复的模式和过程。人如能恒准于天地、德全而归一，即"抟精神，服天气"，就能与天地同步，得天地之正。人如能以天为身、以天为心，身心就会正常，如固执而自以为是，违背自然之理，不尊天道而行，身心就会偏离天地之轨而得病。

　　所谓病者，身病源于心病，心病源于失道，国之兴衰与之同理。合格的医生就是，体证了天人一气、同构同源之实，于并作、观复中把偏离天地之轨的人再尝试拉回去的劳工（实为自合、自化、自复），至于能不能拉得回去，可不是医生能够完全决定的事情，很大程度上决定于病人自身。生命为大，医为小。

　　不论身体上还是精神上的偏失，如自己不反省、不自治而推给医生和社会，不谓得治。"天下之至柔，驰骋天下之至坚"，所谓治者，于医者而言，察于阴阳之偏，准以天地之正，归于道一之无为。

治国、治天下之理亦然。

2017 年 6 月

初夏于圣彼得堡